耳鼻咽喉科 漢方薬処方ガイド

早わかり

編集
市村 恵一

中山書店

【読者の方々へ】

本書では,医薬品の適応,副作用,用量用法等の情報について極力正確な記載をしておりますが,それらは変更となる可能性があります.読者には当該医薬品の製造者による最新の医薬品情報(添付文書)を参照することが強く求められます.本書に記載された内容について読者ご自身の診療に応用される場合には,十分な注意を払われることを要望いたします.

中山書店

序

　耳鼻咽喉科漢方研究会が毎年開催されているが，年々出席者数が増加し，本年10月に行われた第30回では230名を突破し，耳鼻咽喉科医の間でも漢方治療への関心の高まりが見てとれる．しかし，漢方薬に関する書籍は数多いものの，耳鼻咽喉科領域に特化したものに限れば，JOHNSやMB ENTONIなどの雑誌で漢方薬の使い方に関する特集が数回組まれているものの，書籍となると佐藤弘先生の『耳鼻咽喉科領域の漢方中医学診療ハンドブック』以外には出ていない．満を持して，『耳鼻咽喉科 早わかり 漢方薬処方ガイド』が中山書店から出版されることとなり，その編集の役を私が仰せつかった．

　著者の選定にあたっては耳鼻咽喉科漢方研究会のメンバーの中で積極的に発表なさっておられる方を中心とし，それに重鎮の方々を加えるという形にさせていただいた．漢方薬の処方にあたっては「証」をいかに見つけるかが重要となり，その技術の習得段階により理解に差が出てきてしまうので，執筆にあたってはどの段階の読者を対象にして書くのかが難しい．本書では，その点を各著者に任せ，レベルは統一しなかったので，戸惑う箇所もあるかと思われるが，内容の豊富さに免じてお許し願いたい．

　漢方医学は比較対照試験という関門を通過していない故に「客観性のない」「経験的な」医学とみなされがちであるが，おそらく初期において比較試験が行われていなければその有用性は確信されなかったであろう．また副作用が出ないようにさまざまな改良がなされたのであろう．ただ当時のそうした記録が残されていないのでその証拠がない．しかし，その有する膨大な経験データを前にすれば有用性に異議はなかろう．現代は古典の記された時期とは居住環境も異なっており，薬草なども変化してきている．医薬原料の確保という問題も抱えている．それだけに，昔とは違った生体の反応もあろうし，思いがけない作用がみられることもあろう．今後に望まれるエビデンスの構築と新規方面への応用の開拓は読者の方々に任されている．耳鼻咽喉科領域における漢方薬の処方についてわかりやすく解説した本書が，日常の診療の一助になれば幸いである．

2014年11月

編集　市村恵一
自治医科大学名誉教授/石橋総合病院

耳鼻咽喉科 早わかり 漢方薬処方ガイド

目　次

1章　耳鼻咽喉科で漢方薬を使用するにあたって

1　耳鼻咽喉科医にとって漢方薬とは……………………………市村恵一　2
2　漢方薬の基本から臨床へ………………………………………荻野　敏　6
3　選び方と使い方（副作用，薬物相互作用）…………………村松慎一　12
4　漢方の効きが悪いとき何を考えるか…………………………田代眞一　17

2章　漢方薬処方の実際

1　外耳道炎・外耳湿疹……………………………………………安村佐都紀　28
2　中耳炎……………………………………………………………伊藤真人　33
3　難聴・耳鳴・耳閉塞感…………………………………………小川　郁　41
4　耳管開放症………………………………………………………大島猛史　46
5　めまい……………………………………………………橋本　誠，山下裕司　52
6　頭痛………………………………………………………………五島史行　57
7　アレルギー性鼻炎・花粉症……………………………………稲葉博司　64
8　副鼻腔炎…………………………………………………………齋藤　晶　78
9　嗅覚異常…………………………………………………………三輪高喜　86
10　口内炎・舌痛症…………………………………………………山内智彦　92
11　味覚障害………………………………………………小川恵子，古川　仭　99
12　口腔咽頭乾燥……………………………………………………内薗明裕　109
13　咽頭炎・扁桃炎…………………………………………内藤　雪，高木嘉子　117
　　Column　小柴胡湯と漢方の副作用……………………内藤　雪，高木嘉子　127
14　かぜ症候群………………………………………………………山際幹和　130
15　遷延性・慢性咳嗽………………………………………………望月隆一　141
16　咽喉頭異常感……………………………………………………内藤健晴　148
17　咽喉頭酸逆流症…………………………………………………渡邉昭仁　154

| 18 | 誤嚥 …………………………………… 並木隆雄, 巽 浩一郎, 金子 達 | 159 |
| 19 | 癌の緩和 …………………………………………… 星野惠津夫, 福元 晃 | 170 |

Lecture 放射線・抗癌薬治療に伴う口腔咽頭粘膜炎への漢方薬処方
………………………………………………………………… 山下 拓, 塩谷彰浩 178

20	子どもへの処方 …………………………………………………… 今中政支	180
21	老化への対応 ……………………………………………………… 陣内自治	188
22	合併症・併存症のある患者への処方 ……………………………… 金子 達	195

循環の障害をもつ患者／呼吸の障害をもつ患者／消化の障害をもつ患者／神経の障害をもつ患者／精神の障害をもつ患者／術後患者への処方／更年期障害をもつ患者

付録　漢方薬資料集

証の簡易チャートとその解説 ……………………… 安村佐都紀, 將積日出夫 218
耳鼻咽喉科汎用漢方薬の保険適応疾患一覧 ……………………… 山際幹和 221
耳鼻咽喉科汎用漢方薬の主な生薬一覧 ………………………………………… 225

索引 …………………………………………………………………………………… 227

漢方薬索引／事項索引

本書の中で漢方薬製剤に付した○の数字は多くの製造会社の製品番号に準じたもので，製薬会社各社でほぼ共通している．それと異なるものについては□の数字で示し，製薬会社名を示した．無印は煎じ薬または生薬の方剤．

執筆者一覧 (執筆順)

市村恵一	自治医科大学名誉教授／石橋総合病院
荻野　敏	大阪大学名誉教授
村松慎一	自治医科大学地域医療学センター東洋医学部門
田代眞一	病態科学研究所
安村佐都紀	耳鼻咽喉科安田医院
伊藤真人	自治医科大学とちぎ子ども医療センター小児耳鼻咽喉科
小川　郁	慶應義塾大学医学部耳鼻咽喉科
大島猛史	日本大学医学部耳鼻咽喉・頭頸部外科学分野
橋本　誠	山口大学医学部耳鼻咽喉科
山下裕司	山口大学医学部耳鼻咽喉科
五島史行	独立行政法人国立病院機構東京医療センター耳鼻咽喉科
稲葉博司	北の森耳鼻咽喉科医院
齋藤　晶	独立行政法人地域医療機能推進機構埼玉メディカルセンター耳鼻咽喉科
三輪高喜	金沢医科大学医学部耳鼻咽喉科学
山内智彦	福島県立医科大学会津医療センター耳鼻咽喉科
小川恵子	金沢大学附属病院耳鼻咽喉科・頭頸部外科・和漢診療外来
古川　仭	金沢大学名誉教授
内薗明裕	せんだい耳鼻咽喉科
内藤　雪	ユキクリニック耳鼻咽喉科
高木嘉子	ヨシコクリニック
山際幹和	介護老人保健施設みずほの里
望月隆一	独立行政法人地域医療機能推進機構大阪病院耳鼻咽喉科・大阪ボイスセンター
内藤健晴	藤田保健衛生大学耳鼻咽喉科
渡邉昭仁	恵佑会札幌病院耳鼻咽喉科・頭頸部外科
並木隆雄	千葉大学大学院医学研究院和漢診療学
巽　浩一郎	千葉大学大学院医学研究院呼吸器内科学
金子　達	金子耳鼻咽喉科クリニック
星野惠津夫	がん研有明病院漢方サポート科
福元　晃	なかがわ耳鼻咽喉科
山下　拓	防衛医科大学校耳鼻咽喉科
塩谷彰浩	防衛医科大学校耳鼻咽喉科
今中政支	いまなか耳鼻咽喉科
陣内自治	JA徳島厚生連阿南共栄病院耳鼻咽喉科
將積日出夫	富山大学耳鼻咽喉科

1章

耳鼻咽喉科で漢方薬を使用するにあたって

1 ― 耳鼻咽喉科医にとって漢方薬とは

医学教育における漢方教育の導入と漢方薬使用医の増加

　生命科学・医学や科学技術の進歩により，医学の情報量が著しく増え，限られた大学教育課程のなかで，これらの膨大な知識や技術等をすべて完全に習得することは不可能となっている．教育内容を精選し，卒業時までに学生が身につけておくべき必須の実践的能力（知識・技能・態度）の到達目標をわかりやすく提示する必要性から，医学教育モデル・コア・カリキュラムが平成13年に制定された．このなかの1項目として，「和漢薬を概説できる」が採用され，これ以後，卒前医学教育に漢方医学を取り入れる大学が増え，平成16年度には医学科を有する全国80大学すべてにおいて漢方医学教育が行われるようになった．また，実地臨床における漢方薬の普及については，83～89％の医師が漢方を処方するという統計があり[1,2]，この数字は年々増加している．こうした趨勢から耳鼻咽喉科医の日常診療における漢方薬の役割は高まっており，personal drugのなかに大きな位置を占めるようになってきた．

漢方薬を用いる利点

　漢方薬を用いだすと，西洋薬のみの処方時と比べ，考え方の枠が拡がり，さまざまな利点があることに気づく．大きな利点としては以下の3点を挙げたい．
① 患者とのコミュニケーションが良くなる．
②（特に高齢患者の場合には）多種薬剤服用から解放してあげられる．
③ もともとの訴えの改善のみならず，体調が良くなることで喜ばれる．

患者とのコミュニケーションが良くなる

　一般に，患者が医師に対して抱く不満のうち最も多い原因は，「医師が患者と話さない」「患者の言うことを聞いてくれない」「説明をしてくれない」というコミュニケーションの問題である．次いで治療効果が上がらないことへの不満がきて，医療技術に対する不満や，医療設備の不十分さといった点はウエイトが低いとされる．医師-患者間のコミュニケーションが良好なら患者の満足度は増し，治療効果も高まる[3]．
　薬を処方して，次回再診時までの効果が芳しくないと，当然患者からは不満が出る．西洋薬では効果が出ていないと医師の側も負い目が生じ，患者も医師を無能とみなしがちであるが，漢方薬の場合はマイルドに効くという通念があるせいか，すぐ効果が現れなくても患者は許してくれる．少しでも有効なら「もう少し続けて，効果が上がるのを待ちましょう」と言えるし，数週間当該症状には全く変化がなくても，体の別の部分で調子が良くなってくれば，またそれが継続の

理由になる．さらに，効果が全くみられないときでも，「体質が合っていなかったようだから，少し違った薬に変更してみましょうか」と提案すれば，それなりに納得してもらえて，他処方への変更にも抵抗がない．もちろん，最初から効果が現れれば，「良かったね」として継続できる．

このように，診察のたびに漢方薬の効果を端緒としてコミュニケーションが成り立っていき，患者と一緒にさまざまな面から薬の効き目を検討することで，良好な医師-患者関係が築かれる．医師-患者関係から分類した診療方針決定モデルには大別して paternal, informed, shared の3つがあるが[4]，漢方薬を介すると必然的にこのなかで現在推奨されている shared decision making が採用されることになる．また服薬遵守の面からは compliance, adherence, concordance という概念が述べられており，それぞれ前記の診療方針決定モデルに対応する[5]．この場合も concordance が漢方薬の利用で高められると期待される．

多種薬剤服用からの解放が可能

高齢化社会を迎え，医療も専門分化の傾向が強まり，高齢者は各専門医を訪れ，その専門医ごとに処方を受けることが多くなっている．加齢とともに多くの疾患を抱えるため，服用する薬剤数も多くなりがちで，10種以上の服用も少なくないのが実情である．投薬数が増えるほど有害作用の発現率も増えることも証明されている[6]．耳鼻咽喉科領域では特に薬剤性味覚障害や口腔咽頭乾燥症などが生じやすい．自分の専門以外から処方されている薬剤を勝手に止めさせるわけにもいかないが，とはいっても患者のためにはできるだけその数を減らしたい．この点，もともと漢方薬は多種生薬を複合したものであり，薬剤数減少に適している．選択を適正に行うことができれば服薬数の減少に貢献できる．

患者の体調が良くなり喜ばれる

漢方医学の概念のなかに「未病」という用語がある．日本未病研究学会によれば，未病とは「健康状態の範囲であるが病気に著しく近い身体又は心の状態」を指す[7]．たとえば，手足の冷え，体の疲れ，胃腸の不調があるが，検査をしても異常はないような状態を想定しよう．この場合，西洋薬で対処しようと思っても適切なものが思い浮かばないが，漢方では「補剤」と呼ばれる，免疫能を高めるさまざまな薬が候補となる．漢方薬，特に中医学の概念の「気」は生命の活力を指し，呼吸器系，消化器系，神経系が関与するので，それが衰えた状態の気虚（気力低下）を補う補気剤，「血」と呼ばれる体液（循環系や内分泌系が関与する）の不足した状態である血虚（体力低下）を補う補血剤，臓腑機能が全般的に衰え，気血両虚となったときに両者を補う気血双補剤などに分かれる（❶）．呼気中水分の鼻粘膜での吸収障害が主病態である老人性鼻漏の際にも体を温めると改善が期待できるが，物理的加温以外に冷え用の漢方薬である桂枝茯苓丸や当帰芍薬散，八味地黄丸などを用いても効果がある．未病に対する効果により何となく体調が良くなったと感じさせられることは漢方薬の長所である．

漢方薬は症状と1対1対応ではない．たとえば，葛根湯は感冒の第一選択薬であるが，肩こりを代表として実に多くの症状に有効である．したがって，投薬の目標とは異なる症状についても思いがけない改善があり，患者に感謝されることも多い．耳鳴に対して処方した牛車腎気丸で，インポテンスが改善し，継続処方を依頼されたこともある．

❶ 補剤（補益剤）の種類

補気剤	四君子湯，六君子湯，補中益気湯，啓脾湯	抗炎症作用をもつ
補血剤	四物湯，芎帰膠艾湯，当帰飲子，七物降下湯	全身または局所の循環を改善する
気血双補剤	十全大補湯，人参養栄湯	胃腸の働きを良くし，滋養強壮して自然治癒力を高める
補腎剤	八味地黄丸，牛車腎気丸，六味丸	下半身の生命力を高める
補陰剤	六味丸，滋陰降火湯，滋陰至宝湯，麦門冬湯	乾燥を改善する

注意しなくてはいけないこと

　別の項でふれることになるが，漢方薬にも有害事象は出る．その主なものは，カンゾウに起因する偽アルドステロン症と，マオウによる交感神経刺激症状である．また，まれだが間質性肺炎も考慮しておかねばならない．単剤処方ではこうした副作用は出にくいが，構成成分に同じものがある他種薬剤の併用の場合が問題となる．ブシによる口や手足のしびれ，動悸，悪心嘔吐，発汗などはエキス剤を用いる限り問題ないとされる．

　漢方薬は一般に作用がマイルドで効果発現まで長時間を要すると思われているが，即効性のものも少なくない．その典型例は芍薬甘草湯である．こむら返りが起こった際に同薬を服用すると5分以内に効果が現れる．持続する吃逆の場合にも同様の時間で効果を現す．マオウ剤も同様に短時間で奏効する．こうした短時間作用薬を長期使用している例もみられるが，好ましくない．

具体的にどう用いるか

　漢方薬を用いた治療法には，日本漢方もあれば，中医学もあり，さらにはその流派もある．処方は経験に裏づけられたものであり，本来なら漢方の専門家に師事して，基礎からきちんと診療体系を教わるのが好ましいが，そうした条件が皆に得られるわけではない．専門医になるためには日本東洋医学会が専門医制度を作り門戸を開いているが，一般医師としては，まず代表的な薬剤から処方してみてその効果をみるのがよい．一つ一つを手探りの形で覚えていき，その間口を拡げていけばよい．ときどき劇的な効果を目の当たりにすることがあるので，それをステップに次の段階に進んでいこう．

　耳鼻咽喉科領域では，どういうときに漢方薬が使われるであろうか？　西洋薬では対処しにくい疾患・病態だから使う場合，西洋薬とほぼ同等の効果がある場合，西洋薬で副作用が生じた際に代替薬として望まれる場合，効果のある西洋薬はあってもそれが保険適用になっていない場合，西洋薬の補助薬として用いる場合，などが漢方薬の出番であるが，それに該当するであろう病態を❷に示した．各病態に対する処方の実際は本書で学習されたい．

（市村恵一）

❷ 漢方薬の出番

①西洋薬では対処しにくい疾患，病態
　耳鳴，慢性めまい，舌痛症，咽喉頭異常感症，外耳道湿疹反復例，反復性感染症，老人性鼻漏，老人性嗄声
②西洋薬とほぼ同等の効果がある場合
　感冒，インフルエンザ，急性低音障害型感音難聴，メニエール病，急性めまい
③西洋薬で副作用が生じた際に代替薬として望まれる場合
④西洋薬で効果はあるが保険適用がない場合
　口腔乾燥症
⑤西洋薬の補助薬として用いる場合
　アレルギー性鼻炎，ステロイド依存性難聴

文献

1) 日本漢方生薬製剤協会．漢方薬処方実態調査 2011．http://www.nikkankyo.org/topix/news/091209_ad/enquete.pdf
2) 日経メディカル開発．漢方薬使用実態及び漢方医学教育に関する意識調査 2012．http://nmp.nikkeibp.co.jp/kampo/pdf/kampo_result2012.pdf
3) 市村恵一，髙木安雄．患者視点，患者満足度の観点から考える花粉症治療．診療と新薬 2009；46：127-32.
4) 市村恵一．アレルギー性鼻炎治療における患者とのコミュニケーションの重要性．Prog Med 2009；29：291-5.
5) 山本美智子．シェアード・ディシジョン・メイキングとコンコーダンス．都薬雑誌 2012；34：28-31.
6) 鳥羽研二ほか．老年者の薬物療法　薬剤起因性疾患．日本老年医学雑誌 1999；36：181-5.
7) 日本未病研究学会のウェブサイト．http://www.mibyou.or.jp/about/index.html

2 ― 漢方薬の基本から臨床へ

はじめに[1,2)]

　漢方医学はアユールヴェーダ，ユナニなどと並ぶ伝統医学の一つである．その歴史は古く，後述するように2,000年以上の歴史を有する．

　多くの点において，われわれが学び用いている西洋医学とは異なっている．❶はその比較の一部である．まず，漢方医学は自然科学的であり，伝統的な医学である．それに対し西洋医学は実証的，科学的といえる．また漢方は個の医学といわれるように個人の体質・特徴を重視し，心と身体はひとつであるという「心身一如」を前提に常に全体の調和を図る医療を目指している．そのため漢方では症状のあるかぎり病的状態と解釈され，後述する証や主症状などを参考に漢方薬が投与される．そのため西洋医学的には同じ病気であっても異なる漢方製剤が処方されることもあり（同病異治），反対に異なる疾患であってもその体質から同じ漢方薬が処方される（異病同治）ことも少なくない．すなわち漢方医学においては常に全身を診て治療にあたることが基本といえる．

漢方の歴史[1~3)]

　漢方医学，すなわち中国医学はその名の通り漢の時代（紀元前202～後220）に基盤が確立した．そして三大古典が書かれ，現在においても中国伝統医学の最重要書としての地位を保っている．

『黄帝内経（こうていだいけい）』

　漢方医学の総合理論書であり，生理，衛生，病理などの基礎医学から成る「素問（そもん）」と，診断，治療，針灸術などの臨床医学から成る「霊枢（れいすう）」から構成されている．陰陽五行説（❷）がその理論基盤となっている．

『神農本草経（しんのうほんぞうきょう）』

　生薬の薬効について記載されている．365種の動・植・鉱物薬が薬効別に上・中・下薬に分類収録されている．

　上薬は120種類あり，生命を補う薬（養命酒）であり，無毒であるので長期間服用してよい．

　中薬は120種類あり，体力を補う薬（養性酒）であり，使い方次第で無毒にも有毒にもなる．病気を予防し，虚弱な身体を強くする．

　下薬は125種類あり，病気の治療薬で，有毒であるため長期服用してはいけない．

❶ 西洋医学と漢方医学の比較

西洋医学	漢方医学
科学的（近代理論）	哲学的（漢方理論）
理論的	経験的
分析的（専門分化）	総合的（全人的）
機械的（局所的）	人間的（全身的）
対症的	対証的
普遍的	個人的
客観的	主観的
合成品	天然品
複合成分	単一製品

（日本東洋医学会学術教育委員会編．入門漢方医学．南江堂；2002[1])より）

❷ 自然界と人体の五行分類

	五行	木	火	土	金	水
自然界	五季	春	夏	長夏	秋	冬
	五能	生	長	化	収	蔵
	五気	風	暑	湿	燥	寒
	五色	青	赤	黄	白	黒
	五味	酸	苦	甘	辛	鹹
	五方	東	南	中央	西	北
	時間	平旦	日中	日西	日入	夜半
	五音	角	徴	宮	商	羽
人体	五臓	肝	心	脾	肺	腎
	五腑	胆	小腸	胃	大腸	膀胱
	五宮	目	舌	口	鼻	耳
	五主	筋	血脈	肌肉	皮毛	骨髄
	五志	怒	喜	思	憂	恐
	五声	呼	笑	歌	哭	呻
	五変	握	憂	噦	咳	慄

（安井広迪．医学生のための漢方医学　入門の手引き．日本TCM研究所；1995[2])より）

...... 『**傷寒雑病論**』

　張仲景が著したものとされている．「傷寒論」と「金匱要略」から成り，「傷寒論」では急性熱性病の治療を六病位に分け，それぞれの病期における病態，適応処方を説いている．「金匱要略」は種々の慢性病や雑病の治療法を論じている．

■ 漢方医学の基本構造[1)]

　漢方医学を特徴づけるものは「気の思想」と「陰陽論」といわれる．

　「気」とは，地球環境に普遍的に存在するエネルギーであり，生命活動を営むすべての生物はこれを受けている．気は目で見ることができない（不可視）が，われわれの日常生活に深く根ざしている（天気，空気，電気，生気，病気など）．

　そして生体の変調を気の量，流通の障害としてとらえる．われわれの生体では気の一部が液化し生体の構造を形成，維持する．赤色の液体を「血」，無色の液体を「水」と呼び，生体がこの「気血水」の3要素から構成されていると考えている．

　「陰陽論」とは，自然界に生じているさまざまな事象において陰と陽の二面性が認められ，生体，医学においても闘病反応に陰と陽の二型があると考えられている．たとえば生体に外的・内的侵襲が加わった場合，生体の呈する反応が総じて熱性で発揚性のものを「陽の病態」，寒性で沈降性のものを「陰の病態」と称する．この陰陽二元論が発展し，虚実，表裏，寒熱などの二元的病態に発展したとされている．

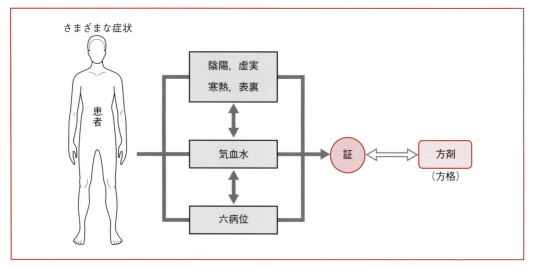

❸ 証のとらえ方
(日本東洋医学会学術教育委員会編．入門漢方医学．南江堂；2002[1] より)

❹ 医学的概念

	病態	気血	闘病反応	顔色	体温	他覚的冷え	温熱器具	尿の色
陰証	寒性	不足	停滞	不良	低下	強	好む	透明
陽証	熱性	充分	活発	良	上昇	無〜弱	好まず	濃い

(日本東洋医学会学術教育委員会編．入門漢方医学．南江堂；2002[1] より)

病態と治療

証

　「証」とは患者が現時点で現している症状を，陰陽，虚実，寒熱，表裏，六病位，気血水（すべて後述）などの基本概念を通して認識し，さらに病態の特異性を示す症候をとらえた結果を総合して得られた診断であり，治療の指示である．すなわち，❸のようにさまざまな症状をとらえ，それにより漢方的な診断として証を決め，それに従い治療としての漢方方剤を用いる．

陰陽

　先に述べたように，古代中国の自然哲学である．この二元論が人体，病気など医学的概念とも❹のように関連づけられた．たとえば「陽」証とは気血が充分にあり，病邪に対する闘病反応が積極的な状態であり，反対に「陰」証は気血が不足ぎみで，病邪に対する闘病反応が停滞ぎみな状態を示している．そして「陽」の患者においては冷やす作用の薬を用い，「陰」の患者には体を温める作用の薬を用いるのが漢方方剤投与の基本である．

虚実

　個体の免疫力により同じ病邪におかされても個人の闘病反応は異なる．虚実とはこの免疫反応の強さを示しているものといえる．すなわち，病邪におかされたとき闘病反応が弱いものを「虚」，強いものを「実」と表し，使用方剤を決定する．

寒熱

　病態を表現する概念であり，「熱」は冷やすことにより，また「寒」は温めることにより改善される病態を示している．はじめは主に急性熱性疾患に対して用いられた言葉であったが，最近は慢性疾患にも用いられ，後述する表裏の概念と融合して，表熱，裏熱，裏寒などとして用いられるようになっている．なお，この寒熱の概念は，全身に対しても，また局所的にも用いられる．

表裏

　身体の部位を大きく分けた漢方的分類である．皮膚，筋肉，関節など身体的表層部を「表（ひょう）」，身体深部や内臓を「裏（り）」，その中間の肺，肝臓などの横隔膜周囲の臓器を「半表半裏」と定義している．一般的には後述する六病位と関連させ表現している．感染は「表」の症状，「表」の部位から起こり，次第に深部に進み「半表半裏」証，「裏」証の病態になるとされている．

六病位

　時間の経過とともに変化している病態を表現している．大きく陽と陰の病態に分け，それぞれ3つに分類している．すなわち，陽病として太陽病，少陽病，陽明病，陰病として太陰病，少陰病，厥陰病となる．そしてそれぞれの病位においては闘病反応の主に起こっている部位が規定されており，太陽病は表の位置に，少陽病は半表半裏，そして陽明病と陰病は裏に位置しているとされている．

気血水

　生体を調整する生理的因子であり，疾病はその異常との考えから，漢方医学を構成する最も重要な概念の一つである．

　「気」の概念についてはすでに述べたが，「気」の異常は，こころとからだを結ぶ機能系の異常を指し，現象的には自律神経異常や空気の停滞などにより引き起こされる症状をいう．

　「血」はいわゆる血液とその代謝産物を指し，自律的に全身をめぐり，細部の組織にまで栄養を与えるが，「気」によって高次の制御を受けている．

　「水」は「血」から分かれたものであり，血液以外の体内成分を広く指す．多くはその停滞が問題となる．

　これらの気血水の異常によってもたらされる疾病については本書において症状，病態，治療としての漢方方剤などについて述べられると思われるが，「気」の変調としては，気逆，気鬱，気虚などが，「血」の変調としては瘀血，血虚，「水」の異常としては水毒が重要である．

診断法[1,3,4]

　漢方医学においては望,聞,問,切の4種の診断法があり,これを四診と呼んでいる.これによりいわゆる証を診断し,それに合う漢方方剤を処方する.

望診

　西洋医学でいうところの視診である.体格,顔色,皮膚のつや,動作などから,虚実,気血水の状態などを観察する.舌の所見は臓腑の変化を表すということから舌診が重要とされている.

聞診

　視覚,聴覚,嗅覚から情報を収集する.音声の力強さ,呼吸音,便臭,口臭や体臭などの状態を観察する.

問診

　いわゆる通常の問診と同様であり,主訴,病歴,既往歴,家族歴などを聞く.

切診

　患者に触れることにより行う診察である.漢方医学では特に脈診と腹診が重要である.

漢方薬治療の基本[3,4]

　漢方医学の基本姿勢は,①心身一元論の立場に立つ,②自覚症状の尊重,③心身全体の調和を図る,④個体差の重視,⑤同じ病名でも症状によって異なった処方を行う,などである.治療としては生薬を組み合わせた方剤を用いて行い,その組み合わせは主に経験に基づく.つまり「証」をはじめとする「経験則に基づく症候論」である.

　この体系の特徴などについてはすでに述べたように,患者の体質・病態により陰陽・虚実・寒熱の検討を行い,また,病気の反応部位,経過により,表・裏・半表半裏に,また太陽病期,少陽病期などの三陰三陽の六病位に分類する.そして病因として気血水の異常を把握する必要がある.

　そのような診断(証)により漢方薬治療を開始するが,西洋薬治療と異なり身体所見,体質などの相違により,同じ症状・疾患であっても異なる漢方方剤が投与されたり(同病異治),反対に西洋医学的には全く異なる疾患に同じ漢方薬が投与される(異病同治)ことも少なくない.

　なお,❺は漢方製剤の選択の際の考え方であるが,たとえば陰陽,虚実による二次元を考え,全身的にも局所的にも原点(0点,中間証)に向かうように漢方方剤を選択することが基本といわれている.また❻は,そのベクトルにおける代表的な漢方方剤を陰陽,虚実から分類している.

　漢方薬を用いて治療を行う際には,多少ともこのようなことを考慮して使用することが,より有効性を高めることに結びつくといえる.

（荻野　敏）

漢方薬の基本から臨床へ

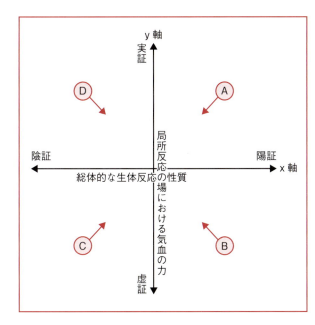

❺ 陰陽と虚実の関係
生体反応の出現頻度はⒶ＞Ⓑ≒Ⓒ≫Ⓓの順である．また各方剤は各々の作用ベクトルを有しており，すべて原点へ向けて生体の歪みを修正する方向で作用する．
（寺澤捷年．症例から学ぶ和漢診療学．医学書院；1990[4]）より）

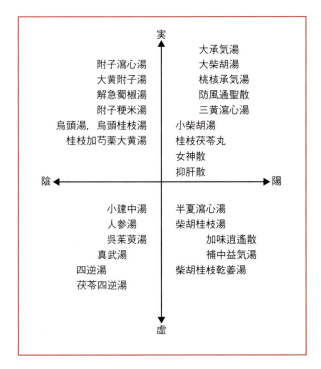

❻ 陰陽・虚実の座標軸と各種方剤の位置
（寺澤捷年．症例から学ぶ和漢診療学．医学書院；1990[4]）より）

文献

1）日本東洋医学会学術教育委員会編．入門漢方医学．南江堂；2002.
2）安井広迪．医学生のための漢方医学　入門の手引き．日本TCM研究所；1995.
3）財団法人日本漢方医学研究所編．新版漢方医学．自然と科学社；1990.
4）寺澤捷年．症例から学ぶ和漢診療学．医学書院；1990.

3 — 選び方と使い方（副作用, 薬物相互作用）

はじめに[1,2]

　漢方薬は，植物を主とした生薬（しょうやく）と称される天然の素材を組み合わせて作られている．根茎・果実・種子などをそのままか簡単な加工をして生薬とする．漢方薬の多くは伝統的に各生薬を煎じて湯液として服用されてきたが，現在では各生薬から成分を熱水抽出したエキス製剤が市販されており，一定の品質の漢方薬を簡便に使用できる（❶）．日常診療では医療保険で認められたエキス製剤で対応できることがほとんどで，漢方専門のクリニック以外では煎じ薬を使用する機会は少ないと考えられるが，エキス製剤で十分な効果が得られない場合や，複数の処方を合方する場合などでは，構成生薬を個別に処方して煎じ薬として服用させるとよいことがある（❷）．その場合，植物生薬では基原，栽培地，収穫時期，修治（塩水に浸す，炮ずる，皮を剝くなどの加工）が異なると，期待した薬効が得られないので注意を要する．

　生薬の有効成分には工業的に合成できない複雑な有機化合物が多数含まれる．これらの成分は相互に影響し，さらに腸内細菌叢や代謝酵素活性には個人差があるので薬物動態を予測することは容易ではない．詳細な作用機序が未解明な漢方薬は，現代でも古典に記載された臨床医の経験則に基づき処方を選択する．科学的根拠のない古代の観念論に執着する必要はないが，陰陽・虚実・寒熱・表裏という病態分類や，気血水，五臓六腑，六病位などの基本的な概念を理解することにより先人の経験を活かすことができる[1]．

❶ エキス製剤の服用法

- 散剤は茶碗1杯程度のお湯に溶かして服用するとよい（インスタントコーヒーの要領）
  ただし，悪心・嘔吐・吐血・喀血などのある場合は，冷ましてから服用する
- 空腹時服用を原則とするが，ブシやマオウを含む処方では，食後に服用したほうが主成分のアルカロイドの吸収が良くなることがある
- 慢性疾患には2週間程度は継続してみる
  腸内細菌叢の変化（資化菌の増加）により効果が得られる場合がある

❷ 湯液の調整法

一般的には，生薬量の20倍量の水を加え，よくかきまぜて30分くらい放置した後で火にかける．沸騰する直前に火を弱くして，沸騰させないで40分間煮て，熱いうちに滓を去る．1日2ないし3回に分けて，食前1時間前に温服する

処方によっては，構成生薬の一部を途中で加える．

漢方の病態と治療

　漢方では，正常状態からの偏位を是正し体調を整えることにより，元来備わった治癒力を高める．西洋医学が病原菌を抗生物質で消滅させ腫瘍を外科手術で切除する攻撃的な戦闘部隊とすれば，漢方は強力な武器を使わない交渉に長けた熟練の外交官にたとえられる[2]．耳鼻咽喉科においても局所の症候だけでなく全身状態を勘案して処方を選択する．対症治療を「標治」，本質的な治療を「本治」と称する．たとえば，アレルギー性鼻炎の鼻汁に対し標治として小青竜湯を処方し，背景にある虚弱体質の改善を目標に本治として補中益気湯を処方する．

　漢方では，陰陽・虚実・寒熱・表裏や気血水などの病態の診断と同時に治療指示を表す「証」という用語が使用され，最終的には処方名で表される．たとえば葛根湯証は，葛根湯が有効な適応病態として，原典の「傷寒論」の条文「太陽病，項背強ばること几几，汗なく悪風するは，葛根湯これを主る」から，「比較的体力のある頭痛患者で後頸部がこわばり，発汗はなく悪風（悪寒より軽い寒気）がある」状態を示す．

　虚実は日本と中国で語義が異なるが，日本漢方の虚実はおおむね体力・抵抗力を表す．**虚証**の患者に効果の強い緩下薬（ダイオウ，ボウショウ，トウニンなど）や発汗薬（マオウなど）を使用すると胃腸障害や症状が増悪することがあるので，虚実迷ったときは虚証に対する処方から開始する．虚弱で冷えのある**陰・虚・寒証**の患者には，ブシ，カンキョウ，ニンジン，オウギなどの配合された温補薬を使用し，その後に必要により発汗薬や緩下薬を使用する（先補後瀉）．体力があり発熱などの闘病反応も強い**陽・実・熱証**の患者には，マオウ，ダイオウ，セッコウなどを含む清熱薬が適応となる．

　急性感染症では，悪寒を伴う発熱，頭痛，関節痛，咽頭痛などは**表証**の症候とされ，腹部膨満，腹痛，下痢などの**裏証**より原則として先に治療する（**先表後裏**）．また，慢性疾患に急性症状を併発した際には，まず急性症状を治療する（**先急後緩**）．

　気力がなく疲れやすい，食欲不振，かぜを引きやすい，低血圧，日中の眠気などの症候を示す**気虚**には，ニンジン，オウギ，ビャクジュツ，ブクリョウ，カンゾウ，タイソウの配合された四君子湯，人参湯，補中益気湯，六君子湯などの補気薬が適応になる．抑鬱，頭重感，喉や胸のつかえ，残尿感などを訴える**気鬱**には，ハンゲ，コウボク，モッコウ，ソヨウ，コウブシが配合された半夏厚朴湯，香蘇散などの理気薬を使用する．のぼせ，めまい，動悸，吃逆，顔面紅潮などの症候から成る**気逆**には，ケイシ，ソヨウ，ハンゲを含む苓桂朮甘湯，女神散などの降気薬が適応となる．

　顔色不良，皮膚の乾燥・荒れ，不眠，頭髪が抜けやすい，眼精疲労などを示す**血虚**には，ジュクジオウ，トウキ，シャクヤク，アキョウ，サンソウニンを含む四物湯，芎帰膠艾湯，当帰飲子，温清飲などの補血薬が使用され，月経障害，皮下出血，暗赤色の口唇・舌・歯肉，下腹部の圧痛，痔，静脈瘤などの症候から成る**瘀血**にはトウキ，シャクヤク，トウニン，ボタンピ，ゴシツ，ダイオウの配合された桂枝茯苓丸，桃核承気湯，当帰芍薬散などの駆瘀血薬が頻用される．

　浮腫，水様性鼻汁，下痢，拍動性頭痛，胃部振水音，尿量減少，多尿，口渇などを呈する**水毒・水滞**にはブクリョウ，ビャクジュツ，タクシャ，チョレイ，ハンゲ，ボウイの配合された五苓散，茯苓飲，防已黄耆湯，小青竜湯などの利水薬を使用する．

❸ 漢方問診票

気力	□疲れやすい　　　□動作が遅い　　　　□朝起きられない □もの忘れが多い　□イライラしやすい　□集中力がない
食欲	□低下　　　□普通　　　□旺盛 □胸焼け　□吐き気　□胃もたれ　　□お腹が張る □口が渇く　□水分をよくとる
睡眠	□不眠（□寝付きが悪い　□中途覚醒　□夢が多い）　□日中の眠気
小便	□頻尿（□夜間　　□日中）　□残尿　□失禁（もらしやすい）
大便	□便秘（＿＿日に一度）　□普通　□軟便・下痢
発汗	□低下　□普通　□多い　□寝汗
冷え	□手　□足　□お腹　□しもやけができやすい
のぼせ	□顔面　□手足のほてり
皮膚	□乾燥（カサカサ）　　□シミが多い　　□浮腫（むくみ） □爪がもろい　　　　　□爪の縦しわが多い　□抜け毛が多い
月経	□月経痛が強い　□不規則
その他	□肩こり　□頭痛　□耳鳴　□めまい　□視力低下

❹ 主な舌診所見と対応する漢方薬

所見	病態	主な漢方薬
紅舌・絳舌	熱証 または 瘀血	黄連解毒湯
歯痕	水毒・脾虚	五苓散，苓桂朮甘湯
白苔	薄い白苔は正常でもみられる 少陽病期．下剤を使用しない指標	小柴胡湯，麦門冬湯，梔子豉湯
黄苔	裏熱証	三黄瀉心湯，大柴胡湯，大承気湯
鏡面舌	血虚，淡白色のときは気血両虚	人参養栄湯，十全大補湯

（村松慎一．漢方薬．梶井英治監修．小谷和彦，朝井靖彦編．治療薬レジデントマニュアル．羊土社；2014. p845-8[3]）より）

漢方における腎は内分泌や泌尿生殖系の機能を含み，難聴，視力障害，白髪，排尿障害，性機能低下，下肢の運動機能低下など老化現象として認められる症候は腎虚とされ，八味地黄丸や牛車腎気丸などを使用する．

漢方の診察法

　問診では，冷え，ほてり，寝汗，口渇などにも着目する（❸）．舌，脈，腹の診察所見を総合的に判断して処方を決定する．主な舌証と脈証を適応となる漢方薬とともに❹，❺に示した[3]．腹診では，胸脇苦満（季肋部の抵抗と圧痛）にはサイコ剤，心下痞鞕（心窩部の抵抗と圧痛）は半夏瀉心湯など，胃内停水（心窩部の振水音）は六君子湯や人参湯など，小腹不仁（下腹部の腹壁の緊張低下）は八味地黄丸など，臍上悸（腹部大動脈の拍動）は柴胡加竜骨牡蛎湯や苓桂朮甘湯

❺ 主な脈診所見と対応する漢方薬

所見	病態	主な漢方薬
浮数弱 浮数緊	表熱証 数は，頻脈 浮は，軽く当てるだけで拍動を触知する脈	弱：桂枝湯 緊：麻黄湯，葛根湯
浮遅弱	裏寒証	人参湯，四逆湯，附子理中湯
沈遅実 沈遅弱	裏証 沈は，強く圧迫して触れる脈 実は，脈が強いこと（弱に対応）	実：大柴胡湯，調胃承気湯 弱：人参湯，真武湯，四逆湯
弦細	弦は，弓弦のように緊張した脈	小柴胡湯

(村松慎一．漢方薬．梶井英治監修．小谷和彦，朝井靖彦編．治療薬レジデントマニュアル．羊土社；2014．p845-8[3]）より）

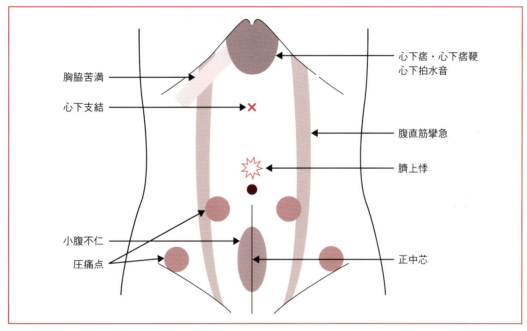

❻ 主な腹診所見

(村松慎一．漢方薬．梶井英治監修．小谷和彦，朝井靖彦編．治療薬レジデントマニュアル．羊土社；2014．p845-8[3]）をもとに作成）

など，腹直筋攣急（腹直筋の緊張）は小建中湯など，瘀血の圧痛点（臍傍や下腹部の圧痛）は四物湯や桂枝茯苓丸などの適応とされている．主な腹診所見を❻に示した[3]．

副作用・相互作用

　漢方薬を服用後，症状が改善する前に生じる一過性の予期せぬ反応を「瞑眩」という．たとえば，月経困難症に桂枝茯苓丸を投与後に鼻出血がみられることなどがあるが，副作用との鑑別が困難な場合も多く，慎重に経過をみる必要がある．

❼ **甘草を 2.5 g/日以上含む処方**

- 黄芩湯
- 甘麦大棗湯
- 五淋散
- 小青竜湯
- 附子人参湯
- 黄連湯
- 桔梗湯
- 炙甘草湯
- 人参湯
- 乙字湯
- 芎帰膠艾湯
- 芍薬甘草湯
- 排膿散及湯
- 甘草湯
- 桂枝人参湯
- 芍薬甘草附子湯
- 半夏瀉心湯

偽アルドステロン症（高血圧，浮腫，脱力，低カリウム血症）に注意する．
下線を付けたものは耳鼻咽喉科領域での頻用処方．

重篤な副作用として偽アルドステロン症，間質性肺炎，肝機能障害，うっ血性心不全などが知られている．偽アルドステロン症は，カンゾウの代謝産物による腎尿細管における 11β-ヒドロキシステロイドデヒドロゲナーゼの阻害作用により生じ，浮腫，高血圧，低カリウム血症，筋力低下を呈する．カンゾウを1日量として2.5g以上含む処方（❼）は，アルドステロン症，ミオパチー，低カリウム血症の患者には禁忌である．間質性肺炎はオウゴンを含むサイコ剤の報告が多いが，それ以外の漢方薬でも生じうる．小柴胡湯はインターフェロンとの併用，肝硬変，血小板数が 10万/mm^3 以下の慢性肝炎に対して間質性肺炎を誘発する可能性があるため禁忌である．腸間膜静脈硬化症ではサンシシを含む漢方薬の長期服用との関連が指摘されている．妊婦に対しては，ダイオウ，ボウショウ，コウカ，トウニン，ボタンピなどの生薬の配合された処方は流早産のリスクのため投与を避ける．

薬物相互作用としては，耳鼻咽喉科で頻用される小青竜湯や葛根湯の構成生薬のマオウは，キサンチン系薬剤やMAO阻害薬などとの併用で，主成分のエフェドリンの作用が増強され動悸，頭痛などを生じうる．チンピやキジツに含有されるフラボノイド配糖体による小腸上皮トランスポーターの阻害作用，キョウカツやビャクシに含まれるフラノクマリン二量体によるCYP3A4阻害作用なども考えられるが，これらは臨床上問題になることは少ない．

（村松慎一）

文献

1) 村松慎一．漢方薬の基礎知識．臨床神経 2013；53：934-7．
2) 村松 睦．対比で学ぶ漢方入門．たにぐち書店；1998．p15．
3) 村松慎一．漢方薬．梶井英治監修．小谷和彦，朝井靖彦編．治療薬レジデントマニュアル．羊土社；2014．p845-8．

4 ― 漢方の効きが悪いとき何を考えるか

　効くと思って投与した漢方薬が思うように効かないとき，患者がもっている症状や訴えなどに着目し直し，診断が適切であったか，別な処方が効くのではないか，と考え直すというのが，大切な一つの道であることは疑いない．医師には，自分の診断の適否を常に検討し続ける，という謙虚な態度が求められている．
　しかし，自信をもって投与した方剤が思うように奏効しないとき，ほかにわれわれは何を考えればいいだろうか？

薬効を担う成分を考える

　まず考えたいことは，「この方剤の目的とする薬効は，どのような主成分が担っているのか」ということではないかと思う．よく，構成生薬がある役割を果たしているという考えがある．マオウが，とか，カンゾウが，という考えである．しかし，採れる場所や時期によって効果が違うことに示されるように，また，薬効成分を単離し新薬化しても効果を示すように，マオウがもつある効果もしくは主な効果はエフェドリンが，また，カンゾウではグリチルリチンが，つまり成分が薬効を示すのである．もちろん，それが単一成分の作用なのか，相互作用によるものではないのか，とか，未知の成分による作用ではないのか，ということには常に注意を払う必要はあろう．たとえば，芍薬甘草湯がこむら返りに効くという．その作用の発現に要する時間は約6分だと臨床的には報告されている．後述するように，この時間ではグリチルリチンは血中に出現しないので，かつて皆が信じていたようにグリチルリチンが薬効を発揮しているとは考えられず，未知の成分が薬効を発揮していると考えざるをえないのである．また，多くの方剤からその薬効を担う有効成分を単離しようという試みがなされてきたが，効果を相対的に強く示す分画を追い，単離してみたら，ありきたりのクエン酸回路の成分や，ありふれたアミノ酸になってしまい，相互作用を考えねばならぬ例は少なくない．だから，どんな成分を有効成分だと考えるかについては問題もありうるが，まずはこの薬効を担う成分を考え，その物性を考えることが肝要であると思われる．
　たとえば，カンゾウの抗炎症成分は，基本的にはグリチルリチンだと考えるのが普通であろう．グリチルリチンは，グリチルレチン酸にグルクロン酸が2分子付いた配糖体である．有効成分がその薬効の主成分だと考えられる生薬は，❶に示すように多い．配糖体は，なんらかの有機化合物にブドウ糖やグルクロン酸などの糖が付いた化合物で，糖が付いたために水溶性が高まっている．われわれ動物が，ビリルビンに糖を付け抱合型にする，あるいは，ベンツピレンなどの発癌性炭化水素類にまず酸素添加反応をして水酸基を作り，次に糖を付けるのと同様，植物でも，使い終わった生理活性成分に糖を付け，水に溶けやすくし，生理活性成分の処理・排出を促進しよ

❶ 配糖体を主な成分とする生薬の例

配糖体	活性成分	薬理作用	生薬
センノシド	レインアンスロン	瀉下	ダイオウ，センナ
バルバロイン	アロエエモジンアンスロン	瀉下	アロエ
グリチルリチン	グリチルレチン酸	抗炎症	カンゾウ
ペオニフロリン	ペオニメタボリン	鎮痙	シャクヤク
アルビフロリン	ペオニラクトン	鎮痙	シャクヤク
ゲニポシド	ゲニピン	利胆	サンシシ
サイコサポニン類	サイコサポゲニン類	抗炎症	サイコ
ジンセノシド類	プロトパナキサジオール	代謝賦活	ニンジン
バイカリン	バイカレイン	抗アレルギー	オウゴン

大切な生薬に配糖体が多い．
(田代眞一．第1回白樺湖シンポジウム：Methods in Kampo Pharmacology Vol. 1. ライフサイエンス・メディカ：1997[1]）より)

うとしているのだろうと考えられる．だからこそ，共通の祖先から進化してきたわれわれに有効な成分が植物中にあり，それを漢方薬として利用しているにちがいない．

吸収過程，腸内環境を考える

さて，かくして糖が付き水溶性が高まっているために，こうした成分をわれわれが摂取したときに，リン脂質からできている細胞膜を通過できず，したがって，まれにトランスポーターを介して吸収される例外もあるが，普通は吸収することができず，「本人経由トイレ行き」となってしまう．

では，こうした成分は，消化管には効くけれど，全身作用はないのだろうか？　たとえば，消化管では入口の部分で味や香りを介し，さらに神経系を通して全身作用を現すことが考えられる．すでに，たとえばグレープフルーツの香りを介して脂質の異化が促進されることや，多くの漢方薬や生薬の味や香りが消化管の動きや分泌を高めていることなどが報告されている．かつて，漢方はプラセボであるかのごとき扱いを受けていたが，今では立派に日本の正当な伝統薬物，化学的な有効成分が見出される科学的な薬品として扱われてきている．味や香りもそれを担う化合物は証明されてきており，アロマセラピーもやがて一つの武器として，疾患との戦いに使われるにちがいない．また，腸管に存在するパイエル板が全身の免疫系に大きな影響をもつことはよく証明されており，免疫多糖のように，それ自体は吸収しがたくても，全身的に大きな作用を呈することは明らかである．

しかし，たとえばグリチルリチンは，強力ミノファーゲンシー®などの注射剤ではよく効くが，同じ主成分のグリチロン®配合錠などの経口薬では思うように効かないという経験をされたことはないだろうか？　これは，今述べたような水溶性の差による吸収率の差であると考えられる．なにも，味や香り，あるいは，免疫系を介してすべての薬物が効いているわけではなく，むしろ薬物やその代謝産物が直接，体内の作用点に効いていると考えるのが普通である．

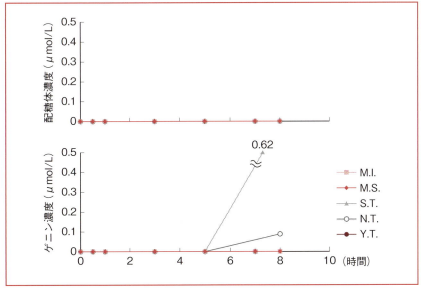

❷ **一晩絶食後にグリチルリチンをオブラートに包んで内服した後の血中濃度の推移**
グリチルリチンは経口投与後，糖が取れて吸収される．
（板谷光希子ほか．第120回 日本薬学会年会要旨集．2000[2])より）

　では，グリチルリチンは経口でも多少は入っているのか？　なぜ，グリチロン®配合錠が薬物として存在するのか？　かつて，液体クロマトグラフィでグリチルリチンをヒト血清中で測定する際，グリチルリチンのピークのすぐ横に大きな妨害ピークが存在するために間違われたのか，グリチルリチンはそのまま吸収されるとする報告がみられたが，前述のような理由で，グリチルリチンは全く吸収されない．われわれの研究室で，一晩絶食後にグリチルリチンをオブラートに包んで内服した後の血中濃度の推移を❷に示した．グリチルリチンを飲んだにもかかわらず，グリチルリチン自体は誰一人として血中に検出されない．一方，アグリコンのグリチルレチン酸は，5時間まではやはり検出されないにもかかわらず，8時間後には5人中2人だけは検出されたのである．糖が取れ，アグリコンとなり，水溶性が低下して，リン脂質から成る腸管の膜を通ることができるようになったのである．腸内菌であるユウバクテリウムのなかの，グリチルレチン-β-グルクロニダーゼをもつ特定の菌の働きでグリチルレチン酸になっていることは，すでに小橋・赤尾らのグループが明らかにしてきている．

　では，なぜ多くの薬と違って活性成分が血中に現れるのに8時間もかかるのか？　菌は一体どこに生存しているのか？　この答えは，東京大学農学部の光岡知足らの研究（❸）にあった．光岡らは，ヒトの消化管の各部位にどのような菌がどれほど棲んでいるのかを明らかにした．それによると，消化管内容物1gあたりの菌数は，口の中は雑菌が多く，胃では胃酸によって菌が殺されて減少し，十二指腸ではほとんど無菌となる．ここで膵液によって中和され，菌は増加し，盲腸でピークに到達する．盲腸から直腸にかけて微増するが，便そのものが水を奪われ濃縮されているので，実際のところ菌がたくさんあって最も活き活きと活動しているのは，盲腸であろうと考えられる．❸を丁寧に見ると，一番多い菌はバクテロイデスであるが，この菌は消化管内容物1gあたり盲腸では10^{11}もいるが，その直前の回腸では10^3もいないのである．なんと，ここ

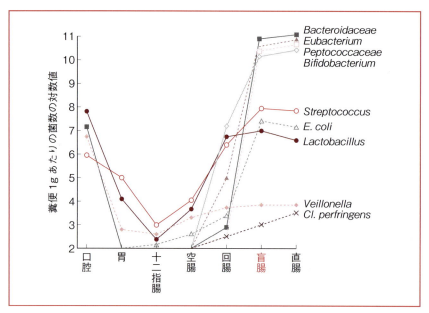

❸ **消化管の各部位に生息する菌の種類と量**
菌は盲腸以降で急増する．盲腸まで届いて配糖体は活性化されることが多い．
（光岡知足ほか．）

で1億倍も増えていることになる．腸管の太さと中の菌の絶対数を考えれば，さらにこの差は広がるはずである．

　ヒトの全身の細胞数は60兆個ぐらいだとされている．一方，消化管内に棲んでいる菌の数は，数えられるものだけでも約100兆だとされている．その多数が盲腸で活動しているのであるから，いくらヒトは脳が大きい，肝臓が大きいといっても，人体で一番大きな臓器は盲腸であると考えることも可能なのである．しかも，小腸上部でヒトがいい所取りをした残りを菌が食べているのであり，圧倒的に嫌気性の環境下なので，糖1分子あたり菌が得るATPは2分子でしかない．TCA回路まで利用するわれわれと比べれば，エネルギー効率は18〜19分の1である．そのうえ菌は，毎日便としてその多くが捨てられているわけであるが，決して減っていってはいない．菌はものすごい代謝を盲腸中でしているにちがいない．今までの栄養学や生理学では，小腸上部で消化吸収が終わるかのごとき主張がなされてきたが，実は盲腸が一番活発な代謝が行われている場にちがいない．今こそ，分子遺伝学との関係でウイルス学，ベクター学に偏った微生物学の歪みを正し，腸内細菌叢学を確立する必要があろう．漢方医薬学からの，現代医薬学への提言である．

　さて，口にしたものが盲腸まで到達するのに，通常は少なくとも6時間程度かかるとされている．したがって，口から入ったグリチルリチンは，そのまま代謝もされず，吸収もされず盲腸まで進み，そこに資化菌が待ち構えていれば，糖が取られ，吸収される形に変わり，体内に入ってくることになる．8時間で，5人中2人にグリチルレチン酸が血中に認められたという先ほどの結果は，きわめて理解しやすいことである．

　したがって，配糖体を主成分とする漢方薬の効き目が，資化菌の有無や多寡によって左右され

ていることは容易に理解できることである．ヒトのゲノム解析という手法だけで漢方薬理が理解できるわけでなく，腸内細菌の社会学的な検討も，大きな課題となるであろう．

　場合によっては消化管の動きの差も，効果の発現時間に影響する．消化管運動を高めれば早く効いてくる可能性はある．この点では，漢方薬の多くが消化管運動を高めており，特に苦味，芳香，辛味を呈するような健胃剤や，香りの良い気剤の類が消化管運動を高めるので，場合によっては，効果を上げるために，こうしたものを併用するなり，少し添加することもあっていいかもしれない．なお，現在までに明らかにしえた消化管運動を抑える方剤は，筋緊張を抑える芍薬甘草湯と，短時間でみれば逆に収縮を強め，モコモコ動かすというよりはギュッと縮める，補中益気湯である．補中益気湯の長期連用は，消化管運動を高めると思われるが，データはない．

　以上，効くまでに時間を要する漢方薬があることの一つの根拠を示してきた．漢方薬の投与初期間で，資化菌が少ないような場合，その漢方薬がエサとなって資化菌の数が増え，ひいてはアグリコンの血中濃度が高くなり，その漢方薬が有効濃度に到達するまで時間がかかることになる．まず，効いてくるのを忍耐強く待つという姿勢が治療者側に必要となろう．

併用について考える

　資化菌には非常に弱い菌が多く，単離できているものは多くない．ましてや，どんどん増殖してくれるような菌は少なく，したがって，消化管内の資化菌が少ないからといって，それを外から補うということは困難である．現在のところ，こうした試みとして，ダイオウ剤を投与して効きが良くない場合，ビフィズス菌の一部が資化菌であるので，資化活性があることを確かめたうえで，健康食品などとして用いられているビフィズス菌製剤を効かせることが可能である．われわれは，ビフィーナ®（森下仁丹株式会社）に資化活性のあることを見出し，併用でダイオウ剤を効かせることに成功した．ただ，健康食品としてのビフィズス菌製剤は，ダイオウ剤やセンノシドの効きを高めることは全く目的外で，通常は，健康に良いとされるビフィズス菌を消化管内に定着させることを目的とした製剤である．そのため，ビフィズス菌によく利用される炭素源としてオリゴ糖を含むように設計されていることが多い．これを併用すると，ビフィズス菌は増えるが，増殖のエネルギー源としてダイオウ剤中のセンノシドを利用せず，したがって，瀉下作用を示す本体であるレインアンスロンは作られず，作用は発揮されないことになる．このことをメーカーに伝えたところ，今では，オリゴ糖を含まず，菌とセンノシドをマイクロカプセル中に含んだビフィーナ®便秘薬が，一般用医薬品として売られている．ダイオウ剤の効きが悪いとき，これを3〜7日程度併用すると，ダイオウ剤が良く効くようになる．

　ダイオウ剤の効きが良くない場合として，頑固な便秘に，ダイオウ剤と他の種類の下剤が併用されることがままなされていることが挙げられる．作用機序が異なると作用が相加もしくは相乗的に出ることを期待しているように思われる．しかし，最近の知見であるが，杉山清・五十嵐信智らの報告[3]によれば，ダイオウのような刺激性下剤は，センノシドがビフィズス菌などによってレインアンスロンになったうえで吸収され，マクロファージに作用し，炎症性サイトカインを放出させる．これが腸管の蠕動運動を促進すると同時に，アクアポリンを抑制し，水の便からの吸収を抑え，便を軟らかく保つ．一方，浸透圧性の下剤は，腸壁のアクアポリンを誘導し，体内

から水を大いに便に集め，排便を促す．作用機序が異なれば，両者の併用は相乗的になるように考えてしまいがちだが，実際にはアクアポリンを介して互いに作用を打ち消しあうようになる．薬物をむやみに併用すると，作用が打ち消されることもあるのである．なお，この研究は，ダイオウと抗炎症作用のあるカンゾウなどとの併用，ダイオウとボウショウを併用した方剤など，今後に多くの課題を提起している．

　腸内での資化菌が関与しているという見方に立てば，抗菌薬の併用は漢方薬の作用発現に影響する可能性がある．配糖体の種類によってそれぞれ資化する菌が違うため，どの方剤を投与したときに，どの抗菌薬が影響するかは何とも言いがたいが，臨床的経験が積まれることが望まれる．抗菌薬は，使うべきときには使うことが必要であるが，本当に要るのかよく考える，短期間大量に使用する，経験を重ねつつ，適切な抗菌薬を方剤や配糖体ごとに選ぶ，といった努力が今後必要となろう．

　では，抗菌薬を使用するとき，漢方薬はむだになるのだろうか？　漢方薬に含まれる多くの成分のすべての作用に抗菌薬がかかわるわけではなく，また，もし本当にそのために効きが悪いのであれば，漢方薬中の配糖体が，抗菌薬によって攻撃されている資化菌のエサでもあることになり，抗菌薬の投与を止めたのち，早く菌叢を復帰させ，また漢方薬を効かせるようにするために必要だと考えられるので，漢方薬の投与は継続しておきたい．

　これは，効かないと思われるときの対応ではないが，投与開始時や変方時に腹が緩むことがあることに注意を要する．これは，入ってくる配糖体が今までと異なるために，それを資化する菌にのみエサが与えられることになり，弱小の菌だった資化菌の選択的な増殖が起こることになり，菌叢のバランスが急速に崩れることによる．少し効果の発現は遅れるが，いったん減量し，徐々に投薬量を増やすようにすればうまく対応できる．

投与経路を考える

　効果の発現までに時間がかかるという漢方薬の欠点を克服するために考え出された投与経路の一つが，直腸投与である．小児科で，嘔吐や下痢を反復している児の水分バランスを是正する目的で五苓散の投与が試みられたが，残念ながら，もともと漢方の服用を拒否する乳児が少なくないうえに，嘔吐を伴っていれば思うように投与しがたいことは言うまでもない．このような児に漢方薬を与える方法として，坐薬による直腸投与が試みられた．また，産婦人科でも，つわりのある妊婦に服用しやすいように，下からの投与が試みられたのである．ある漢方の会合で，小児科の広瀬滋之医師と産婦人科の金倉洋一医師からその際の薬物動態について相談を受け，特に，つわりの時期は奇形の可能性がきわめて高い時期であることもあって，注腸投与した際の薬物動態を至急検討する必要を感じ，グリチルリチン坐薬を作製し，研究室の志願者とともに一晩絶食のうえで使用してみた．その結果，驚いたことに，直腸投与すると配糖体がそのまま血中に現れ，菌などの関与がないことから，分のオーダーで出現することがわかった（❹）．しかも，門脈血中に入った配糖体は，肝臓通過時に，抱合された化合物の形をしているために胆汁中にすぐさま排出される．十二指腸に排出された配糖体は，やがて経口投与された場合と同様，盲腸に到達し，資化菌によって糖が取られ，アグリコンとして体内に入ってくる．経口投与の場合に比べ，胃に

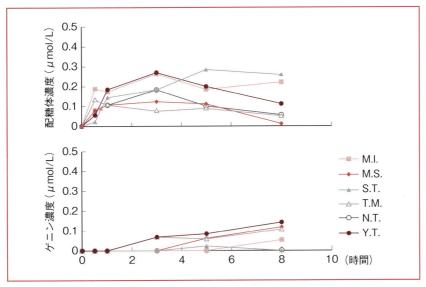

❹ **グリチルリチン坐薬を一晩絶食のうえで使用した結果**
坐薬ではそのまま吸収され腸肝循環する.
(板谷光希子ほか. 第120回 日本薬学会年会要旨集. 2000[2]より)

トラップされることなく腸へ送られていくため，盲腸への到達時間は経口に比べてはるかに速くなる．また，経口投与の場合に比べ，門脈や肝臓などを通過する関係上，高濃度に到達することは抑えられ，効き目は一定化することとなる．

直腸は，便の水分がすでに大半は吸収されていて，便塊中の成分が膜を通り吸収されることがないから手抜きをしたのか，かなりの分子量のものも，水に溶けやすいものも，ザルのような状態にみえる．この点について解剖の専門家に一度ご教示をいただきたいと思っている．いずれにせよ，このことを見出して以来，筆者は下痢を絶対我慢すまいと思っている．

ダイオウやセンナに含まれるセンノシドのように，糖が取れないと活性が全く認められないものはともかく，グリチルリチンのように注射で効くようなものであれば，注腸投与では即効性を示す．筆者自身，胆石の発作を起こしたときに，芍薬甘草湯エキス製剤1包を30 mL程度の白湯で懸濁し，注腸したところ，疝痛が3分ほどで治まる経験をしている．芍薬甘草湯で結石が溶解するわけではないが，とりあえず筋の収縮を伴う痛みを抑える目的では，注腸投与は有用である．

効いてよいのに思うようにいかないというとき，特に，腸内菌がうまく働いていないように思われるときや，素早く効かせたいというときには，投与経路の工夫もあっていいと思われる．今，筆者は研究所を創り，医療に貢献できる漢方薬の投与経路や剤形の開発をしたいと努力している．

服用法を考える

配糖体とは異なる，アルカロイドと呼ばれる化合物がある．アルカロイドは，塩基性を示す有機化合物で，少量で激しい作用を示すものが多い．これは，アミノ酸の脱炭酸によって生じる生理活性アミンの仲間と考えられ，すぐ吸収され，効いてくる．むしろ効きすぎ（中毒）に注意す

べきものである．臨床で特に問題とすべきは，マオウやブシである．

　マオウの有効成分であるエフェドリンは，アドレナリンとよく似た構造と活性とを有する．したがって，アドレナリン作動性の薬物とは同様な作用を，コリン作動性の薬物とは拮抗作用を呈する．こうした薬物との併用は意外と多く見受けられ，作用が思うように発揮されない場合は併用薬の作用をよく見直すことが必要となる．

　投与の仕方であるが，かぜをひいたかなと思った初期に，マオウ剤を一気に飲み，血中濃度を上げることがよくなされるが，かつての口訣に，多量の白湯や，うどんの出し汁と一緒に与えるとよい，というのがあると聞く．これは，温かい水分を大量に与えることにより，保温，発汗，解熱を狙ったものだと考えられるが，実は，アルカロイドであるエフェドリンの血中濃度を高める方法としても合理的であると考えられる．アルカリ性の成分は水に溶けたとき，特に酸性の胃液に溶けたときには，H^+（プロトン）が配位してイオン化している．イオン化した物質は，水に溶けやすいが油には溶けにくく，リン脂質からできた膜を通りにくい．つまり，吸収されにくいのである．したがって，胃酸がよく出ていると，アルカロイドは吸収されにくいわけで，しっかり出し汁のようなものを摂ると，胃酸を薄め，中性化することに貢献しうるのである．これでかぜの初期にしっかりエフェドリンを高め作用を出させようというのである．

　現実の服用の仕方は，煎剤の場合は液のpHがそのまま効いてくるが，顆粒や粉末の場合，薬を口に入れ，そのまま水で流し込んでいるものが多い．この場合，胃では水にまず溶け，次いで脂溶性が問われる膜透過が必要なわけで，矛盾する事柄が並行して行われることとなり，理論通りにいかないことは多い．飲まなければ効かないので，普通は好きなように服用してもらってかまわないと思う．ただ，効きが悪い場合や，逆に中毒症状が出てきたような場合には，どのような飲み方をしているかをよく聞き出し，適切な指導をすることが望まれる．特に問題になるのは，胃酸分泌の低下しているような高齢者が，胃にもたれるなどの理由で市販の胃薬と併用するといった場合であり，胃のpHはアルカリ性に反転していることがあり，アルカロイドの血中濃度が上昇しすぎる．

　味や香りが大切だと考えられる方剤の効きが不十分だと考えられる場合，エキス剤や煎剤では，香気成分が大幅に失われていることがある．ただし，効果が全く失われているわけでもない．このような場合，新鮮な植物を添加してみることがまれに有用である．たとえば，半夏瀉心湯に生姜のすりおろしを混ぜると嘔気を抑える作用が強まることが多いし，香蘇散の場合，しば漬け用のしその添加が有用な場合がある．ただし，一般に売られている大葉には有効成分であるペリルアルデヒドが含まれていないとされており，不眠や抗抑鬱の作用が強まりはしない可能性が強い．ついでながら，最近のしば漬けもどきのなかには，色粉を使っただけのものや，梅干し用のしそを使ったものがほとんどで，ペリルアルデヒドが検出できるものはまずない．また，ペリルアルデヒドや，ケイシ中のシンナミックアルデヒドなどのアルデヒドを高濃度に含むものは，蛋白質中のアミノ基とアルデヒド基がシッフ塩基を形成して結合するために，投与されたヒトは結合蛋白を異常蛋白と認識して攻撃し，アレルギーを起こすことがあるので，作用を強めようと試みる際にはアレルギーに特別に注意する必要がある．この作用は，ケトンを高濃度に含む生薬にも共通した作用である．

コンプライアンスを確かめる

　効きが悪い場合のもう一つの大きな理由として，きちんと飲んでいないということが挙げられる．服薬コンプライアンスを確かめることは常に大切だということを，最後に付け加えておきたい．飲まれていなければ，効くわけもない．飲みやすい方法の援助も行いたいものである．

おわりに

　漢方薬の効きが今一つ良くない場合，考えられることは多い．ただ，薬物の作用はその成分によるものであり，この方剤では，どのような成分が効いているのか，なぜ効いていると考えられているのか，その化合物の物性はどうなっているのか，といった点について考えてみることが重要である．

（田代眞一）

文献

1) 田代眞一．血清薬理学と血清薬化学．天然薬物研究方法論アカデミー編．第1回白樺湖シンポジウム：Methods in Kampo Pharmacology　Vol.1．ライフサイエンス・メディカ；1997．p39-58．
2) 板谷光希子ほか．グリチルリチン及びグリチルレチン酸の投与経路の違いにおける血中濃度の比較．第120回　日本薬学会年会要旨集．2000．
3) 五十嵐信智ほか．大黄およびその主成分センノシドAは大腸アクアポリン3の発現低下を介して瀉下作用を発揮する．Journal of Traditional Medicines 2013；30（Suppl）：60．

2章

漢方薬処方の実際

1—外耳道炎・外耳湿疹

本項に出現する漢方薬

- 温清飲（ウンセイイン）(57)
- 越婢加朮湯（エッピカジュツトウ）㉘
- 黄連解毒湯（オウレンゲドクトウ）⑮
- 葛根湯（カッコントウ）①
- 荊芥連翹湯（ケイガイレンギョウトウ）㊿
- 桂枝茯苓丸（ケイシブクリョウガン）㉕
- 十全大補湯（ジュウゼンタイホトウ）㊽
- 十味敗毒湯（ジュウミハイドクトウ）⑥
- 消風散（ショウフウサン）㉒
- 当帰飲子（トウキインシ）(86)
- 排膿散及湯（ハイノウサンキュウトウ）(122)
- 補中益気湯（ホチュウエッキトウ）㊶

はじめに

皮膚炎と湿疹はほぼ同義であり，皮膚科の日常診療では最も多い疾患とされる．外耳道炎・外耳湿疹は，解剖学的な要因から多様な病態を示す．軟骨部外耳道は皮下組織が厚く，毛包や腺が存在している．一方，骨部外耳道は皮膚付属器がなく軟骨部に比べて上皮が薄く，骨膜に癒着しているため外的刺激に弱い．外耳道は，弱酸性状態および上皮の自浄作用により，細菌感染を起こしにくい部位である．しかし，なんらかの要因により上皮剝離・びらんをきたすと炎症や細菌感染を起こす．また，慢性に経過した場合，耳真菌症を併発することが多い．さらに筒状の構造から，堆積物の貯留や外耳道の狭窄をきたしやすいなどの特徴をもつ．

外耳道炎・外耳湿疹を難治化させる要因の一つに itch scratch circle がある．掻破による瘙痒閾値の低下が悪循環を生む．また，耳清拭の習癖も問題となることが多い．

本項では，外耳道炎・外耳湿疹の治療に際しての漢方薬の導入について概説する．

外耳道炎・外耳湿疹の治療の現状

急性外耳道炎（耳癤）

軟骨部外耳道に発症する限局性炎症．不適切な操作後の細菌感染が主であり，起炎菌としては黄色ブドウ球菌が多い．

一般的には外耳道の清拭や抗菌薬軟膏にて自然治癒を目指す．抗菌薬軟膏付きのタンポンにて圧迫することもある（Gottstein 圧迫タンポン）．膿瘍形成がある場合は，切開排膿を考慮する．疼痛・発赤・腫脹が強いときには抗菌薬や消炎鎮痛薬の内服を併用する．

急性びまん性外耳道炎・外耳湿疹

初期や回復期では瘙痒感が強い．悪化すると耳痛や耳閉感が主体となる．

外的刺激の軽減が重要である．耳掃除の制限や原因物質（耳漏，耳栓，薬剤など）の除去につとめる．耳の清拭や保湿が重要である．薬剤の局所投与（ステロイド軟膏や抗菌薬含有ステロイド軟膏，抗菌薬の点耳薬）により，瘙痒感の軽減や感染制御を行う．瘙痒感が強いときには抗ヒスタミン薬，細菌感染が疑われる場合には抗菌薬，疼痛・腫脹が強いときは消炎鎮痛薬の内服を併用する．最終的に外耳道の自浄作用と皮膚の防御機能回復を目指す．反復し慢性化しやすい場合には漢方薬の併用も選択肢の一つと考える．

慢性びまん性外耳道炎・外耳湿疹

外耳道炎・外耳湿疹が慢性化，難治化した状態．局所の反復する刺激により外耳道の防御能が低下していることが多い．長期化すると上皮肥厚（外耳道狭窄）がみられる．

標準的治療は急性びまん性外耳道炎・外耳湿疹に準ずる．慢性化した場合は防御能低下のうえに，治療の長期化などから真菌症を併発しやすい．堆積物は感染を増悪させるので，頻回に耳処置を行い，適度の保湿を保つことが大切である．また，反復・難治化の要因として，アレルギーなどの基礎疾患，耳かきの習癖，そして itch scratch circle と呼ばれる悪循環が考えられる．精神的なイライラ感が耳かきの習癖に関連することもある．要因排除のための生活指導が重要であるが，慢性化した場合は難治なことが多く，漢方治療に期待される役割は大きい．

薬物療法のフローチャート ❶

外耳道炎・外耳湿疹の多くは標準的治療で改善する．しかし，標準的治療に抵抗して難治化する場合や，反復する場合は難渋する．生活指導の徹底が重要であるが，治療困難例に漢方治療が奏効することがある．

急性外耳道炎（耳癤）

- 抗菌薬含有ステロイド軟膏の塗布．炎症が強い場合は抗菌薬や消炎鎮痛薬の内服を併用する．
- 耳癤に積極的に漢方薬を併用することはまれであるが，抗菌薬や消炎鎮痛薬の内服ができない場合などに抗炎症作用を期待して葛根湯，排膿散及湯などを考慮する．

急性びまん性外耳道炎・外耳湿疹

- 瘙痒やアレルギー反応に対して，抗ヒスタミン軟膏，ステロイド軟膏の塗布，ステロイドの点耳，抗ヒスタミン薬や抗アレルギー薬の内服を併用する．
- 細菌感染に対しては，抗菌薬軟膏や点耳薬を使用．抗菌薬含有ステロイド軟膏もよく使用される．重症例では抗菌薬の内服．疼痛・腫脹が強い場合は消炎鎮痛薬を併用する．
- 真菌症がみられた場合には，抗真菌薬軟膏を用いる．
- 反復・難治化を避けるため，漢方薬の併用は効果がある．発赤・疼痛・腫脹が強いときは葛根湯，排膿散及湯を用いる．消風散は漢方の抗ヒスタミン薬ともいわれ，炎症を伴う瘙痒がある

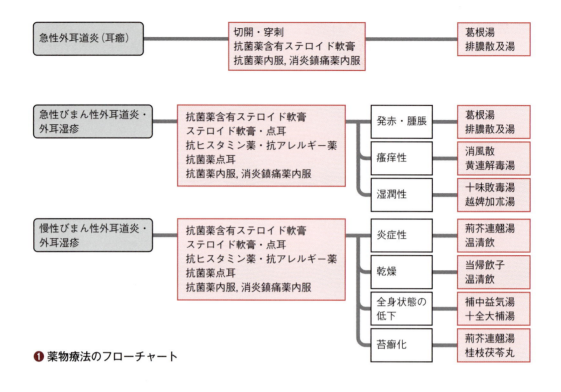

❶ 薬物療法のフローチャート

場合によい．のぼせ，イライラなどがあり，全身的なかゆみの強い紅斑があるときは黄連解毒湯を用いる．十味敗毒湯は痤瘡の第一選択薬の一つであり化膿性病変を伴う場合によい．水疱形成やびらんが強いときには越婢加朮湯を用いる．

慢性（難治性）びまん性外耳道炎・外耳湿疹

- 原因の除去，難治化要因の排除が最も大切である．急性びまん性外耳道炎・外耳湿疹の標準的治療法に準じ，防御能の回復を目指す．
- 慢性（難治性）に経過する場合には，体質改善（本治）も考慮に入れて漢方薬を使用する．
- 皮膚の肥厚を伴うような深い炎症の場合は荊芥連翹湯を，苔癬化をきたす場合は桂枝茯苓丸を用いる．皮膚乾燥を伴う瘙痒感の場合には当帰飲子を，乾燥とともに搔破による炎症反応があるときには温清飲を用いる．体調不良（体力低下，食欲不振，倦怠感，手足の冷えなど）を訴える場合には，補剤である補中益気湯や十全大補湯で体調を整える．

処方の実際

漢方薬は単独よりも，外用薬や西洋薬との併用あるいは漢方薬2剤の併用が効果的である．

耳癤

抗菌薬含有ステロイド軟膏（リンデロン®-VG）．
抗菌薬や消炎鎮痛薬の内服．
葛根湯，排膿散及湯：発赤・疼痛が強い場合．

急性びまん性外耳道炎・外耳湿疹

抗菌薬含有ステロイド軟膏（リンデロン®-VG）やステロイド軟膏．
抗菌薬点耳やステロイド点耳．
抗アレルギー薬または抗ヒスタミン薬内服．
抗菌薬や消炎鎮痛薬の内服．
葛根湯，排膿散及湯：発赤・疼痛が強い場合．
消風散，黄連解毒湯：かゆみが強く，熱感のある発赤があるとき．
越婢加朮湯，十味敗毒湯，黄連解毒湯：湿潤（滲出液や膿）した状態．

症例：63歳女性

　数年前から，年に数回，耳瘙痒感，耳閉感あり．既往歴に蕁麻疹，アレルギー性鼻炎（RAST：スギ2＋）．6か月ぶりに来院．しばらく調子が良かったとのこと．右外耳道の発赤，びらん，外耳道の腫脹を認めた．かゆみが強いとのことであった．リンデロン®-VG軟膏，リンデロン®点耳に消風散を併用した．2週間後には症状の改善をみた．

慢性びまん性外耳道炎・外耳湿疹

抗菌薬含有ステロイド軟膏（リンデロン®-VG）やステロイド軟膏．
抗菌薬点耳やステロイド点耳．
抗アレルギー薬または抗ヒスタミン薬内服．
抗菌薬や消炎鎮痛薬の内服．
荊芥連翹湯：炎症が慢性化し，汚い滲出液が充満するような場合．
桂枝茯苓丸：苔癬化を伴う場合．
当帰飲子，温清飲：乾燥した瘙痒感を伴う場合．
補中益気湯，十全大補湯：体力の低下を伴う場合．

症例：31歳女性

　1年前から，耳漏，耳瘙痒感が続き通院．リンデロン®-VG軟膏，抗菌薬点耳を行うも，増悪・寛解を繰り返していた．耳介にまで及ぶ発赤・びらんを認めた．外耳道に耳漏充満．リンデロン®点耳にて抗炎症を，ワセリンとステロイド合剤の軟膏により保湿をはかった．また，抗アレルギー薬と荊芥連翹湯を併用し徐々に改善した．

副作用，注意事項

- 漢方薬の副作用は，薬の選択の誤り（いわゆる「証」に合致しない処方）によるもの，生薬の薬理学的なもの，生薬のアレルギー反応に基づくものがある．
- カンゾウを含むもの（排膿散及湯〈カンゾウが3gと多い〉，葛根湯，十味敗毒湯，越婢加朮湯，荊芥連翹湯，当帰飲子，補中益気湯，十全大補湯，消風散）はグリチルリチンによる偽アルドステロン症（低カリウム血症，血圧上昇，浮腫，ミオパチーなど）に注意．
- カンゾウは7割の漢方薬に入っているため，重複して用いる場合は1日量を2.5g以下にする．また，利尿薬との併用により症状が出現しやすいので注意する．
- マオウを含むもの（葛根湯，越婢加朮湯）のエフェドリン作用（血圧上昇，動悸，不眠，尿閉など）に注意する．交感神経興奮作用の薬剤との併用にも注意する．
- 消化器症状（食欲不振，胃部不快感，悪心，嘔吐，下痢など）が現れた場合には投与を中止する．注意する生薬としてジオウ（十全大補湯，消風散，荊芥連翹湯，温清飲，当帰飲子），セッコウ（消風散，越婢加朮湯），センキュウ（十全大補湯，荊芥連翹湯，温清飲，当帰飲子），トウキ（補中益気湯，消風散，十全大補湯，荊芥連翹湯，温清飲，当帰飲子）など．
- 間質性肺炎，肝障害：間質性肺炎は重篤な副作用として知られているが，詳細については明らかにされていない．発熱，咳嗽，呼吸困難，黄疸が現れた場合は適切な処置を要する．また，長期投与の場合は血液検査，胸部X線撮影などを適宜行う．

インフォームド・コンセント

①本来外耳道には自浄作用があり，これを損なわないことが大切であること，外耳道の皮膚は非常に薄く傷つきやすいことを説明する．

②さわると itch scratch circle をきたしやすいこと，外耳の migration を損なうおそれがあること，耳掃除は頻回にする必要がないことを説明する．耳をさわる習慣があることを認識させ，生活習慣の是正が大切であることを説明する．

③瘙痒をきたす原疾患（アレルギーや肝・腎機能障害など）がある場合には，その治療が必要である．また，瘙痒原があれば，それを避ける工夫をする．なりやすいものとしては，耳栓，花粉，染髪料，洗剤，耳漏などが挙げられる．

⑤貯留物がある場合は，頻回な耳処置（清拭）と保湿が大切であり通院を要することを説明する．

（指導および資料提供をいただいた，北の森耳鼻咽喉科医院 稲葉博司先生に感謝いたします．）

（安村佐都紀）

文献

1) 高橋邦明．皮膚科の漢方治療総論―中医学的理論を基礎として．皮膚 1997；39：1-23.
2) 中島庸也．外耳道炎．森山 寛編．新図説耳鼻咽喉科・頭頸部外科講座．第2巻．中耳・外耳．メジカルビュー社；2000．p82-5.
3) 市村恵一ほか．消風散を用いた外耳道湿疹の治療．Progress in Medicine 1996；16：2227-9.
4) 海江田 哲，高橋晴雄．外耳道真菌症と耳痛・耳掻痒感，その処置．JOHNS 2004；20：807-10.
5) 石井正光ほか．皮膚科領域で漢方薬を活用するために．伝統医学 2009；12：59-71.

2 ― 中耳炎

本項に出現する漢方薬

- 越婢加朮湯（エッピカジュツトウ）㉘
- 葛根湯（カッコントウ）①
- 葛根湯加川芎辛夷
  （カッコントウカセンキュウシンイ）②
- 荊芥連翹湯（ケイガイレンギョウトウ）㊿
- 五苓散（ゴレイサン）⑰
- 柴胡清肝湯（サイコセイカントウ）⑧⓪
- 柴苓湯（サイレイトウ）⑭
- 十全大補湯（ジュウゼンタイホトウ）㊽
- 十味敗毒湯（ジュウミハイドクトウ）⑥
- 小柴胡湯（ショウサイコトウ）⑨
- 小青竜湯（ショウセイリュウトウ）⑲
- 辛夷清肺湯（シンイセイハイトウ）⑭
- 排膿散及湯（ハイノウサンキュウトウ）⑫

はじめに

　中耳炎には大きく分けると急性中耳炎，滲出性中耳炎，慢性中耳炎（化膿性中耳炎，真珠腫性中耳炎，癒着性中耳炎など）があり，それぞれ異なる病態ではあるが，お互いに深く関係した疾患群でもある．これら3大中耳炎以外にも，難治性の経過をとる好酸球性中耳炎，ANCA関連血管炎性中耳炎，結核性もしくは非結核性抗酸菌性中耳炎，コレステリン肉芽腫性中耳炎など各種の中耳炎がある．本項では先の3大中耳炎について，西洋医学的治療のなかでの漢方薬の位置づけを述べる．

中耳炎の治療の現状

急性中耳炎

　急性中耳炎は，「急性に発症した中耳の感染症で，耳痛，発熱，耳漏を伴うことがある」と定義され，多くの急性中耳炎が急性上気道炎を契機に発症する．急性中耳炎のなかには，「治療を行っても鼓膜所見が改善せず，初診時の臨床症状や鼓膜の異常所見が持続しているか，悪化している状態」を示す遷延性中耳炎と，頻回に急性中耳炎を繰り返す反復性中耳炎がある．

　さらに反復性中耳炎のなかには，急性中耳炎の間欠期に正常の鼓膜所見を示すもの，中耳貯留液が認められ滲出性中耳炎を呈するもの，間欠期に「耳痛，発熱などの急性症状が顕在化していない状態で，急性中耳炎にみまがう鼓膜所見を呈する状態が3週間以上持続している」semi-hot ear（遷延性中耳炎）を呈するものなどがあり，病態は複雑である．

　急性中耳炎の治療は，「小児急性中耳炎診療ガイドライン」[1])に準じた抗菌薬および外科治療が優先される．

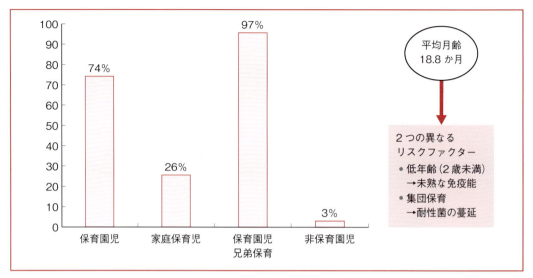

❶ 反復性中耳炎と集団保育との関連性
反復性中耳炎の74％が保育園児．きょうだいの通園を含めると97％．

　遷延性中耳炎が強力な抗菌薬治療で治癒しうるのに対して，反復性中耳炎は抗菌薬治療の限界を呈する病態といえる．これは，急性中耳炎がいったんは改善しても，繰り返して発症するものであり，抗菌薬治療は毎回の急性感染・炎症のエピソードには有効でも，再発の予防にはならない．

　反復性中耳炎罹患児のほとんどが集団保育と関連のある3歳未満児であり，特に中耳炎を頻回に繰り返す難治例は，本人が集団保育を受ける2歳未満児である（❶）．したがって，治療の最後の手段として，集団保育を相応の期間（2歳になるまで）休園するか，鼓膜換気チューブ留置が必要な場合もある．

滲出性中耳炎

　滲出性中耳炎は，「鼓膜に穿孔がなく，中耳腔に貯留液をもたらし難聴の原因となるが，急性炎症症状すなわち耳痛や発熱のない中耳炎」と定義される．乳幼児では，鼓膜所見での急性中耳炎との鑑別が困難な場合があり，発熱，夜泣き，むずかるなど急性炎症を示唆する症状があったか否かが鑑別のポイントとなる．

　さらに小児においては，急性中耳炎罹患を契機に滲出性中耳炎が発症する場合も多く，乳児の滲出性中耳炎の約50％は急性中耳炎に続発することが知られている[2]．小児滲出性中耳炎の病期は（1）急性期：発症後3週以内，（2）亜急性期：4週～3か月，（3）慢性期：発症から3か月以降，と分類され[3]，このうち急性期には急性中耳炎罹患後の無症候性中耳貯留液が含まれている．小児の滲出性中耳炎ではしばしば経過中に急性感染・炎症症状がみられ，急性中耳炎が発症する．

　小児滲出性中耳炎の病態は複雑であり，発症，遷延，再発のメカニズムは個人差が大きいと考えられる．さらに，個々の症例において周辺器官の状態がどの程度滲出性中耳炎に影響を及ぼしているかを判断する明確なエビデンスはない．しかしながら，合併併存する周辺臓器の感染・炎症に対しては，それぞれの疾患に対する適切な治療を行うべきであろう．

慢性中耳炎

慢性中耳炎は，急性中耳炎の反復や慢性期の滲出性中耳炎から移行・発症する場合が多い．慢性期には耳痛や耳漏の所見には乏しいが，しばしば急性増悪を引き起こし，急性感染・炎症症状を呈する．慢性中耳炎には，鼓膜穿孔と中耳感染を主体とした慢性化膿性中耳炎，骨破壊性で合併症をきたしやすい真珠腫性中耳炎（中耳真珠腫），真珠腫への移行もみられる癒着性中耳炎などがある．

慢性の鼓膜穿孔を認め，持続性もしくは断続性に粘性耳漏が継続する症例では，耳漏が出ている急性増悪期には，抗菌薬を主体とした西洋医学的治療の適応となる．

急性中耳炎や慢性中耳炎の急性増悪においては，抗菌薬の全身および局所投与が行われる．また小児滲出性中耳炎に対しては，カルボシステイン以外の西洋薬物療法のエビデンスは乏しいが，滲出性中耳炎の増悪因子である周辺臓器の感染・炎症がみられる場合には，それらの合併疾患に対する西洋薬物療法が行われる．

薬物療法のフローチャート❷

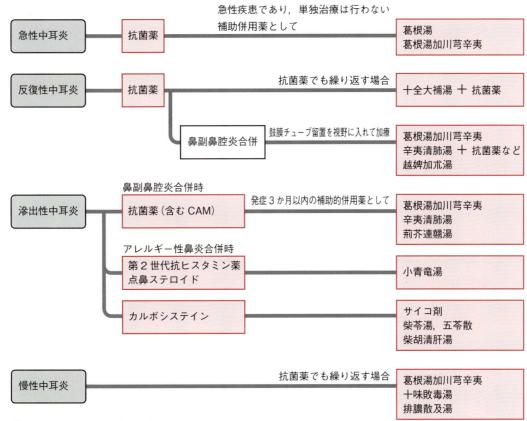

❷ 薬物療法のフローチャート

処方の実際

急性中耳炎

「小児急性中耳炎診療ガイドライン」[1)]に準ずることを基本とする．臨床症状，鼓膜所見から軽症，中等症，重症に分類し，軽症例では抗菌薬非投与で3日間の経過観察を行う．中等症例ではAMPC高用量投与，重症例ではAMPC高用量，CVA/AMPC，CDTR-PI高用量のいずれかから開始する[*1]．

軽症例

最初の3日間は抗菌薬を投与せず経過観察（watchful waiting）し，改善がなければ下記を処方する．①で改善がなければ，②③④のいずれかを3日間用いる．
- ① AMPC 常用量　3日間
- ② AMPC 高用量
- ③ CVA/AMPC
- ④ CDTR-PI 常用量

中等症例

高度の鼓膜所見がある場合は，鼓膜切開を併用する．①で改善がなければ，②③④のいずれかを3日間用いる．
- ① AMPC 高用量　3日間
- ② CVA/AMPC
- ③ CDTR-PI 高用量
- ④ 鼓膜切開＋AMPC 高用量

以上で改善がなければ下記を5日間．
- ⑤ 鼓膜切開＋CVA/AMPC
- ⑥ 鼓膜切開＋CDTR-PI 高用量
- ⑦ TBPM-PI 常用量
- ⑧ TFLX 常用量

重症例

鼓膜切開と，以下のいずれかを3日間投与．
- ① AMPC 高用量
- ② CVA/AMPC
- ③ CDTR-PI 高用量

以上で改善がなければ下記を3日間．
- ④ 鼓膜切開＋CVA/AMPC

[*1] ABPC：アンピシリン，AMPC：アモキシシリン，CDTR-PI：セフジトレン ピボキシル，CTRX：セフトリアキソン，CVA/AMPC：クラブラン酸/アモキシシリン，TBPM-PI：テビペネム ピボキシル，TFLX：トスフロキサシン．

⑤ 鼓膜切開＋CDTR-PI 高用量
　　⑥ TBPM-PI 常用量
　　⑦ TFLX 常用量
以上で改善がなければ,
　　⑧ 鼓膜切開のうえ, TBPM-PI 常用量か TFLX 常用量
または,
　　⑨ ABPC か CTRX を3日間点滴
　従来の抗菌薬内服治療を行っても鼓膜所見が改善しない遷延性中耳炎でも, 抗菌力の強い TBPM-PI や TFLX の内服投与や ABPC や CTRX の点滴加療を行えば多くの症例で有効である.

急性中耳炎における漢方薬治療

　急性中耳炎における漢方薬治療は, 併用薬としての位置づけである. 急性中耳炎の多くが急性上気道炎を契機に発症することから, 中耳炎そのものに対する効果以外に, 上気道炎をターゲットと考えて, ウイルス性, 細菌性を問わず, 初期には葛根湯または葛根湯加川芎辛夷が処方される.
　葛根湯加川芎辛夷は, 鼻副鼻腔炎による鼻閉や後鼻漏に対して用いられる漢方製剤でもあるが, 鼻がすっきり通りやすくなることで, 鼻呼吸障害を改善させる. 特に学童期の子どもで鼻に膿みがたまってボーッとして集中できないような場合に有効であることが多い.

反復性中耳炎

反復性中耳炎における漢方薬治療

　われわれは抗菌薬治療を補完する治療として, 漢方補剤を併用する統合医療の可能性を模索した結果, 反復性中耳炎罹患児に通常の抗菌薬や鼓膜切開などの西洋医学的治療に併用して, 十全大補湯を使用することで, 急性中耳炎や鼻かぜの罹患頻度を減少させるとともに, 抗菌薬の使用量の減少につながることを検証した (❸)[4]. 十全大補湯が反復性中耳炎に有効である機序はいまだ不明であるが, 細菌感染そのものに対する効果とともに, 中耳炎の引き金となっている急性上気道炎（ウイルス性感冒）を軽症化させている可能性がある. このことは, 急性細菌感染・炎症に対する抗菌薬を中心とし

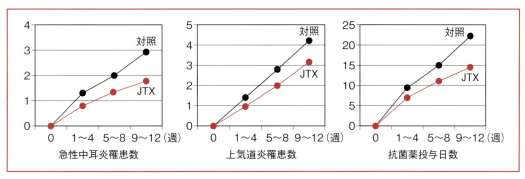

❸ 反復性中耳炎―治療から予防へのパラダイムシフト
反復性中耳炎罹患児に通常の抗菌薬や鼓膜切開などの西洋医学的治療に併用して, 十全大補湯を使用することで, 急性中耳炎や鼻かぜの罹患頻度を減少させるとともに, 抗菌薬の使用量の減少につながる.
JTX：十全大補湯.
(Maruyama Y, et al. Acta Otolaryngol 2009；129：14-8[4]より)

> た西洋医学的治療から，病を防ぐという東洋医学的アプローチへの転換，すなわち「治療から予防へのパラダイムシフト」を視野に入れた統合医療といえよう．
>
> また，反復性中耳炎罹患児では鼻副鼻腔炎の合併症例も多く，鼻漏，鼻閉を改善しなければ中耳炎も改善しないことから，西洋医学的視点からも鼻の治療が行われている．漢方治療においても，鼻の症状を改善する目的で葛根湯加川芎辛夷や辛夷清肺湯，越婢加朮湯が用いられる．葛根湯加川芎辛夷は鼻閉，後鼻漏などの症状に対してまず使用される漢方薬である．

滲出性中耳炎

小児滲出性中耳炎に対して西洋薬物療法が有効であるとのエビデンスは乏しいのが現状である．小児滲出性中耳炎の貯留液からは高率に細菌が検出されることから[5]，抗菌薬の効果は短期的には期待できるが，抗菌薬によって滲出性中耳炎を治癒に至らしめることはできない．さらに抗菌薬による副作用と，耐性菌の蔓延を助長するという社会医学的観点からも，滲出性中耳炎全般に抗菌薬を用いることは避けるべきである．

しかし，抗菌薬は小児滲出性中耳炎の増悪因子である鼻副鼻腔炎などに対する有効性により，結果として小児滲出性中耳炎の治療につながる可能性がある．小児滲出性中耳炎に鼻副鼻腔炎を合併している症例では，マクロライド療法の有効性のエビデンスが得られており，治療の選択肢の一つとなる．小児では上気道炎や鼻副鼻腔炎罹患時に，滲出性中耳炎の発症・増悪や遷延化が認められる．したがって，合併する鼻副鼻腔炎に対する治療としての抗菌薬投与は検討すべきであるが，漫然とした使用は避けねばならない．鼻副鼻腔炎に対する抗菌薬の選択は，「急性鼻副鼻腔炎診療ガイドライン」に準じて，AMPCから順に有効性を判定しながらステップアップする．

鼻副鼻腔の炎症性疾患が小児滲出性中耳炎の病態に関与していると考えられるものの，鼻副鼻腔炎に対して使用される薬物（抗菌薬，抗アレルギー薬，経口血管収縮薬，鼻噴霧用ステロイド薬）の小児滲出性中耳炎への効果を調べたシステマティック・レビューでは，短期的な治療効果はあるものの慢性の小児滲出性中耳炎に対しての長期の有効性は認められないと結論づけられて

●小児滲出性中耳炎に対する鼓膜換気チューブ留置術の有用性●

小児滲出性中耳炎の治療において大切なことは，鼓膜換気チューブ留置術というきわめて有効な治療法があることから，発症から3か月以降も継続する，両側の小児滲出性中耳炎で明らかな難聴を認める場合には，チューブ留置を提案すべきであるという点である．さらに，鼓膜のアテレクタシスや癒着などの病的変化が出現した場合にも，いたずらに保存的加療で長引かせることなく，チューブ留置術を勧めるべきである．将来的には自然治癒する可能性があっても，難聴を相当の期間放置しておくことは，患児の学習，情緒，コミュニケーション能力などの発達にとって無視することのできない負の影響を与える可能性があることから，難聴がみられるときにはその程度にかかわらずチューブ留置を提案すべきである．特に中等度難聴（40dB以上）の症例ではチューブ留置の積極的な適応であり，強く勧めるべきであるし，それ以下の軽度難聴であってもチューブ留置を提案し保護者とともに検討するのがよい．

いる．

　抗菌薬以外の西洋薬物療法では，カルボシステインは現在わが国で小児滲出性中耳炎が適応疾患として認可されている唯一の内服薬である．システマティック・レビューにおいて有効性が検証され，また副作用がきわめて少ないことからも，小児滲出性中耳炎の治療選択肢の一つとして推奨されるべき薬剤である．しかし，その他の薬剤は小児滲出性中耳炎そのものの治療目的として使用することは避けるべきである．第1世代抗ヒスタミン薬の小児滲出性中耳炎に対する有効性は認められず，害が利益より大きいため使用すべきではない．また経口ステロイド薬は短期的な有効性は認められるが，慢性的な滲出性中耳炎に対する長期の有効性は認められず，害が利益より大きいため提供すべきではない．第1世代抗ヒスタミン薬以外のアレルギー性鼻炎内服治療薬や点鼻ステロイドは，小児滲出性中耳炎に対する有効性は不明だが，アレルギー性鼻炎が合併する場合には，小児滲出性中耳炎の増悪因子となる場合があるため治療の選択肢として検討すべきである．

滲出性中耳炎における漢方薬治療

　滲出性中耳炎に対する漢方治療では，病態を水毒と考えて利水作用のあるサイコ剤を中心とした処方を基本とする．先に述べたように，小児では繰り返す感染やアレルギー疾患の関与があるため，慢性炎症の治療目的にサイコ剤が用いられる場合が多い．さらに，西洋薬処方時の原則と同様に，鼻副鼻腔炎やアレルギー性鼻炎の関与がある場合には，これらの症状改善を目的として漢方薬を用いてもよい．具体的には鼻副鼻腔炎に対して，葛根湯加川芎辛夷や辛夷清肺湯，荊芥連翹湯が用いられ，アレルギー性鼻炎に対しては小青竜湯などが用いられる．

　サイコ剤としては，柴苓湯（小柴胡湯＋五苓散）は利尿作用を有し浮腫の治療に用いられ，同時に抗炎症・抗アレルギー作用が認められ，滲出性中耳炎にも有効なことが報告されており，漢方薬のなかでは第一選択薬である．口が粘り，食欲不振，尿量減少が目安となる．また柴胡清肝湯も腺病体質（リンパ節が腫れやすい）を改善する処方として使用されることがある．柴苓湯が飲めない小児に対しては，柴苓湯から小柴胡湯成分を除いた，利水薬である五苓散を投与する．

　小児の滲出性中耳炎治療における漢方薬の位置づけは，発症から3か月以内で難聴が顕著ではない症例で，経過観察もしくは保存的加療を行う場合の一つの選択枝として提案するものである．過度な期待をもって，適切な鼓膜チューブ留置術の時期を逸することのないように心がけるべきであろう．

●慢性中耳炎の手術適応●

　慢性中耳炎の多くの症例では，手術的加療によって耳漏の停止と聴力などの機能改善が望めることから，いたずらに保存的加療で病態を長期化させ，悪化させたりすることなく，適切なタイミングを見計らって手術に踏み切るべきである．特に真珠腫性中耳炎や進行性の癒着性中耳炎では周囲の骨の破壊が進むばかりではなく，回復不能の感音難聴などの内耳障害，顔面神経麻痺などの合併症が引き起こされる危険がある．慢性中耳炎，ことに真珠腫性中耳炎に対する保存的加療の原則は，西洋医学的治療，漢方治療の別なく，あくまで手術加療を前提とした消炎治療である．いったん炎症が治まり中耳，鼓膜の乾燥化が得られれば，速やかに手術治療にて根治を目指すべきである．

慢性中耳炎

慢性中耳炎における漢方薬治療

　西洋医学的治療によっても頻繁に繰り返す場合や，抗菌薬では有効性が乏しい場合には，漢方薬治療のよい適応となり，葛根湯加川芎辛夷，十味敗毒湯，排膿散及湯が用いられている．このような症例では鼻副鼻腔炎も合併していることが多いので，慢性副鼻腔炎の処方も検討する．葛根湯加川芎辛夷は鼻汁が透明でさらさらしているときに用い，十味敗毒湯は膿性鼻漏や皮膚に化膿性皮疹を伴う場合である．耳漏が遷延している場合には膿みが排出されきらないと考えて排膿散及湯が用いられる．

（伊藤真人）

文献

1) 日本耳科学会ほか編．小児急性中耳炎診療ガイドライン2013年版．金原出版；2013．p15．
2) Rosenfeld RM, Kay D. Natural history of untreated otitis media. Laryngoscope 2003；113：1645-57.
3) Senturia BH, et al. Panel I-A definition and classification. Ann Otol Rhinol Laryngol 1980；89（Suppl 68）：4-8.
4) Maruyama Y, et al. Effects of Japanese herval medicine, Juzen-taiho-to, in otitis prone children — a preliminary study. Acta Otolaryngol 2009；129：14-8.
5) Ford-Jones EL, et al. Members of the Toronto Antibiotic Resistance at Myringotomy Study Group. Microbiologic findings and risk factors for antimicrobial resistance at myringotomy for tympanostomy tube placement — a prospective study of 601 children in Toronto. Int J Pediatr Otorhinolaryngol 2002；66：227-42.

3 — 難聴・耳鳴・耳閉塞感

本項に出現する漢方薬

- 加味帰脾湯（カミキヒトウ）⑬⑦
- 加味逍遙散（カミショウヨウサン）㉔
- 牛車腎気丸（ゴシャジンキガン）⑩⑦
- 五苓散（ゴレイサン）⑰
- 柴胡加竜骨牡蛎湯
  （サイコカリュウコツボレイトウ）⑫
- 柴苓湯（サイレイトウ）⑭
- 大柴胡湯（ダイサイコトウ）⑧
- 釣藤散（チョウトウサン）㊼
- 当帰芍薬散（トウキシャクヤクサン）㉓
- 八味地黄丸（ハチミジオウガン）⑦
- 半夏厚朴湯（ハンゲコウボクトウ）⑯
- 抑肝散（ヨクカンサン）㊴
- 苓桂朮甘湯（リョウケイジュツカントウ）㊴

はじめに

　難聴，耳鳴，耳閉塞感は日常臨床で頻繁に遭遇する耳疾患の3大症状であり，いずれも外耳から中耳，内耳，中枢聴覚路に至るすべての聴覚路障害により生じる．難聴の診断は，各種聴覚検査によりこれら障害部位を特定することが基本となるが，耳鳴と耳閉塞感はいずれも他覚的な検査法が確立されていないことから，検査によりその障害部位を予測することは困難である．したがって，現時点では合併する難聴の診断をもとに耳鳴，耳閉塞感の原因を推測することになる．このように難聴，耳鳴，耳閉塞感は原因やそれぞれの診断法も多種多様であることから，少ない紙数ですべてを解説することは困難である．
　本項では難聴，耳鳴，耳閉塞感の治療に際しての漢方薬の導入について概説する．

難聴・耳鳴・耳閉塞感の治療の現状

難聴

　伝音難聴の原因疾患の診断は比較的容易であり，鼓膜所見と各種の聴覚検査所見や画像検査所見から原因疾患を特定することができる．一方，感音難聴の診断は困難なことが少なくなく，このため臨床上最も多いとされる内耳障害による感音難聴でも，その原因に応じた特異的な治療法はほとんど確立されていない．
　発症早期の突発性難聴や急性音響性難聴などの急性感音難聴は，治癒しうる数少ない内耳性難聴である．これらの疾患では早期治療を怠ればその予後は不良となるため，耳科臨床において決して見逃してはならない疾患である．メニエール病や急性低音障害型感音難聴などの内リンパ水腫を病態とする感音難聴やステロイド依存性難聴などは，しばしば変動性難聴や再発性難聴を呈

するためその予防が重要となる．一方，騒音性難聴や加齢による難聴などの慢性感音難聴では根本的治療法はなく，補聴器や人工内耳などによる聴覚リハビリテーションが治療の中心となる．

耳鳴

　耳鳴とは明らかな体外音源がない状態で感じる音覚と定義される．日常臨床で経験する耳鳴には自覚的耳鳴と他覚的耳鳴があるが，自覚的耳鳴は第三者が聴取することができない耳鳴で，体内にも明らかな音源は見出せない．臨床的に問題となる耳鳴のほとんどは自覚的耳鳴である．自覚的耳鳴（以下，耳鳴）の発生機序はいまだ不明であり，その検査法，治療法も確立されていない．これは，耳鳴が痛みなどと同様に他覚的に測定することが困難な自覚的症状であるためである．耳鳴の多くはなんらかの難聴に伴って発生する．したがって，難聴の診断を参考に耳鳴の病態を推測し治療方針を決めることになる．

耳閉塞感

　高い山に登ったときや飛行機の離着陸時など，外気圧の急激な変化によって一過性に「耳がふさがったような感じ」「耳がつまったような感じ」が生じるが，このような感覚を耳閉塞感と総称している．耳閉塞感が外気圧の変化とは無関係に生じ，かつ持続するような場合に臨床上の問題となる．耳閉塞感も耳鳴と同様に発生機序は明らかではなく，合併する難聴の診断を手がかりにする．

薬物療法のフローチャート ❶

急性感音難聴急性期

- 急性感音難聴急性期の薬物治療としては副腎皮質ステロイドが中心となり，その他，内耳循環障害改善を目的とするプロスタグランジン E_1 やATPなどの血管拡張薬，ビタミン B_{12} のような向神経ビタミン製剤が併用される．
- 急性感音難聴急性期に積極的に漢方薬を導入することはまれであるが，副腎皮質ステロイドの投与量を減量，または投与期間を短縮する必要がある場合には柴苓湯を投与する．柴苓湯の主成分のサイコサポニンとグリチルリチンは構造的に副腎皮質ステロイドと類似していることから，副腎皮質ステロイド様の薬理作用が期待できる．
- 一方，メニエール病や急性低音障害型感音難聴，ステロイド依存性難聴などの変動性難聴や再発性難聴ではその予防が重要となる．副腎皮質ステロイドが必要な場合は急性感音難聴急性期と同様に柴苓湯を併用する．

内リンパ水腫

- メニエール病や急性低音障害型感音難聴における難聴と同様に耳閉塞感も内リンパ水腫で生じる症状であり，内リンパ水腫の軽減のための漢方薬が用いられる．
- カンゾウはコルチゾールをコルチゾンに変換する酵素である 11β-ヒドロキシステロイドデヒドロゲナーゼⅡに対して強い阻害作用をもつため，ナトリウムの再吸収とカリウムの排泄を促

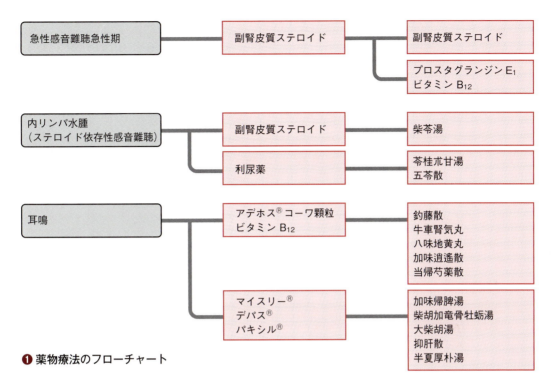

❶ 薬物療法のフローチャート

進する.
- 苓桂朮甘湯,加味逍遙散,釣藤散はカンゾウを生薬として含んでおり,内リンパ水腫の軽減に効果を有する.

耳鳴

- 急性感音難聴に伴う耳鳴は難聴の回復に伴って軽減または消失するが,慢性化した難聴に伴う耳鳴の特効的治療はない.このため,漢方薬に期待される役割は大きい.
- 対症療法では耳鳴の苦痛度を増強する要因を除去し,悪循環を断つための治療を行うが,この場合は治療の最終目標が耳鳴の消失ではなく,苦痛度の改善であることの理解をあらかじめ得ておくことが重要である.

処方の実際

内リンパ水腫

内リンパ水腫による変動性難聴やステロイド依存性難聴の場合

副腎皮質ステロイド維持量.
イソバイド®(イソソルビド)30 mL 1日3回
柴苓湯 2.5 g 1日3回:副腎皮質ステロイド様作用.
苓桂朮甘湯 2.5 g 1日3回:利尿作用による内リンパ水腫軽減.
五苓散 2.0 g 1日3回:利尿作用による内リンパ水腫軽減.

はじめは副腎皮質ステロイド維持量またはイソバイド®を投与して聴力の改善を観察する．改善が不十分で治療が長期にわたる場合は副腎皮質ステロイドに代えて柴苓湯を，イソバイド®に代えて苓桂朮甘湯または五苓散を投与するが，併用する場合もある．

> **症例：34歳女性**
>
> 　2年前から右難聴，耳鳴，耳閉塞感があり，突発性難聴の診断で副腎皮質ステロイド療法を受け，一時症状は消失したが，その2か月後に再度，同症状が生じた．MRIを含めて精査を受けるも原因不明．再度，副腎皮質ステロイド療法を受けるも，減量とともに難聴が再燃，ステロイド依存性難聴と診断した．プレドニン®（プレドニゾロン）10 mg/日以下にすると難聴が再燃するため10 mg/日の維持療法を行ったが，柴苓湯を併用することによってプレドニン® 3 mg/日まで減量が可能になった．

耳鳴

診断を進めながら2か月程度を目処に投与し有効性を確認する

アデホス®コーワ顆粒（アデノシン三リン酸二ナトリウム水和物）1.0 g　1日3回．
メチコバール®（メコバラミン）1錠（500 μg）1日3回．
釣藤散 2.5 g　1日3回：耳鳴，胃腸の弱い人は注意．
牛車腎気丸，八味地黄丸 2.5 g　1日3回：耳鳴．
加味逍遙散，当帰芍薬散：更年期障害に伴う耳鳴症．

　耳鳴の原因，罹患期間，苦痛度・生活支障度にもよるが，薬物療法が必要な場合はアデホスコーワ®顆粒とメチコバール®の併用療法を行う．改善がない場合は釣藤散や牛車腎気丸，八味地黄丸を投与する．

　更年期障害が合併している場合は加味逍遙散や当帰芍薬散の効果が期待できる．

睡眠障害，うつ傾向がある場合

マイスリー®（ゾルピデム酒石酸塩）1錠（10 mg）　就寝前．
デパス®（エチゾラム）1錠（0.5 mg）　就寝前．
パキシル®（パロキセチン塩酸塩水和物）1錠（20 mg）　就寝前．
加味帰脾湯 2.5 g　1日3回：虚弱体質，精神的不安や不眠症の耳鳴．
柴胡加竜骨牡蛎湯 2.5 g　1日3回：神経症，不眠症の耳鳴．
大柴胡湯 2.5 g　1日3回：神経症，不眠症の耳鳴．
抑肝散 2.5 g　1日3回：神経症，不眠症の耳鳴．
半夏厚朴湯 2.5 g　1日3回：めまいのある耳鳴．

　頑固な耳鳴の多くには睡眠障害やうつ傾向，不安傾向がある．睡眠障害がある場合はマイスリー®やデパス®の就寝前投与で睡眠障害を解消する．また，うつ傾向，不安傾向がある場合はパキシル®を試みる．これらの併用も可能である．

　睡眠導入薬や抗うつ薬の使用が難しい場合や効果が不十分な場合は，漢方薬の単独投与または併用

を試みる．加味帰脾湯や柴胡加竜骨牡蛎湯が第一選択であるが，大柴胡湯や抑肝散，半夏厚朴湯も有効である．

> **症例：65歳男性**
>
> 　1年前から右耳鳴があり，徐々に増強，夜も眠れなくなった．近医を受診し，老人性難聴による耳鳴と診断された．アデホス®コーワ顆粒とメチコバール®，マイスリー®の処方を受け，約2か月内服，睡眠障害は改善し，耳鳴もやや軽減するも，仕事に集中できない状況は続いていた．
>
> 　牛車腎気丸を併用，マイスリー®から加味帰脾湯に変更すると耳鳴の苦痛度も著明に改善，約2か月で投薬の中止が可能になった．

副作用，注意事項

- 一般に漢方薬には副作用が少ないといわれているが，注意すべきことも少なくない．特に胃腸が弱く，嘔気や嘔吐しやすい場合は注意が必要である．食間，食前内服が原則であるが，胃腸が弱い場合は食後の内服でもよい．
- 漢方薬は生薬の組み合わせであるが，併用する場合はその配合生薬に注意する必要がある．たとえばカンゾウを含む漢方薬（苓桂朮甘湯，釣藤散，加味逍遙散，加味帰脾湯，抑肝散）やグリチルリチンやグリチロンを含む薬剤の併用では偽アルドステロン症をきたす可能性がある．
- ブシはトリカブトの根であるが，効能の一方で毒性も強いため併用や大量投与に際しては注意が必要である（牛車腎気丸，八味地黄丸）．

インフォームド・コンセント

①急性感音難聴は治療可能な期間が限られており，できるだけ早く治療を開始する必要がある．したがって，治療をしながら鑑別診断を進めることになる．

②急性感音難聴治療で最も重要なことは安静であり，外来通院治療でもできるだけ安静を保つように指導する．仕事などで安静が保てない場合は入院治療が望ましい．明らかなエビデンスのある治療法はなく，特に発症後2か月を経過した症例ではどのような治療法でも改善を期待することは困難である．

③内リンパ水腫による変動性難聴やステロイド依存性難聴では，発症早期には急性感音難聴との鑑別が困難な場合がある．これらの疾患の可能性がある場合には，変動，再発予防のための内服治療，生活習慣の改善が必要であることを説明する．

④耳鳴の治療に際しては，「耳鳴りは治らない」「一生つきあっていくしかない」といった説明が耳鳴による不安や焦燥を増悪させ，耳鳴の苦痛度を増強する可能性があることを念頭において説明を行う．

⑤慢性的な耳鳴の治療では耳鳴の消失ではなく，耳鳴による苦痛度の軽減を目指す．

（小川　郁）

4 — 耳管開放症

> **本項に出現する漢方薬**
> ● 加味帰脾湯（カミキヒトウ）⑬⑦
> ● 補中益気湯（ホチュウエッキトウ）㊶

はじめに

　耳管は通常は閉鎖しており，嚥下時などに開大する．開大機能が障害されると，いわゆる耳管狭窄症となり換気不全のために中耳腔の陰圧形成や滲出液の貯留（滲出性中耳炎）をきたす．一方，耳管の開放が持続すると，咽頭と中耳腔を自由に空気と音声が交通することにより，自声強聴，自己呼吸音聴取，耳閉感などの症状を引き起こす．このような状態を耳管開放症という．診断は開放症を疑うことができればそれほど難しくはないが，治療には難渋することが珍しくなく，日常診療でかなり頭を悩ませることになる．
　本項では耳管開放症の概説をし，治療に際しての漢方薬の導入について解説する．

耳管開放症の診断・治療の現状[1)]

診断

　典型的な症例では問診で耳管開放症を疑うことは難しくない．開放耳管を通じて鼻咽腔の圧変化，音声，呼吸音が鼓室に到達することにより自己呼吸音聴取，自声強聴，耳閉感が生じる（❶）．これらの症状は体位の変化に影響を受ける．つまり，立位や座位の状態で出現していた症状が臥位になると速やかに軽快，消失する．これは診断の最も重要なポイントとなる．そして，鼓膜の呼吸性動揺を観察することである．何もしていない状態でも所見が得られることはあるが，患者自身で反対側の鼻孔を塞いでもらい，観察側の鼻から大きく深呼吸をしてもらうと呼吸性動揺を見出しやすい．しかし，耳管開放症の症状は基本的に間欠的であるため，明らかな耳管開放症でも初診時に確認できるのは約半数である．さらに，耳管通気のときに使用するオトスコープで患者の発声音を聴くと大きく響き，耳管の開放を確認できる．これも診察室で簡単にできる診断法である．
　耳管機能検査装置は少しずつ普及しつつある．測定モードには耳管鼓室気流動態法（tubo-tympanoaerodynamic graphy：TTAG），インピーダンス法，音響耳管法（sonotubometry），加圧・減圧法（inflation-deflation test）があるが，耳管開放症の診断で使用するのはTTAG（❷）と音響耳管法（❸）である．外耳道圧センサーのない機種ではTTAGの代わりにインピーダンス法の適用が考えられるが，波形の解釈が難しいこともあり，やはり，TTAGの利用が望ましい．

耳管開放症

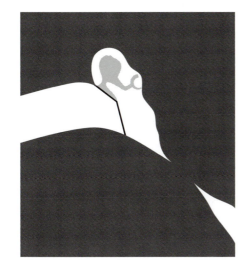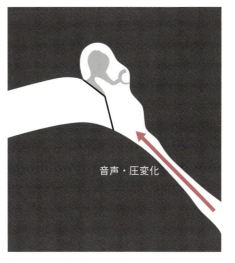

❶ 耳管開放症のメカニズム
耳管は通常は閉じており，嚥下時などにごく短時間（1秒以下）だけ開放する．しかし，耳管開放症では開放状態が持続するので，自声が直接中耳に到達するため，自声強聴が生じる．また，咽頭腔の圧変化，呼吸音が中耳に伝わるため，耳閉感，自己呼吸音聴取も現れる．

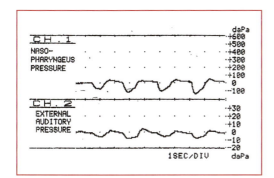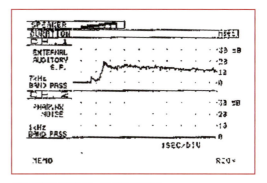

❷ 耳管機能検査（TTAG）
TTAGモードで患者に深呼吸をさせると，耳管開放症患者では呼吸に伴う鼻咽腔圧の変化に同期した外耳道圧の変化が観察される．

❸ 耳管機能検査（音響耳管法）
嚥下により耳管はごく短時間（1秒以下）開放するが，耳管開放症患者では開放時間が延長し，グラフ上，開放が持続する所見が得られる．なお，本例では嚥下を示す咽頭雑音の検出が不明瞭である．

　有症時に保湿ゼリーや綿棒を用いて耳管咽頭口を閉鎖し症状の変化を調べる耳管閉塞テストがある．耳管開放症による症状であれば閉塞により症状が消失するので鑑別診断に有効である．
　座位での撮影ができるコーンビームCT装置では開放耳管を検出できるため，画像検査として用いることができる．

····· 治療

　耳管開放症の原因，誘因は多様であり，また，症状の程度もほとんど無症状から日常生活に著しい障害をきたすものまで範囲が広い．そのため，治療方法は外来での生活指導から，薬物療法，

> ● 鼻すすりに注意[2] ●
>
> 　鼻すすり癖のある耳管開放症によく遭遇する．このような症例では鼻すすりで耳管の閉鎖状態を保持できるため，自声強聴などの不快な症状から解放される．しかし，同時に鼻すすりにより中耳腔が陰圧に固定されるため鼓膜は内陥し，伝音難聴となる．ひとたび嚥下などにより耳管が開放されたときには伝音難聴は解消されるが，周囲の音が大きくなりかえって不快に感じる（acquired hyperacusis）ため，鼻すすりをして耳管を閉鎖する．これが習慣化してしまう．問題点としては，一つは真珠腫などの原因となりうることである．両側性真珠腫ではこのような状態が多くみられる．鼻すすりをしないように指導することが重要である．もう一つの問題点は耳管開放症が見逃される危険があることである．普段は習慣化した鼻すすりのため，鼓膜は陥凹し，ティンパノグラムではBあるいはC型となる．耳管機能検査でも開放所見が得られない．この場合，バルサルバ法で中耳腔に空気を入れると開放所見がはっきりする．

局所処置，そして，外科的治療まで多岐にわたる．

　治療の基本は生活指導である．耳管開放症の機序を説明し，なぜこのような不快な症状が生じるのか理解させることで患者の不安感を解消することが大切である．これだけでコントロールできることもある．日常生活での対処法に加え，鼻すすり禁止の指導をする．すでに習慣化している場合は鼻すすりをやめさせることは容易ではないが，真珠腫性中耳炎などのリスクとなるので患者に説明しなければならない．

　保存的治療法として最も普及しているのは生理食塩水点鼻療法である．仰臥位または座位で頭部を後屈かつ患側を下にして生理食塩水（以下，生食）を点鼻する．1回あたり数滴～数 mL，症状が消失するまで点鼻する．効果発現機序は，耳管内腔への流入による湿潤，内腔狭小である．効果は短時間であるが，軽症例ではこれのみで十分な改善が得られ，特に高齢者での有効率が高い．薬物の内服治療としては，ムコダイン，ATP製剤，漢方薬，不安感の強い症例に対して抗不安薬などの報告がみられる．

　外来での処置として，歴史的にはBezold粉末（サリチル酸とホウ酸の1：4混合物）の耳管咽頭口への噴霧が有名である．粘膜が腫脹し耳管を閉塞することができる．ほかにルゴールを使用したり，ゼラチンスポンジを挿入することもある．また，鼓膜にテープを貼付する治療法も報告されている．

　手術治療としては，過去に口蓋帆張筋を切断する治療法の報告があったが，最近はみられない．鼓膜換気チューブ留置は鼓膜の振動性を変えることにより耳閉感を和らげる働きがあるが，開放耳管は矯正されないので自声強聴などの症状にはあまり効果はない．鼻すすりによる鼓膜陥凹を防止する目的で行われることもある．耳管ピン挿入術，人工耳管，耳管咽頭口の結紮などの報告もある．

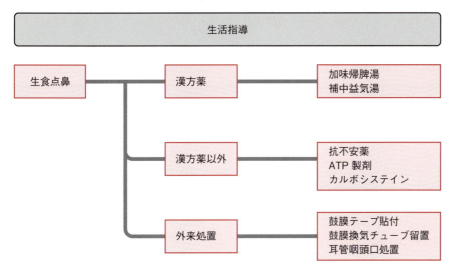

❹ 薬物療法のフローチャート

❺ 耳管開放症に対する生活指導のポイント

1. 不快な症状は単に耳管が開きやすく（閉じにくく）なっているために起きているので，耳そのものが病気になっているわけではありません．耳が聞こえなくなったりするわけではありませんので心配はいりません．
2. 適宜，休息をとり，長時間の立ち仕事をなるべく避けましょう．
3. 暑いときや運動時などでは脱水に注意し，早めに水分補給を十分に行いましょう．
4. 急に症状が出た場合，特に会話中のときは症状のために会話ができなくなることもあります．このような場合，女性では首をスカーフで，男性ではネクタイで圧迫すると一時的に症状が軽減され，会話が続行できます．
5. 体重減少は耳管開放症の最大の原因です．過度のダイエットは避け，疾病により体重減少をきたした場合は専門医と相談し早めの体重増加を図るようにしましょう．
6. 不快な症状を取り除くため無意識に鼻すすりをしていることがありますが，中耳炎の原因となるのでやめましょう．

薬物療法のフローチャート（❹）

初診時

- ほとんどの例で初診時に耳管開放症の診断をくだすことができる．重症度はさまざまであるが，まずは耳管開放症のメカニズムの説明を含め生活指導を行う（❺）．
- なぜ，不快な耳症状があるのかわからずに不安に陥っている患者は，メカニズムを説明するだけで不安が解消され，症状のコントロールに役立つ．
- 点鼻用に生食を処方する．生食点鼻療法は大きな副作用もなく，安全かつ簡便であり，最初に試みるべき治療法である．

再診時

- 生活指導や生食点鼻のみでコントロールできる場合はこれを続行する．患者はさまざまな症状を訴えるので，丁寧に応えていかなければならない．

● 生食点鼻の効果がない場合，点鼻法を再指導するが，他の治療法も考慮する．

処方の実際

生理食塩水：有症時に適量を点鼻．
加味帰脾湯　1回1包（2.5g）　1日3回毎食前

　初診時に生食点鼻を処方．効果が不十分な場合でも生食点鼻は引き続き継続するように指導するが，これに加え，末梢の血流増加作用，抗ストレス作用があるといわれる加味帰脾湯[3]を1週間併用する．

症例：44歳女性
　2か月前より右耳閉感，自声強聴あり，臥位では症状は消失する．近医で耳管開放症と診断され，当科紹介となった．初診時に鼓膜の呼吸性動揺は観察されなかったが，TTAGで開放パターンであったため，耳管開放症と診断し，点鼻用に生食を処方した．点鼻の効果は短時間しか持続しなかったため，1週後に加味帰脾湯を併用し，症状の軽減が得られた．

補中益気湯　1回1包（2.5g）　1日3回毎食前

　補中益気湯の処方は加味帰脾湯に比べると少ないが，「気虚」と考えられた症例，気力がない，疲れやすいといった場合に用いるとの報告がある[4]．

副作用，注意事項

- 一般に漢方薬は副作用が少ないといわれるが，漫然と長期投与することは控えるべきである．加味帰脾湯では，有効な症例のほとんどは1週間で効果が現れると報告されている[3]．
- 加味帰脾湯や補中益気湯はカンゾウを含むため，長期の使用，グリチルリチン製剤との併用では偽アルドステロン症に注意が必要である．

インフォームド・コンセント

① 耳管開放症は適切に診察すれば難しくはない．しかし，上半規管裂隙症候群など類似の症状をきたす疾患が存在することも念頭におかなければならない．
② 急激な体重減少，運動による脱水などの誘因を明らかにし，対処法を伝える．
③ 軽症例では生活指導，生食点鼻のみでコントロール可能なことが多い．
④ 適切な説明をして不安・焦燥を軽減させることができれば，治療が成功する可能性は高まる．
⑤ 薬剤内服，外来処置でコントロールできない難治例は専門機関に紹介する．

（大島猛史）

文献

1) 大島猛史. 耳管開放症の診断と治療. MB ENT 2010；119：43-50.
2) 川瀬哲明, 小林俊光. 滲出性中耳炎と耳管機能障害―特に"鼻すすり型耳管開放症"の関与について. MB ENT 2006；68：36-41.
3) 石川　滋. 耳管開放症に対する薬物療法の試み　加味帰脾湯の使用経験. 耳鼻臨床 1994；87：1337-47.
4) 斉藤　晶, 竹越哲夫. 耳管開放症が疑われた症例に対する漢方治療. 日東医誌 2012；63：336-9.

5 — めまい

本項に出現する漢方薬
- 加味帰脾湯（カミキヒトウ）⑬⑦
- 加味逍遙散（カミショウヨウサン）㉔
- 五苓散（ゴレイサン）⑰
- 柴苓湯（サイレイトウ）⑭
- 小柴胡湯（ショウサイコトウ）⑨
- 真武湯（シンブトウ）㉚
- 当帰芍薬散（トウキシャクヤクサン）㉓
- 半夏白朮天麻湯（ハンゲビャクジュツテンマトウ）㊲
- 抑肝散（ヨクカンサン）㊺
- 苓桂朮甘湯（リョウケイジュツカントウ）㊴

はじめに

　身体の姿勢と運動は，視覚，前庭迷路由来の平衡覚，固有知覚からの情報を用い，眼球運動や四肢・体幹の運動を中枢神経系で統合・制御することによって保たれている．めまいはこれら感覚間のミスマッチや統合異常で生じ，原因は多岐にわたる．その他，血圧の低下や気分の落ち込みでもめまいを感じることがある．

　めまい患者は，ストレスや心因性の問題など多くの随伴症状を訴える場合があり，西洋医学的治療では限界を感じることが少なくない．心身全体を整える漢方薬治療は，診療の幅を広げる可能性がある．

めまいの治療の現状

　めまいの治療には，急性期の症状であるめまいや悪心・嘔吐に対する対症療法，前庭機能の左右不均衡を是正し前庭機能の回復を図る治療，慢性期の代償促進を図る治療，良性発作性頭位めまい症に行われる頭位治療などの理学療法，その他手術や心理療法などがある．

急性期

　急性期には漢方薬よりも西洋医学的治療が中心となる．問診，神経学的所見，眼振の観察，画像検査などで，中枢性，末梢性の鑑別など鑑別診断を進めつつ対症療法を行う．安静にして，7％炭酸水素ナトリウム溶液の静脈内注射，補液，鎮吐薬，抗ヒスタミン薬，抗めまい薬，循環改善薬，抗不安薬などの投与を行う[1,2]．難聴を随伴している場合は，急性聴覚障害治療として副腎皮質ステロイドを追加する．診断が確定すれば，それぞれの疾患に応じた治療を行う．

メニエール病

　西洋医学ではメニエール病の病態を内リンパ水腫と考え，東洋医学では水毒や水滞に基づく疾患とされている．西洋医学と東洋医学の考え方が共通していることが興味深い．

　保存的治療としては，ストレス軽減，過労防止，有酸素運動などの生活指導が提唱されている．薬物治療として，西洋医学では内リンパ水腫の改善を期待して，浸透圧利尿薬を投与する．その他，内耳循環改善薬，抗不安薬，ビタミン B_{12} などが併用される場合が多い．また，水分を多量に摂取する水分摂取量法が提唱されている．難治性の場合，内リンパ嚢開放術やゲンタマイシンの鼓室内投与が行われる場合がある．近年，中耳加圧療法も注目されている[1]．

　漢方薬では水毒，水滞を解消するような生薬を含む苓桂朮甘湯や五苓散，柴苓湯などを用いるという報告が多い[3,4]．

良性発作性頭位めまい症

　半規管内の浮遊物やクプラへの付着物が頭位によって重力が変化し，めまいが起きると考えられている．このため治療としてはエプリー法などの頭位治療や非特異的理学療法などが行われている[5]．

その他の耳性めまい，めまいの慢性期

　抗めまい薬や，循環改善薬などが投与される．抗不安薬や抗うつ薬が投与されることがある．西洋薬が効果不十分な場合やめまいが反復する場合は，漢方薬が適応となりやすい．

薬物療法のフローチャート ❶

メニエール病

- 内リンパ水腫の改善を期待して，浸透圧利尿薬イソソルビド（イソバイド®，メニレット®）の投与，また内耳循環改善薬アデノシン三リン酸ナトリウム水和物（アデホス®顆粒），ベタヒスチン（メリスロン®），ビタミン B_{12}（メチコバール®）を投与する．
- めまいを反復するなど西洋医学的治療が無効な場合や，経過の長い場合は，苓桂朮甘湯を使用する．効果がなければ，半夏白朮天麻湯を使用する（体力，気力をつける成分〈ニンジン，オウギ〉が含まれている）．

その他の耳性めまい

- 抗めまい薬であるアデノシン三リン酸ナトリウム水和物（アデホス®顆粒），ベタヒスチン（メリスロン®），ビタミン B_{12}（メチコバール®）を投与する．
- 効果がない場合，苓桂朮甘湯，あるいは半夏白朮天麻湯を投与する．高齢者には温める成分（ブシ）が入っている真武湯が有効な場合がある．

中枢性めまい

- 脳血管障害（脳出血，脳梗塞），脳腫瘍，変性疾患，脱髄疾患などによるめまいである．急性期

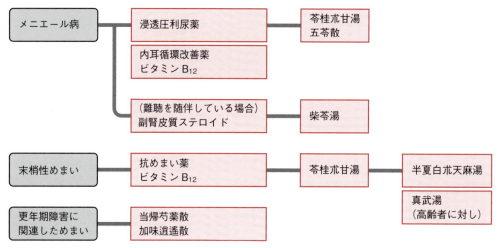

❶ 薬物療法のフローチャート

には各疾患の西洋医学的治療を選択する．
- その後，めまい感やふらつきが残るような場合に，漢方薬が一つの選択肢となる．脳血管障害後遺症としてのめまいで脳循環改善薬を処方するようなケースには，漢方薬を使用できる場合がある．

婦人科系疾患に関連しためまい
- 女性ホルモンの変動によって起こり，月経前症候群や更年期障害による．月経異常・頭痛・肩こり・のぼせといった症状に随伴してめまいを訴える．
- 更年期障害の治療法は種々あり，ホルモン補充療法など西洋医学的な治療法が主流であるが，症状の改善に乏しい場合に漢方薬が一つの選択肢となる．代表的な処方として，当帰芍薬散，加味逍遙散がある．

加齢によるめまい
- 高齢者において，西洋医学的には特段の疾患や異常が認められなくても，加齢によって平衡機能が低下し，ふらふらとしためまい感や足に力が入りづらいような感覚を訴える場合が少なくない．このような場合，西洋薬での解決が困難であり，漢方薬に期待したいところである．冷えがベースにある場合が多く，体の中を温める処方が用いられる．
- 真武湯は冷えがあって，雲の上を歩いているような不安定感があり，特に階段の下りは手すりを持たないと降りられないようなフワフワ感があるような場合に用いる[6]．

心因性めまい
- 他の疾患は否定的であるが，精神科治療まではすぐに必要としない心因性素因の強いめまいである．抗不安薬の投与や，漢方薬の投与，あるいは両者の併用を行う．
- 加味逍遙散は心理面に作用する生薬であるサイコとシャクヤクが含有されている．鬱などの心因的な問題に対して，抑肝散，加味帰脾湯などを用いる場合がある．

処方の実際

メニエール病

> イソバイド®（イソソルビド）30 mL　1日3回
> 苓桂朮甘湯 2.5 g　1日3回：利尿・利水作用による内リンパ水腫軽減．
> 五苓散 2.5 g　1日3回：利尿・利水作用による内リンパ水腫軽減．
> 柴苓湯 2.5 g　1日3回：副腎皮質ステロイド様作用．（柴苓湯は証の観点から体力中等度以上）

その他の耳性めまい

> メリスロン®（ベタヒスチン）1錠　1日3回
> アデホス®顆粒（アデノシン三リン酸ナトリウム水和物）100 mg　1日3回
> 苓桂朮甘湯 2.5 g　1日3回
> 　あるいは
> 半夏白朮天麻湯 2.5 g　1日3回
> 真武湯 2.5 g　1日3回

婦人科系疾患に関連しためまい

> 加味逍遙散 2.5 g　1日3回
> 当帰芍薬散 2.5 g　1日3回

副作用，注意事項

- カンゾウを含む漢方薬（苓桂朮甘湯，柴苓湯，加味逍遙散，抑肝散）は偽アルドステロン症をきたす可能性がある．服用してから約2週間以内に体のむくみや血圧上昇が認められた場合には，いったん中止して症状の消失を確認する．ほかで血液検査を受けていなければ，2か月に1回程度は，肝機能やカリウムなど，基本的な項目の血液検査を行う．
- 苓桂朮甘湯と五苓散にはケイヒ，シナモンが含まれており，シナモンアレルギーがある場合には小発赤の皮疹が出現する場合があり注意する．
- 小柴胡湯，柴苓湯では間質性肺炎をきたす可能性がある．

インフォームド・コンセント

① 西洋医学との併用について

　　漢方薬は補完医療であり，基本的に西洋薬は続行する．次第に症状や訴えが良くなれば，西洋薬を減量・中止してもよい．

② 漢方薬の併用について

　併用すると効果が減弱することがあり，ほかに飲んでいる漢方薬の確認が必要である．

③ 漢方薬に対する反応の個人差について

　薬剤に対する反応は個人差が大きく，似かよった症状でも必ずしも同じ効果が得られないことも少なくない．最初に処方する漢方薬で改善しなくても，ほかに有効な漢方薬を探していくものと考えることを投与前に確認しておく．

（橋本　誠，山下裕司）

文献

1) 厚生労働省難治性疾患克服研究事業　前庭機能異常に関する調査研究班（2008〜2010年度）編．メニエール病診療ガイドライン2011年版．金原出版；2011．
2) 橋本　誠，山下裕司．めまいのカクテル療法—使い方のポイント．めまい急性期に対するカクテル療法．MB ENT 2010；120：8-13．
3) 渡辺行雄，安村佐都紀．耳鼻咽喉科医が知っておきたい漢方薬のイロハ．めまい．MB ENT 2010；110：1-7．
4) 鈴木康弘，角田篤信．最新の漢方診療．めまいに対する漢方治療．耳喉頭頸 2012；84：273-8．
5) 渡辺行雄ほか．良性発作性頭位めまい症診療ガイドライン（医師用）．Equilibrium Research 2009；68：218-42．
6) 五野由佳理．日常診療能力を高めるための漢方活用術．各主症状の漢方的診断を併用した分類と治療　めまい．治療 2013；95：1752-5．

6 —頭痛

本項に出現する漢方薬

- 黄連解毒湯（オウレンゲドクトウ）⑮
- 葛根湯（カッコントウ）①
- 加味逍遙散（カミショウヨウサン）㉔
- 桂枝人参湯（ケイシニンジントウ）(82)
- 桂枝茯苓丸（ケイシブクリョウガン）㉕
- 五積散（ゴシャクサン）(63)
- 呉茱萸湯（ゴシュユトウ）㉛
- 五苓散（ゴレイサン）⑰
- 柴胡加竜骨牡蛎湯（サイコカリュウコツボレイトウ）⑫
- 三物黄芩湯（サンモツオウゴントウ）(121)
- 川芎茶調散（センキュウチャチョウサン）(124)
- 釣藤散（チョウトウサン）㊼
- 桃核承気湯（トウカクジョウキトウ）(61)
- 当帰四逆加呉茱萸生姜湯（トウキシギャクカゴシュユショウキョウトウ）㊳
- 当帰芍薬散（トウキシャクヤクサン）㉓
- 半夏白朮天麻湯（ハンゲビャクジュツテンマトウ）㊲
- 抑肝散（ヨクカンサン）(54)
- 苓桂朮甘湯（リョウケイジュツカントウ）㊴

疾患の概念

頭痛は日常診療のなかでよく遭遇する疼痛疾患である．日本における 15 歳以上の頭痛有病率は 39.6％で，緊張型頭痛の有病率が最も高く 22.4％，次いで片頭痛が 8.4％とされる[1]．現在，頭痛診療に際しては，国際頭痛分類第 2 版[2]に従った診断と治療が推奨されている．

一次性頭痛（機能性頭痛）は片頭痛，緊張型頭痛など症候により診断され，生命に影響のない頭痛である．片頭痛は 10 歳代後半から 40 歳代の女性に多く，緊張型頭痛の約 1/5 の頻度である．発作性に出現して痛みは強く，体動や力みにより頭痛が増悪するため生活の質（QOL）は著しく低下する．悪心・嘔吐，光・音・嗅過敏などの症状を伴う拍動性の頭痛が 4～72 時間持続する．典型例では頭痛発作の 20～30 分前に閃輝暗点などの前兆を認める（❶）．緊張型頭痛は最も頻度が高い．痛みの程度は中等度で日常生活に著しい支障をきたすことはないが，ほぼ毎日起こる，頭部の圧迫感・肩こりとして自覚されることが多い．片頭痛のような発作性や前兆は認めないが，同一患者に緊張型頭痛と片頭痛が併存することはまれではない．

❶ 前兆のない片頭痛の診断基準

- 頭痛発作＞5 回
- 持続時間 4～72 時間
- 以下の特徴のうち 2 項目以上
  1) 片側性
  2) 拍動性
  3) 中等度～重度の頭痛
  4) 日常的な動作で増悪
- 発作中に以下の 1 項目を満たす
  1) 悪心または嘔吐（あるいはその両方）
  2) 光過敏および音過敏

二次性頭痛（症候性頭痛）は器質的疾患を含む他の原因による頭痛である．二次性頭痛に対してはまずは西洋医学的治療が優先される．くも膜下出血，髄膜炎，脳腫瘍などを鑑別するこ

とが最も大切である．初発した頭痛，いつもと違う頭痛，最近増悪している頭痛，発熱・筋力低下・意識の変容などを伴う頭痛は二次性頭痛を疑う．

頭痛の西洋薬治療

片頭痛

　片頭痛の治療を考える際には予防的治療と急性期治療に分ける必要がある．頭痛の発作回数が月に5回以上など日常生活への支障が大きい場合にはまず予防的治療を考慮する．頻度が少なく生活への支障が少ない場合には急性期治療を優先する．

A 予防的治療

　片頭痛の予防薬として保険適応があるものは，日本で開発されたカルシウム拮抗薬のロメリジンのほか，抗セロトニン薬のジメトチアジン，抑制系神経伝達物質であるγ-アミノ酪酸（GABA）類似作用を有するバルプロ酸である．海外ではA型ボツリヌス毒素の顔面・頸部への局所投与が片頭痛予防に有用と報告されている[3]．筋緊張緩和作用のみならず，末梢疼痛神経の神経伝達物質を抑制することにより効果を発揮すると考えられるが，日本では保険適応はない．

B 急性期治療

　片頭痛の急性期治療はセロトニン受容体（5HT1B/1C）作動薬であるトリプタン製剤の登場により急速に進歩した．トリプタン製剤は頭蓋内の血管平滑筋の5HT1B受容体と血管周囲に分布する5HT1C受容体に結合して神経ペプチドの放出を抑制し，血管を収縮することにより頭痛を改善させる．

　日本では現在5種類のトリプタン製剤が経口錠，口腔内崩壊・速溶錠，点鼻薬，注射薬の剤型で保険適応となっている．各製剤の特徴を考慮して，頭痛発作の進行が速い症例には最高血中濃度に到達する時間（Tmax）の速いものを，発作持続時間の長い症例には血中濃度半減期（$T_{1/2}$）の長いものを使用すれば，片頭痛の急性期治療において個別の治療選択が可能である．

　しかしトリプタン製剤は，①血管収縮作用を要するため，虚血性心疾患の既往を有する症例には使用禁忌であり，新たに虚血性心疾患を惹起する危険がある，②発作時の頭痛を軽減するが予防作用がない，③薬剤乱用頭痛の多くは市販薬によって生じるが，トリプタン製剤は他の頭痛薬に比べて薬剤乱用頭痛となるまでの期間が短い，④無効例が存在する，⑤高価であり経済的な負担が大きい，など問題点は少なくない．

緊張型頭痛

　緊張型頭痛の治療では，非ステロイド性抗炎症薬（NSAID）は胃腸障害，造血器障害などの副作用があり，慢性的な使用により薬剤性頭痛が惹起される可能性がある．また筋弛緩薬，抗不安薬には，眠気，ふらつきなどの副作用によりQOLが低下するという問題点がある．

❷ 頭痛に用いられる漢方薬

- 五苓散
- 呉茱萸湯
- 川芎茶調散
- 桂枝人参湯
- 釣藤散
- 半夏白朮天麻湯
- 苓桂朮甘湯
- 当帰四逆加呉茱萸生姜湯
- 葛根湯
- 加味逍遙散
- 桃核承気湯
- 三物黄芩湯
- 五積散

頭痛の漢方薬治療

漢方薬の適応

　漢方薬の適応としては，① 西洋薬で十分な鎮痛効果が得られない，② 西洋薬で副作用がある，③ 西洋薬の副作用に不安があり，西洋薬とは異なる治療を求める，④ 西洋薬による薬剤乱用頭痛の予防・離脱にも使用する，⑤ 頭痛の背景に心因性の要因を含む，などが考えられる．

　漢方薬は，実際の日常臨床では片頭痛，緊張型頭痛などの一次性頭痛に頻用されているが，器質性疾患に伴う頭痛にも西洋医学的な治療とともに使用される．慢性頭痛の診療ガイドライン[4]には代表的な漢方薬4処方（呉茱萸湯，桂枝人参湯，釣藤散，葛根湯）が提示されるようになった．頭痛の治療に用いられる漢方薬を❷にまとめた．

　漢方薬単独での使用については後述する．

漢方薬と西洋薬の併用

　片頭痛の予防的治療に漢方薬を使用して，急性期治療に西洋薬のトリプタン製剤を使用するという併用両方は一般的に用いられる．具体的には呉茱萸湯，五苓散，桂枝人参湯を予防薬として用いる．また逆に予防的治療に西洋薬を用い，急性期治療に漢方薬を用いるという併用療法も可能である．その場合には，予防的治療にロメリジン，バルプロ酸を用い，急性期治療として川芎茶調散の頓服という処方が可能である．

　緊張型頭痛では，予防的治療として川芎茶調散，葛根湯，釣藤散などが頻用される．これに併用する形で西洋薬のNSAID，ベンゾジアゼピン系を頓挫薬として用いる．

薬物療法のフローチャート

- 頭痛の病態を漢方医学的に以下の6つの異常として評価し，そのうえでフローチャート（❸，❹）[5]を参考に処方を決定する．
  (1) 気の異常：「気」とは西洋医学にない概念で，目に見えないものである．いわゆる生命活動エネルギーというもので，体の中で気の流れが悪くなると症状を呈する．のぼせや発作的な頭痛は気の異常によるものである．ほかにも気分が落ち込んで起こる頭痛も含まれる．
  (2) 血の異常：「血」とはほぼ血液のことで，特に月経関連の片頭痛や更年期の頭痛などは血の異常としてとらえる．
  (3) 水の異常：「水」とは，血以外の体内の水分のことで，体液やリンパ液などが含まれる．むくみやすい体質や，低気圧のときに頭痛が起こりやすい場合には水の異常としてとらえる．

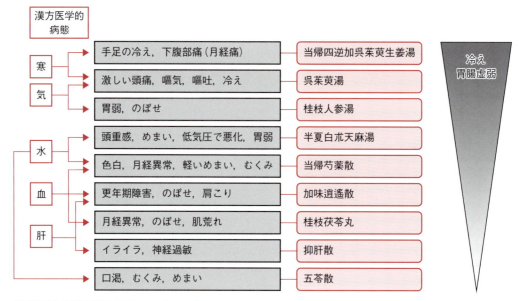

❸ 片頭痛の漢方薬治療フローチャート

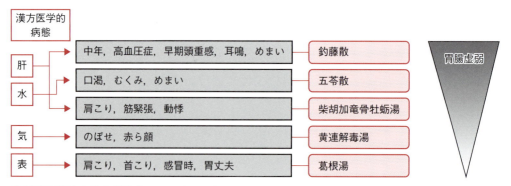

❹ 緊張型頭痛の漢方薬治療フローチャート

(4) 寒証：寒さによって痛みが増悪する傾向をもつこと．片頭痛や神経痛の一部の状態である．
(5) 表証：皮膚，関節，筋肉に症状が現れる状態で，皮膚がピリピリするような神経痛や，寒気や節々の痛みを伴うような感冒による頭痛，筋肉のこりからくる緊張型頭痛の状態である．
(6) 肝の異常：「肝」とは，漢方医学的に自律神経系や精神活動に関連するため，片頭痛のなかでもアロディニアが出現する場合や，音・光過敏などの過敏症状を伴う場合，あるいは，イライラしたり，精神不安から起こる頭痛の状態である．

処方の実際

片頭痛

呉茱萸湯は患者の証にかかわらず片頭痛全般に効果を示す[6,7]．

症例：49歳女性

主訴：頭痛，めまい，吐き気．既往症：特になし．20歳代から片頭痛を反復し，解熱鎮痛薬を頻回に使用している．冷えを認めたため当帰芍薬散と五苓散を処方した．めまいと吐き気は改善したが頭痛が始まった．暑がりの汗かきで，冷房を好む．「太陽に当たると頭痛がする」「走ると頭痛がする」「サウナで頭痛がする」とのことであった．片頭痛に予防効果のある呉茱萸湯を処方したところ2週間で頭痛は改善し，片頭痛の回数が大幅に減少した．

緊張型頭痛

釣藤散は緊張型頭痛に対して有効性が示されている．

症例：68歳男性

主訴：頭痛，高血圧，肩こり．既往症：高血圧にて内服中．1年ほど前から頭の重い感じが続いていてすっきりしない．肩こりもある．ときどきめまいや耳鳴りもあるということで来院した．肩こりを伴う頭痛で，緊張型頭痛と診断し釣藤散を処方したところ，2週間で頭痛は改善した．

副作用，注意事項

- カンゾウが含まれている漢方薬では，他のカンゾウ含有漢方薬やグリチルリチン製剤との併用で，低カリウム血症，偽アルドステロン症，ミオパチーなどが出現する可能性がある．
- 釣藤散にはセッコウが含まれており，テトラサイクリン系抗菌薬やニューキノロン系抗菌薬はカルシウムイオンとキレートを形成し，消化管吸収が抑制される可能性があるので，併用時には注意が必要である．

インフォームド・コンセント

漢方薬の治療効果を上げるためには良好な医師-患者関係の構築が必要である．そのためにはインフォームド・コンセントの方法と内容が重要となる．

① まず，漢方薬の内服が可能であるかどうかを確認する．
② 可能であれば，処方する漢方薬については自分で一度内服してみて味を知っておくとよい．たとえば呉茱萸湯はミカンの皮であり独特の苦みがある．処方の際には「独特の苦みがあり内服

❺ 片頭痛の生活指導

- 食事指導
  頭痛は空腹時に起きることが多い．朝食を抜かない
  片頭痛を誘発する可能性のある食品：チョコレート，ナッツ，チーズ，赤ワイン
- 過度のアルコール摂取は控える
- マグネシウムを摂取する
- 良好な睡眠，早寝，早起を指導
- ストレスの軽減
  ストレスはホルモンバランスを崩す．女性では女性ホルモンの変動が片頭痛を引き起こす
- 入浴
  暖まると血管が拡張して片頭痛が起こる場合はシャワーですませる
- サングラス，帽子
  日光は片頭痛の原因となる．赤系のサングラスをかけるとよい．青系はかえって片頭痛を誘発する
- 旅行
  旅行は種々の誘発因子が重なって片頭痛を誘発する
- 薬剤
  血管を拡張させるような薬剤は片頭痛を誘発する

❻ 緊張型頭痛の生活指導

- うつむき姿勢をチェック
  頭部の重さは大きなスイカと同じ（約4kg）．うつむき姿勢をとると，重い頭を支えるために，首の筋肉が収縮し，頭痛や肩こりが起こる．その対策は，姿勢を正すこと
- 体操療法
  ゆっくりと，前屈状態から首を後ろへそらせる．後ろにそらせるときに息を吸い込み，前屈のときに吐き出す深呼吸を加えるといっそう効果的
- 枕チェック
  枕は，高ければ高いほど，頸椎と後頸筋群に負担がかかる
- ツボ療法，マッサージ，指圧，温熱療法
  頭痛や肩こりの原因となっている筋肉を，温めたり，マッサージしたりして，物理的な刺激を加えると，筋肉内の血流量が増加し，痛みの原因となっている老廃物が取り除かれる
- ストレスを避ける
  首の筋肉は，収縮しているだけでは頭痛の原因とはならない．そこにストレスが加わると，たちまちこり（阻血性筋収縮）が生じる．頭重感をおぼえたら，しばらく仕事を休憩してリラックスする「ゆとり」をもつ
- 貧血や低血圧，運動不足の解消
  貧血や低血圧は，筋肉の血流低下を生じやすく頭痛・肩こりの原因となる
  食事はバランスよく，日常生活に運動を取り入れ，きちんと健康管理をする

しにくいかもしれませんが，良薬は口に苦しです」といった説明を加えるようにするとよい．

③ 筆者は，実際に舌診や脈診を行ったり，冷えについての問診を少し行うなど，漢方医学的な診察法を取り入れたうえで，冷えのある患者には特に効果が出やすいなどの説明も加えるようにしている．

④ 片頭痛，緊張型頭痛には生活習慣も密接に関与し，漢方薬による治療のみで完治するわけではなく生活指導も併せて行う必要がある．筆者は，❺および❻のような内容で説明を行っている．このように，単に漢方薬を処方するのみでなく，生活指導も含めた治療を行うことが予後の改善に重要である．

（五島史行）

文献

1) Sakai F, Igarashi H. Prevalence of migraine in Japan：a nationwide survey. Cephalalgia 1997；17：15-22.
2) 日本頭痛学会, 国際頭痛分類普及委員会訳. 国際頭痛分類 第2版 新訂増補日本語版. 医学書院；2007.
3) Dodick DW, et al. OnabotulinumtoxinA for treatment of chronic migraine：pooled results from the double-blind, randomized, placebo-controlled phases of the PREEMPT clinical program. Headache 2010；50：921-36.
4) 日本頭痛学会編. 慢性頭痛の診療ガイドライン. 医学書院；2006.
5) 五野由佳理. 頭痛最前線—よりよき頭痛診療をめざして. 片頭痛. 頭痛診療における漢方の役割. 医学のあゆみ 2012；243：1140-5.
6) 関 久友ほか. 慢性頭痛に対する呉茱萸湯の効果. 封筒法による桂枝人参湯との比較. Pharma Medica 1993；11：288-91.
7) 前田浩治ほか. 慢性頭痛に対する呉茱萸湯の効果. 漢方医学 1998；22：53-7.

7 — アレルギー性鼻炎・花粉症

本項に出現する漢方薬

- 越婢加朮湯（エッピカジュツトウ）㉘
- 黄耆建中湯（オウギケンチュウトウ）98
- 黄連解毒湯（オウレンゲドクトウ）⑮
- 葛根湯（カッコントウ）①
- 葛根湯加川芎辛夷
  （カッコントウカセンキュウシンイ）②
- 荊芥連翹湯（ケイガイレンギョウトウ）50
- 桂枝加黄耆湯（ケイシカオウギトウ）026*
- 五虎湯（ゴコトウ）95
- 柴胡桂枝乾姜湯（サイコケイシカンキョウトウ）⑪
- 柴胡桂枝湯（サイコケイシトウ）⑩
- 柴朴湯（サイボクトウ）96
- 四逆散（シギャクサン）35
- 小青竜湯（ショウセイリュウトウ）⑲
- 辛夷清肺湯（シンイセイハイトウ）104
- 神秘湯（シンピトウ）85
- 大青竜湯（ダイセイリュウトウ）
- 当帰四逆加呉茱萸生姜湯
  （トウキシギャクカゴシュユショウキョウトウ）38
- 当帰芍薬散（トウキシャクヤクサン）23
- 麦門冬湯（バクモンドウトウ）29
- 半夏瀉心湯（ハンゲシャシントウ）⑭
- 白虎加人参湯（ビャッコカニンジントウ）34
- 補中益気湯（ホチュウエッキトウ）41
- 麻黄湯（マオウトウ）27
- 麻黄附子細辛湯（マオウブシサイシントウ）127
- 麻杏甘石湯（マキョウカンセキトウ）55
- 六君子湯（リックンシトウ）43
- 苓甘姜味辛夏仁湯
  （リョウカンキョウミシンゲニントウ）119

* 東洋漢方製薬株式会社.

はじめに

　鼻アレルギー診療ガイドライン[1]では，「アレルギー性鼻炎（allergic rhinitis）は鼻粘膜のⅠ型アレルギー疾患で，原則的には発作性反復性のくしゃみ，水性鼻漏，鼻閉を3主徴とする」となっている．Ⅰ型アレルギー疾患とはIgE抗体によるアレルギー疾患を指し，外因性のアレルゲン（アレルギーの原因物質：スギ，ブタクサ，室内塵，ダニなど）があることを前提とする．ダニを主抗原とする通年性のものと，花粉を主抗原とする季節性のもの（花粉症）とに分類される．
　治療法を大きく分けると，①患者とのコミュニケーション，②抗原除去と回避，③薬物療法，④特異的免疫療法（通常法，急速法），⑤手術療法の5つがあるが，本項では，薬物療法のなかで，西洋薬と漢方エキス製剤の併用，あるいは漢方エキス製剤単独での治療法について説明したい．鼻アレルギー診療ガイドラインには漢方薬として，葛根湯，柴朴湯，小青竜湯，苓甘姜味辛夏仁湯の4処方の記載があるが，本項では，より実践に即した漢方処方について解説する．

アレルギー性鼻炎・花粉症の治療の現状

アレルギー性鼻炎概論

　アレルギー性鼻炎は，通年性アレルギー性鼻炎と花粉症に大別されるが，鼻アレルギー診療ガイドライン[1]には，それぞれの病態の症状分類と重症度によって薬剤の適応と選択が分類されているので参照されたい．アレルギー性鼻炎治療薬には，異なった作用機序をもつさまざまな薬剤がある．大別すると，①ケミカルメディエーター遊離抑制薬，②ケミカルメディエーター受容体拮抗薬（ヒスタミン H_1 受容体拮抗薬，ロイコトリエン受容体拮抗薬，プロスタグランジン D_2・トロンボキサン A_2 受容体拮抗薬），③ Th2 サイトカイン阻害薬，④ステロイド薬，⑤その他（非特異的変調療法，生物製剤，漢方薬）の5つである．

　くしゃみ，鼻水はヒスタミン H_1 受容体拮抗薬で抑制できるが，鼻閉は主にロイコトリエンなどの化学伝達物質により惹起された血管拡張と血漿成分の漏出による鼻粘膜間質の浮腫による鼻粘膜の容積増大によって起こる．このメカニズムのため，鼻症状の種類によっては抗ヒスタミン薬だけでなく抗ロイコトリエン薬や鼻噴霧用ステロイド薬が必要になる．

花粉症

　花粉症の治療では，くしゃみ，水様鼻漏，鼻閉症状を，いかに短期間に改善し，より高い患者満足度を提供できるかが，キーポイントになる．花粉症の最盛期の症例は，重症・最重症例が少なくないので，単剤での治療は困難である．くしゃみ・鼻漏型では，第2世代抗ヒスタミン薬に，鼻噴霧用ステロイド薬を併用し，鼻閉の強い充全型では，第2世代抗ヒスタミン薬に，抗ロイコトリエン薬または抗プロスタグランジン D_2・トロンボキサン A_2 薬，さらに鼻噴霧用ステロイド薬などの複数の薬剤の併用により治療を開始する．さらに重症例では，鼻用血管収縮薬を1〜2週間に限って使用したり，経口ステロイド薬であるプレドニゾロン（15〜30 mg），またはセレスタミン® を頓用あるいは4〜7日間に限って使用することもある．

通年性アレルギー性鼻炎

　通年性アレルギー性鼻炎では，鼻症状は持続的に安定し，急性増悪があっても頻度は低く，遷延しない状態を維持し，日常生活を支障なく過ごせることが目標となる．通年性アレルギー性鼻炎では，①第2世代抗ヒスタミン薬，②ケミカルメディエーター遊離抑制薬，③ Th2 サイトカイン阻害薬が第一選択となる．Th2 サイトカイン阻害薬は，すべての鼻症状に有効であるが，遅発相の鼻症状，特に鼻閉に対する効果が優れている．この3剤が通年性アレルギー性鼻炎の処方の中心になる．

アレルギー性鼻炎における漢方医学的な治療概念

　漢方医学では，アレルギー性鼻炎は，「寒」と「水滞」の体質をベースに，鼻粘膜の気道としての維持機能や生体防御機能が失調した病態としている．「寒」と「水滞」の典型例が，下鼻甲介所見での蒼白浮腫状鼻粘膜である．

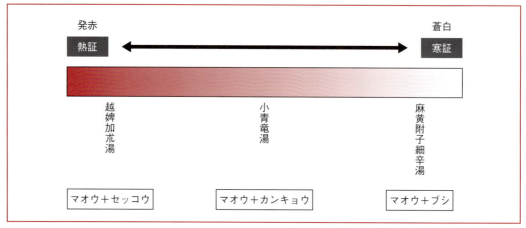

❶ 鼻粘膜からみた漢方薬の使い分け

　漢方薬の使用目標は，局所鼻粘膜の血流の改善，鼻粘膜の加温，局所の新陳代謝の亢進，さらに，細胞の水分代謝の促進を図り，防御機能としての鼻粘膜の機能回復である．

　代表処方の小青竜湯は，鼻粘膜を温め，水分代謝を改善し，過剰アレルギー反応を抑制し，抗原排除反応を高める作用を発揮する処方である．また，加温機能を強化した処方に，ブシを配する麻黄附子細辛湯がある．

　ところが，花粉症の最盛時期にみられる鼻内所見は，鼻粘膜の発赤，充血を伴った急性炎症や鼻粘膜腫脹である．さらには顔面皮膚や眼瞼結膜の瘙痒感を伴う病変は，局所的な炎症を示す「熱」性変化と体質的な「水滞」との合併とも理解できる．

　花粉症にみられる「熱」を示す炎症反応を抑制するには，マオウとセッコウの含有製剤のほうが，より適すると考えられる．その代表処方は越婢加朮湯である．小青竜湯も花粉症治療に使用できるが，中等症以上になると残念ながら力不足である．

　花粉症の治療は，現在，出現している症状（標症）を緩和する急場をしのぐ処方が中心となる（標治）．

　一方，通年性アレルギー性鼻炎の治療では，より体質改善に考慮し，病気の本質（体質）を治療（本治）する処方構成を第一に考えたほうが，長期的視野でみると効果が高い．慢性期の通年性アレルギー性鼻炎の漢方治療の方向性は，機能不全に陥っている鼻粘膜の環境整備である．そこで，末梢毛細血管循環を改善する薬剤，ストレスからの自律神経安定を目的としたサイコ剤，粘膜を加温する生薬，鼻粘膜機能を高める気剤，利水剤などが配合された処方群が，通年性アレルギー性鼻炎治療には適している．

鼻粘膜からみた漢方薬の使い分け（❶）

　アレルギー性鼻炎に使用する治療薬は，鼻粘膜色所見によって，ある程度使用目標を決定できる[2]．蒼白色調は「寒証」と判断する．このような症例では，麻黄附子細辛湯を選択する．主剤はマオウ・ブシである．充血や炎症所見を認める場合は「熱証」と診断する．この場合は越婢加朮

湯がよい．主剤はマオウ・セッコウである．その中間に位置する処方が小青竜湯である．アレルギー性鼻炎の標準的な粘膜所見からは，小青竜湯が最も適応範囲が広い．小青竜湯は，加温作用にカンキョウを用いている．ブシよりはその作用は弱いが，麻黄附子細辛湯よりも「水滞」改善効果が高い．

軽症の花粉症や通年性アレルギー性鼻炎では，小青竜湯と麻黄附子細辛湯が標準処方である．激しい花粉症症状では越婢加朮湯が基本漢方処方といえる．これらの選択基準に縛られる必要はないが，参考にしていただきたい．

薬物療法のフローチャート（花粉症）

花粉症（漢方薬併用療法）（❷上）

- 花粉症に対する薬物治療の主体は，第2世代抗ヒスタミン薬いわゆる抗アレルギー薬と鼻噴霧用ステロイド薬である．軽症〜中等症のくしゃみ・鼻漏型の花粉症の漢方治療には，小青竜湯が第一選択となる．抗アレルギー薬や鼻噴霧用ステロイド薬を併用してもよい．漢方薬は，細胞膜の安定化作用やケミカルメディエーター遊離抑制作用なので，ケミカルメディエーター受容体拮抗薬との併用治療を行っても作用が重複することはない．マオウの含有が好ましくないときは，苓甘姜味辛夏仁湯で代用する．
- 蒼白鼻粘膜を呈する症例には，マオウ，ブシ，サイシンの3味から成る麻黄附子細辛湯が効果的なこともある．小青竜湯とともに，アレルギー性鼻炎治療の双璧をなす漢方処方である．いずれも西洋薬との併用が可能である．
- 重症型には，越婢加朮湯と第2世代抗ヒスタミン薬との併用が第一選択である．鼻閉改善薬としては，麻黄湯と葛根湯加川芎辛夷が代表的な処方である．
- 目のかゆみ，顔面皮膚のかゆみにも，越婢加朮湯は効果があるが，黄連解毒湯や白虎加人参湯の併用はさらに効果を増強できる．
- 花粉症後期になり，粘稠鼻漏，鼻閉症状には，辛夷清肺湯や葛根湯加川芎辛夷を併用するとよい．
- 花粉症の合併症として，のどの乾燥感・いがらっぽいなどの咽喉頭症状や咳症状を認めるときは，麦門冬湯や神秘湯の併用も症状改善に有用である．

花粉症（漢方薬単独療法）（❷下）

- 軽症例であれば，小青竜湯での単剤治療も可能である．効果が認められれば，その日の症状に合わせて1日4〜5回と服薬回数を増やすことで対応してもよい．即効性があり，5〜10分後には効果を発現する．
- 小青竜湯と理気剤である六君子湯との併用は，好結果をもたらすことがある．胃腸機能改善は，鼻粘膜の機能の改善に間接的に働く．同様の機序で，半夏瀉心湯でも効果がある．さらに半夏瀉心湯に含まれるオウゴンには抗アレルギー作用もある．胃腸がより弱い人には六君子湯，胃弱でない人には半夏瀉心湯，という判断でもよい．
- 小青竜湯＋六君子湯や麻黄附子細辛湯＋六君子湯などの組み合わせにより，効果をあげること

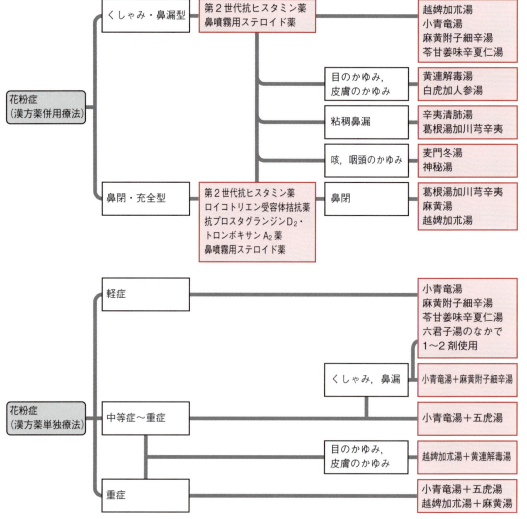

❷ 花粉症の薬物療法フローチャート

- ができる．
- 水様鼻漏，くしゃみがひどい場合は，小青竜湯＋麻黄附子細辛湯の組み合わせのほうがよい．マオウを増量したくないときは，麻黄附子細辛湯＋苓甘姜味辛夏仁湯の処方の組み合わせでも，単剤よりも高い効果が得られる．
- 鼻内のかゆみや，皮膚，目のかゆみを訴える症例には，越婢加朮湯＋黄連解毒湯の併用も効果を発揮する．
- 中等症〜重症型の花粉症の漢方薬治療には，マオウとセッコウを組み合わせた越婢加朮湯である．マオウの含有量が多い麻黄湯も適応する．マオウ含有量が鼻症状改善度に影響する．
- 漢方薬単独の治療では，越婢加朮湯＋麻黄湯や小青竜湯＋五虎湯が推奨する組み合わせである．

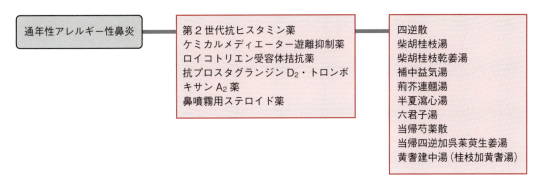

❸ 通年性アレルギー性鼻炎の薬物療法フローチャート

薬物療法のフローチャート（通年性アレルギー性鼻炎）

通年性アレルギー性鼻炎（❸）

- 鼻アレルギー診療ガイドライン[1]に記載があるように，病型，重症度に応じた治療薬を選択すればよい．
- 小青竜湯，越婢加朮湯，麻黄附子細辛湯，葛根湯加川芎辛夷などの漢方製剤はマオウ剤といわれる．マオウ剤は，急性期の鼻症状緩和には有効であるが，慢性期にある通年性アレルギー性鼻炎に対して長期連用する処方群ではない．小青竜湯から始めてみてもよいが，その後，他の漢方薬に変方して，西洋薬との併用で治療したほうが好ましい．
- 漢方治療では，アレルギー性鼻炎を即時型アレルギー性疾患としてだけではとらえていない．そのベースの体質改善こそが，漢方治療の目的であり，症例による個別対応が必要になってくる．四逆散，柴胡桂枝湯，柴胡桂枝乾姜湯，補中益気湯，荊芥連翹湯，半夏瀉心湯，六君子湯，当帰芍薬散，当帰四逆加呉茱萸生姜湯，黄耆建中湯，桂枝加黄耆湯などが主な漢方処方であるが，各々の処方の投薬目標を知る必要がある．アレルギー性鼻炎という病名ですべての症例に一律に投薬する漢方処方ではない．
- ここで示した通年性アレルギー性鼻炎の処方群は，アレルギー反応に対して抑制的に作用するので，花粉症治療の初期療法に使用してもよい．花粉症最盛時期で，鼻症状の増悪があれば，マオウ剤と併用すればよい．本治治療と標治治療の併用である．
- 現在のところ，❸に掲載した漢方薬には抗アレルギー作用としての臨床的エビデンスを示せるデータはないが，症例報告や，漢方専門家の間では，これらの効果を確認できる報告はある．薬理効果の証明は今後の研究に期待したい．いずれにしても，漢方薬投薬の目的は，鼻粘膜機能の強化・改善とともに全身のアレルギー反応に対する過敏性抑制効果にある．

> **●補中益気湯の鼻アレルギーへの効果●**
>
> 　ヒト精子の鞭毛構造と鼻粘膜や気管支の多列線毛上皮の線毛は，同じ基本構造をもっている．補中益気湯は，この鞭毛，線毛運動の賦活化に効果があることが知られており，男性不妊の原因である精子無力症の第一選択薬である．慢性気道感染症においても，同様のメカニズムで気道粘膜改善効果が報告されている．また，通年性アレルギー性鼻炎に効果を認める症例もある．
>
> 　このように，補中益気湯は細胞レベルで元気を与えてくれるようだが，慢性疲労症候群にも補中益気湯の効果が認められている．ミクロにもマクロにも効果がある薬なのである．鼻粘膜の線毛運動能や鼻粘膜防御機能は，即時型アレルギー反応だけではなく，アレルギー性鼻炎においては重要な要素ではないかと考えている．鼻症状発現には，鼻粘膜の機能低下すなわち，局所の「気虚」の影響もあるのではないだろうか．

処方の実際

花粉症

> **軽症～中等症の花粉症の場合**
>
> アレグラ®（フェキソフェナジン）1錠（60 mg）　1日2回
> クラリチン®（ロラタジン）1錠（10 mg）　1日1回
> 小青竜湯 2.5～3 g　1日2～3回：花粉症治療の標準漢方薬
> 麻黄附子細辛湯 2.5 g　1日2～3回：蒼白鼻粘膜で考慮
> 苓甘姜味辛夏仁湯 2.5 g　1日2～3回：マオウによる副作用を避けたい症例
>
> 　漢方薬の最大のメリットは，眠気や口渇，だるさを伴わない点にある．そこで，眠気がでにくい非鎮静性の西洋薬を主剤に選択し，漢方薬と併用することによる相乗効果を期待しての処方である．くしゃみ，水様鼻漏，鼻閉を3主徴とする軽症～中等症のアレルギー性鼻炎の治療に適応する．漢方薬との併用により，眠気をきたしやすい症例に対して，西洋薬単独よりも，花粉症治療のQOLを高めることができる．マオウを含有しない苓甘姜味辛夏仁湯を小青竜湯の代替として処方してもよい．
>
> **症例：23歳女性（漢方薬併用）**
>
> 　スギ花粉症．3～4年前からスギ花粉症がある．内科で花粉症の薬をもらったが，鼻症状は改善するも体がだるくなって不快であった．その後，だるくなりにくいタイプの薬に変えてもらったが，今度は鼻症状の改善度が以前の薬よりも劣るため，耳鼻科に紹介受診となった．
> 　このような症例の場合，漢方薬単独での治療も可能であるが，まずは，抗ヒスタミン作用，抗コリン作用の弱いタイプの第2世代抗ヒスタミン薬と漢方薬の併用を試してみるとよいであろう．アレグラ®（1錠 1日2回）と小青竜湯エキス顆粒（2～3 g 1日2～3回）の併用である．1日2回タイプの漢方製剤も発売されている．

中等症以上のくしゃみ・鼻漏型の花粉症の場合

(1) 西洋薬と漢方薬との併用
アレロック®（オロパタジン）1錠（5 mg）1日2回
タリオン®（ベポタスチン）1錠（10 mg）1日2回
ザイザル®（レボセチリジン）1錠（5 mg）1日1回
アラミスト®点鼻液（フルチカゾンフランカルボン酸エステル）
小青竜湯 2.5〜3 g　1日2〜3回
麻黄附子細辛湯 2.5 g　1日2〜3回

(2) 漢方薬の単独使用
小青竜湯 2.5〜3 g　1日3回 ＋ 麻黄附子細辛湯 2.5 g　1日2〜3回：中等度以上のくしゃみ，水様鼻漏，鼻閉
小青竜湯 2.5〜3 g　1日3回 ＋ 六君子湯 2.5 g　1日3回：胃腸の弱い症例．小青竜湯の効果を増強
小青竜湯 2.5〜3 g　1日3回 ＋ 五虎湯 2〜2.5 g　1日3回：マオウ＋セッコウによる抗炎症作用強化
麻黄附子細辛湯 2.5 g　1日3回 ＋ 六君子湯 2.5 g　1日3回：胃腸の弱い症例．麻黄附子細辛湯の効果を増強
麻黄附子細辛湯 2.5 g　1日3回 ＋ 苓甘姜味辛夏仁湯 2.5 g　1日2〜3回：くしゃみ，鼻漏，鼻閉

　くしゃみ・鼻漏型の場合は，第2世代抗ヒスタミン薬の選択が，治療効果に及ぼす影響が大きい．抗ヒスタミン薬のもつ効果・副作用と本人の使用感を鑑み，症例に適した薬剤を選択する．
　西洋薬と漢方薬の併用も可能である．その場合の選択漢方処方は，小青竜湯か麻黄附子細辛湯である．前述の判断でいずれかと併用するとよい．西洋薬の効果の増強と眠気予防の両効果を獲得できる．
　漢方単独治療の場合は，くしゃみ・鼻漏型であれば小青竜湯か麻黄附子細辛湯単独が主剤となる．小青竜湯か麻黄附子細辛湯のいずれかを選択し，その処方と苓甘姜味辛夏仁湯や六君子湯と併用することで，その効果を増強することができる．たとえば，小青竜湯＋六君子湯や麻黄附子細辛湯＋苓甘姜味辛夏仁湯である．六君子湯との併用は，鼻症状の軽減と胃腸機能への配慮である．六君子湯の代わりに，半夏瀉心湯でもよい．
　麻黄附子細辛湯＋苓甘姜味辛夏仁湯の併用はくしゃみ，鼻漏減少と鼻閉改善効果が期待できる．
　鼻症状が重症の場合の漢方薬単独治療は，小青竜湯＋五虎湯で対処する．

症例：28歳女性（漢方薬単独）

　スギ花粉症．スギ抗原陽性．授乳6か月．患者は授乳中であり，漢方薬といえども母乳中に移行するわけであるが，たとえ移行しても漢方薬のほうが問題は少ないのではないかと考えて漢方治療を希望した．
　小青竜湯の投薬で鼻症状の改善は得られたが，十分とはいえなかった．そこで，小青竜湯と六君子湯とを併用したところ，よりいっそう鼻症状の改善が得られた．
　授乳中の患者は栄養摂取に積極的であり，時に胃腸機能が弱っていることがある．六君子湯は鼻粘膜の浮腫性変化に効果がある．胃腸機能の回復が鼻症状改善につながるという漢方的な考えの証明でもある．同じ漢方薬でも，ブシを含む麻黄附子細辛湯は，授乳中は避けたほうがよいであろう．抗アレルギー薬を使いにくい妊婦に対して，小青竜湯は副作用も少なく，作用はマイルドであり，最良の薬であるという石山のデータもある[3]．

かゆみ，鼻閉を伴う重症型の花粉症の場合

(1) 西洋薬と漢方薬との併用
アレロック®（オロパタジン）1錠（5 mg）　1日2回
ザイザル®（レボセチリジン）1錠（5 mg）　1日1回
ナゾネックス®点鼻液（モメタゾンフランカルボン酸エステル水和物）
越婢加朮湯2.5 g　1日3回：鼻症状全般の重症例
麻黄湯2.5 g　1日3回：鼻閉症例

(2) 漢方薬の単独使用
越婢加朮湯2.5 g　1日3回　＋　麻黄湯2.5 g　1日2〜3回：大青竜湯に近い処方．重症例に使用
越婢加朮湯2.5 g　1日3回　＋　五虎湯2〜2.5 g　1日2〜3回：重症例に使用
小青竜湯2〜3 g　1日3回　＋　五虎湯2〜2.5 g　1日2〜3回：中等症〜重症例に使用
越婢加朮湯2.5 g　1日3回　＋　黄連解毒湯2.5 g　1日3回：かゆみの強い症例に使用

　漢方薬と併用する場合，重症例での第2世代抗ヒスタミン薬は，できるだけ効果の強いものを選択する．第2世代抗ヒスタミン薬と漢方薬の併用療法では，越婢加朮湯や麻黄湯を併用するとよい．皮膚や目のかゆみを伴うときは越婢加朮湯，鼻閉型には麻黄湯，という選択でもよい．くしゃみ・鼻漏型であっても，重症例では越婢加朮湯がよい．

　漢方薬単独治療で小青竜湯を基本処方とする場合でも，中等症以上の症例ではマオウの増量とセッコウ剤の追加が必要となる．小青竜湯と五虎湯の組み合わせがよい[4]．最も強力な抗炎症作用を発現する組み合わせは越婢加朮湯＋麻黄湯であり，大青竜湯という処方に近くなる．マオウの量が最大で11 gに達するので，最盛期にだけ服用するか，使用期間を限定する必要がある．これらの処方が効果を発揮すれば，漢方薬単独での花粉症治療が可能である．合方薬の麻黄湯や五虎湯（麻杏甘石湯も可）は症状に合わせて2回に減量してもよい．かゆみが強い場合は，越婢加朮湯に黄連解毒湯や白虎加人参湯との併用も改善効果が期待できる．

症例：36歳男性（漢方薬併用）

　毎年スギ花粉症を発症する．アレロック®が，自分には最も効果があるという．症状の増悪時に1日3錠内服しても十分な効果は得られないことがある．そこで，スギ花粉症最盛時期に対処するための相談を受けた症例である．

　このような症例の場合，セレスタミン®や鼻噴霧用ステロイド薬を追加する方法もあるが，鼻症状の増悪時にアレロック®と越婢加朮湯との併用治療を行った．その結果，アレロック®単独よりも鼻症状の改善を得ることができた．ステロイド薬の内服を処方する前に，越婢加朮湯などのマオウ・セッコウ剤の併用も試してみていただきたい．併せて，適切なマスクの使用法も説明するとよいだろう．

症例：52歳男性（漢方薬単独）

　20年以上のスギ花粉症罹患歴があり，イネ科花粉症も合併する．重症・充全型である．職業が長距離トラック運転手で，眠気などの薬剤の副作用を最も避けたいという．まったく眠気を伴わず，十分な効果を得るという目的で，漢方治療を応用した症例である．

　この患者は胃腸が丈夫で，心疾患などの既往がないので，越婢加朮湯＋麻黄湯を投薬した．最もマオウ含有量の多い処方である．この処方で，他の抗アレルギー薬，点鼻薬を併用せず

に，毎年のスギ花粉症を乗り切っている．症状がひどくない期間は，もちろん頓用での服薬である．

このように，内服ステロイド薬を用いない漢方薬単独療法の本症例や，前症例の漢方薬と抗アレルギー薬の併用例のように，漢方薬使用で重症の花粉症のコントロールは可能である．

鼻閉が主症状の花粉症の場合

西洋薬と漢方薬との併用
オノン®（プランルカスト）2カプセル　1日2回
キプレス®，シングレア®（モンテルカスト）1錠（10 mg）　1日1回
バイナス®（ラマトロバン）1錠（75 mg）　1日2回
ディレグラ®配合錠（フェキソフェナジン塩酸塩/塩酸プソイドエフェドリン）2錠　1日2回
ナゾネックス®点鼻薬（モメタゾンフランカルボン酸エステル水和物）
葛根湯加川芎辛夷2.5 g　1日3回：標準的な鼻閉改善薬
麻黄湯2.5 g　1日3回：最も鼻閉効果が高い．胃弱者は不可
小青竜湯2～3 g　1日2～4回：軽症の鼻閉，水様鼻漏症例
辛夷清肺湯2.5 g　1日3回：粘稠鼻漏を伴う鼻閉症例

鼻閉の程度にもよるが，西洋薬治療は，抗ロイコトリエン薬，バイナス®やディレグラ®配合錠と鼻噴霧用ステロイド薬が主体となる．

鼻閉治療には，漢方製剤を併用することも可能である．エフェドリンを含むマオウや鼻閉に効果のあるシンイを配する葛根湯加川芎辛夷やエフェドリンの含有量がより多い麻黄湯も，鼻閉治療に古くから使用されている．花粉症後期で，鼻漏が水様性だけでなく粘稠性鼻漏への変化が認められる場合は，辛夷清肺湯が適する．

通年性アレルギー性鼻炎

通年性アレルギー性鼻炎患者の漢方治療の実際

アレグラ®（フェキソフェナジン）1錠（60 mg）　1日2回
クラリチン®（ロラタジン）1錠（10 mg）　1日1回
四逆散2.5 g　1日3回：実証で過緊張タイプ
柴胡桂枝湯2.5 g　1日2～3回：最初の選択として使用しやすい
柴胡桂枝乾姜湯2.5 g　1日3回：冷え症，更年期障害，虚証，神経症
補中益気湯2.5 g　1日3回：易疲労，かぜをひきやすい，胃腸が弱い，体力がない，虚証
半夏瀉心湯2.5 g　1日3回：腹部膨満，胸焼け，口内炎
六君子湯2.5 g　1日3回：食欲不振，胃弱，胃もたれ，倦怠感
荊芥連翹湯2.5 g　1日2～3回：にきび，慢性扁桃炎，慢性鼻炎，副鼻腔炎
当帰芍薬散2.5 g　1日3回：冷え症，むくみ，貧血，めまい
当帰四逆加呉茱萸生姜湯2.5 g　1日3回：冷え症，手足の冷え，しもやけ，頭痛
黄耆建中湯2～6 g　1日2～3回：虚弱体質，かぜをひきやすい，偏食傾向
桂枝加黄耆湯2 g　1日2～3回：寝汗，体力低下

前述したように，西洋薬と小青竜湯の併用治療が，第一段階の漢方薬導入であるが，もう一歩，漢方に興味がわいたら，上記の漢方薬を使用してみることを勧める．抗アレルギー薬や小青竜湯とはひと味違った効果が得られることがある．漢方薬による「体質改善」治療については，各々の漢方薬の適応症や目標とする方位について勉強していただく必要がある．

症例：55歳女性（漢方薬併用）

通年性アレルギー性鼻炎とスギ花粉症を併せもつ．抗ヒスタミン効果の強いアレロック®を他院で投薬されるも，水様鼻漏，くしゃみ症状が改善しないと訴えて来院した．ほとんどの抗アレルギー薬や鼻噴霧用ステロイド薬，セレスタミン®も使用経験があった．

投薬の選択に苦慮したが，話しぶりから，イライラしている様相であった．漢方的な診断から柴胡桂枝乾姜湯を選択して，アレロック®との併用を試みた．この処方で，以前よりも生活上のQOLの改善が得られるようになったので，本人も納得のうえで併用治療を継続中である．最近は，アレロック®頓用服用と漢方薬だけの治療である．

柴胡桂枝乾姜湯を処方した理由は，更年期障害に由来するイライラ感である．精神的な病態も，アレルギー症状に対して過敏に働くと考えている．ストレス緩和，自律神経の安定と冷えの改善目的でこの漢方薬を処方した．漢方治療では，アレルギー性鼻炎であっても精神的な安定を図る漢方薬を選択することがある．精神的な作用や自律神経の変動とアレルギー性疾患との関係は，西洋医学的治療理論のなかでは述べられていないが，漢方治療では常に論じられている．心身一如という概念に根ざしている．

症例：15歳男性（漢方薬併用）

ハウスダスト，ダニにRAST検査陽性．通年性アレルギー性鼻炎の中学3年生である．アレグラ®を常用していたが，鼻症状の改善度が低下してきたため，受験勉強に集中できないと訴え，症状の改善を希望された．そこで，アレグラ®と漢方薬の併用治療を考え，柴胡桂枝湯（2.5g　1日2回）を選択した．現在，アレグラ®との併用で鼻症状の安定が得られている．

通年性アレルギー性鼻炎の漢方薬の併用では，柴胡桂枝湯は有力な選択肢の一つである．

症例：14歳女性（漢方薬単独）

ハウスダスト，ダニ，スギにRAST検査陽性．4〜5年前から，アレルギー性鼻炎に罹患している．季節的な変化も伴うが，ほぼ一年中，鼻症状に悩まされている．さまざまな抗アレルギー薬を他院で処方されてきたが，鼻症状の改善はあるものの，ある程度の鼻漏と鼻閉が常にあり，日常生活の満足度は高くない状態であった．鼻粘膜は，やや充血（蒼白ではない），鼻漏は多くなく，鼻粘膜の腫脹は強くはないが，鼻閉を伴う．

このような通年性アレルギー性鼻炎に，荊芥連翹湯（2.5g　1日2回）を抗アレルギー薬と併用したところ，鼻症状が，これまでに経験したことがないほど改善した．現在，漢方薬単独と急性増悪時の頓用のアレグラ®で経過良好である．

H_1受容体拮抗薬やロイコトリエン受容体拮抗薬では得られない効果が，漢方薬にはあるようである．この荊芥連翹湯は，にきび，慢性副鼻腔炎，慢性扁桃炎などに使用する処方であるが，時にアレルギー性鼻炎に著効する妙薬である．

アレルギー性鼻炎・花粉症

鼻症状を繰り返す小児の通年性アレルギー性鼻炎・慢性鼻炎

アレジオン®ドライシロップ1％（エピナスチン）1〜2g　1日1回
黄耆建中湯2〜6g　1日2〜3回：体質強化，易感染体質改善

　小児のアレルギー性鼻炎治療の場合，アレルギー性鼻炎だけの病態にとどまらず，感冒に伴う感染性急性鼻炎，慢性鼻炎，副鼻腔炎の併発などもみられることがあり，Ⅰ型アレルギーを原因とした病態の改善だけでは，鼻症状のコントロールは難しい．漢方薬の併用は，鼻粘膜の脆弱性と易感染性の改善効果により，間接的に鼻症状を好転させることを目的とした治療である．

　この黄耆建中湯はコウイを含み，飲みやすい．小児への服薬が成功しやすい漢方薬の一つである．鼻症状以外に，食欲の増進効果，かぜにかかりにくくなる効果を実感できる．体質が強化されると，鼻症状もそれに伴って改善されてくる．鼻粘膜局所で起こっているアレルギー性鼻炎だけにとらわれるのではなく，大局的な視野に立った治療法こそが，漢方治療の優位性である．小児以降の学生や成人には，コウイを含まない桂枝加黄耆湯でもよい．

症例：6歳男児（漢方薬併用）

　アレルギー性鼻炎，慢性鼻炎，滲出性中耳炎をもつ．アレルギー性鼻炎の治療では，アレジオン®ドライシロップを服薬していたが，感冒に罹患すると鼻炎の悪化，副鼻腔炎をきたし，クラリシッド®ドライシロップの内服が必要になる．その場合は，滲出性中耳炎も同時に悪化することになる．このような症例に，黄耆建中湯を投薬したところ，鼻症状，中耳炎ともに改善が認められた．かぜに罹患する頻度も減少し，体調が安定すると治療経過に好結果をもたらす適例である．

　このように，長引く鼻症状，滲出性中耳炎，感冒に対する易感染性の三者の合併症例には，抗ヒスタミン薬だけでの対応では不十分であり，漢方薬の併用が有効な場合が多い．

副作用，薬物相互作用

　漢方薬は，長い歴史の中で淘汰されてきた処方であるので，基本的には安全性は高い．

- 小青竜湯，越婢加朮湯などのマオウ含有製剤で起こる副作用のなかで最も頻度が高いのは，胃腸障害である．胃もたれ，食欲不振，胃痛を訴えるようであれば，服薬中止，あるいは食後の服薬で対処してみる．六君子湯や半夏瀉心湯を併用すると，胃腸障害の改善だけでなく，鼻症状の改善効果も強化できるので，小青竜湯＋六君子湯などもよい併用例である．

- 循環器・神経系への副作用（動悸，頻脈，血圧上昇，発汗，脱力，振戦）にも注意が必要である．高血圧や狭心症，甲状腺機能亢進症の治療歴には注意が必要である．マオウ製剤で不眠を訴える症例もあるので，考慮しておく．また高齢者では，尿量減少や前立腺肥大症患者の尿閉にも注意を払う必要がある．さらに，小青竜湯などのマオウ製剤とディレグラ®との併用はプソイドエフェドリンの効果増強が懸念されるので，併用は避ける．

- 偽アルドステロン症にも注意が必要である．主症状は，手足の脱力感，しびれ，高血圧である．血液検査で高ナトリウム血症，低カリウム血症を示せば偽アルドステロン症であるので，投薬

> ● 風が吹けば桶屋が儲かる ●
>
> 「風が吹けば桶屋が儲かる」という諺をご存じだろう．最終的に桶をかじるのは，もちろん「ネズミ」である．この諺をアレルギー性鼻炎にたとえてみると，くしゃみ・鼻水症状はネズミが桶をかじる状況に置き換えることができる．現代の抗アレルギー薬は，すべてネズミ対策の薬といえる．抗ヒスタミン薬にあらず「抗ネズミ薬」なのである．
>
> ところが，「ネズミ」が増えた理由をさかのぼれば，「ネコの多量捕獲」→「三味線の需要増加」→「めくら（盲）の増加」→「砂ぼこりが舞う大風」まで行き着くことになる．現代医学では「ネズミ」の大量発生と桶をかじるメカニズムについては詳しく解明されているが，「ネズミ」の大量発生の真の原因については，いまだ十分に明らかにされていない．
>
> 筆者が提示した通年性アレルギー性鼻炎で使用する体質改善の漢方薬は，「ネズミ」より手前の，より上流にあたる「ネコ」や「めくら（盲）」や「砂塵」という部位で効果を発現していると想像される．
>
> 体質改善薬という曖昧な表現しかできないが，現代医学でも説明できない領域と思われる．体質改善薬の作用機序については，漢方概念の域を出ないが，漢方薬を愛用する臨床家は日常診療でその効果を実践体験している．

を中止する．
- ケイシやマオウなどの構成生薬で，湿疹や皮膚瘙痒が現れることがあるので，服薬後にこれらを訴える場合は，漢方薬が原因とみて対処する．
- 漢方薬といえども妊婦への投薬の安全性は確立されていないので，妊娠4か月未満での投薬は避けたほうがよい．

インフォームド・コンセント

① アレルギー性鼻炎における漢方治療のメリットとデメリットを説明する．メリットは，漢方薬には眠気，倦怠感，口渇といった副作用がほとんどない点である．デメリットは，飲みにくさと，漢方薬単独では十分な効果が得られないことがある点である．そこで，西洋薬との併用治療の説明や急性増悪時の対応についての提案をする．

② 花粉症治療において十分な効果が得られないとき，改善した症状，不満が残る症状などを聞き出し，その情報をもとに，鼻粘膜の色調，腫脹の程度，鼻漏の種類や量，くしゃみの頻度，眼瞼結膜所見，顔面の皮膚の状態などから漢方薬との併用を提案する．本人の希望があれば，漢方薬2剤投薬で花粉症を十分コントロール可能であることの説明も適時行う．

③ 通年性アレルギー性鼻炎の漢方治療では，感冒症状，睡眠状態，冷えの状態，胃腸症状，肩こり，めまい，更年期症状など，一見鼻症状とは関係のない症状にまで配慮し，より良い体調の維持を目標に処方を考える姿勢が望ましい．通年性アレルギー性鼻炎の体質改善薬を使用するには，その目的を説明する必要がある．

④ 通年性アレルギー性鼻炎は，さまざまな誘因で鼻症状が変動する．花粉症あるいは感冒の併発

時に急性増悪となることが多いので，その対処について説明する．花粉症の場合は抗アレルギー薬の併用でよいが，感冒の場合は総合感冒薬よりも，鼻粘膜の乾燥を引き起こさない漢方治療がよい．不必要な抗ヒスタミン薬は，粘稠～膿性鼻漏を併発しやすい．いったん副鼻腔炎傾向になると，治療に苦慮することになる．たかがかぜ，されどかぜ，である．

（稲葉博司）

文献

1) 鼻アレルギー診療ガイドライン作成委員会．鼻アレルギー診療ガイドライン―通年性鼻炎と花粉症― 2013年版（改訂第7版）．ライフサイエンス；2013．p2-63．
2) 稲葉博司．局所・全身的な証を考慮したアレルギー性鼻炎の漢方治療．日鼻誌 2008；47：83-5．
3) 石山祐一．妊婦の感冒及びアレルギー性鼻炎に対する漢方治療による臨床的検討．漢方と最新治療 2011；14：65-8．
4) 今中政支ほか．スギ花粉症に対する漢方薬併用療法の臨床効果．日東医誌 2009；60：611-6．

8 —副鼻腔炎

本項に出現する漢方薬

- 黄耆建中湯（オウギケンチュウトウ）(98)
- 葛根湯加川芎辛夷（カッコントウカセンキュウシンイ）②
- 荊芥連翹湯（ケイガイレンギョウトウ）㊿
- 柴胡清肝湯（サイコセイカントウ）(80)
- 小建中湯（ショウケンチュウトウ）(99)
- 小柴胡湯（ショウサイコトウ）⑨
- 辛夷清肺湯（シンイセイハイトウ）(104)
- 麦門冬湯（バクモンドウトウ）㉙
- 半夏厚朴湯（ハンゲコウボクトウ）⑯

はじめに

副鼻腔炎は1960年代まで非常に有病率の高い疾患であったが，生活環境・食生活・医療環境の改善などのいろいろな要因により減少している．しかし，中鼻道の状態の確認，副鼻腔自然口開大処置，さらに内視鏡下鼻・副鼻腔手術など，耳鼻咽喉科医の専門性が必要とされる重要な疾患であることに変わりはないと考える．

好酸球性副鼻腔炎は，鼻粘膜や血中に好酸球増多が認められ，鼻茸による鼻閉，嗅覚障害を特徴とし，気管支喘息を合併する疾患である．西洋医学的には，薬物治療はステロイド以外に効果が乏しく治療に難渋する疾患である．漢方薬による治療の可能性はあるが，現在のところ紹介できるデータはないので，ここでは省略する．

本項では，蓄膿症と呼ばれてきた，好中球が炎症の主体である急性・慢性副鼻腔炎に対する漢方薬の治療について述べる．

副鼻腔炎の治療の現状

急性副鼻腔炎と慢性副鼻腔炎に分けて考える．急性副鼻腔炎は発症から約1か月以内に症状の消失するもの，慢性副鼻腔炎は3か月以上症状が持続するものをいう．治療法は，薬物療法，処置・局所療法，手術に大別される．

薬物療法

急性副鼻腔炎の治療は抗菌薬が主体であり，日本鼻科学会による急性鼻副鼻腔炎診療ガイドライン[1)]を参考にして投薬される．

慢性副鼻腔炎においては，14員環系マクロライド系抗菌薬の長期投与（3〜6か月間）が行われる．

鼻噴霧用局所ステロイドは，副鼻腔炎での有用性が海外で報告されているが（フルチカゾンフランカルボン酸エステル〈アラミスト®〉，デキサメタゾンベシル酸エステル〈エリザス®〉など）[1]，副鼻腔炎の保険適応はない．

気道粘液調整薬（L-カルボシステイン〈ムコダイン®〉），消炎酵素薬（リゾチーム〈ノイチーム®〉）は副作用も少なく，抗菌薬と併用されることが多い．

漢方薬の副鼻腔炎に対する効果は，いくつかの報告はあるが明確なエビデンスは出されていない．漢方薬単独で使用されることもあるが，抗菌薬を含めた西洋薬と併用されることも多い．小児の場合は，虚弱体質，易感染性を改善するために投与されることがある．

処置・局所療法

耳鼻咽喉科の専門性が発揮される大切な治療法である．

A 副鼻腔自然口開大処置

急性・慢性いずれの副鼻腔炎においても施行される．血管収縮薬（アドレナリン〈ボスミン®など〉）を鼻内に噴霧したり，綿棒で塗布することにより，中鼻道と上顎洞との交通路である自然口の通りを改善させる．これにより，副鼻腔からの排液を促し，引き続き施行されるネブライザーの副鼻腔への移行を向上させる処置である．

B 上顎洞穿刺

下鼻道から上顎洞へ探膿針を刺し，必要に応じて洗浄し，上顎洞から排膿するための手技である．しかし，患者への侵襲の大きさや抗菌薬の進歩により，施行される機会は減っている．

急性副鼻腔炎においては，頭痛や三叉神経刺激症状が強いときに症状軽減のために有効であり，起炎菌の検査としても用いられる．慢性副鼻腔炎においても，抗菌薬が使用できない場合や，自然口の閉塞がないが抗菌薬の効果が乏しい場合などに施行されることがある．

C ネブライザー

非侵襲性であり，全身投与より高い副鼻腔の薬物濃度が獲得できる利点があり繁用されている．ただし，抗菌薬で保険適応が認められているのは，セフメノキシム（ベストロン®耳鼻科用）のみである．

手術

中鼻道自然口ルートが鼻茸などで閉塞しているもの，マクロライド療法無効例，眼窩内膿瘍ほかの重篤な合併症があるものなどは手術の適応となる．病巣の進展範囲に応じて，内視鏡下鼻・副鼻腔手術Ⅰ～Ⅴ型，鼻外手術[2]などが選択される．

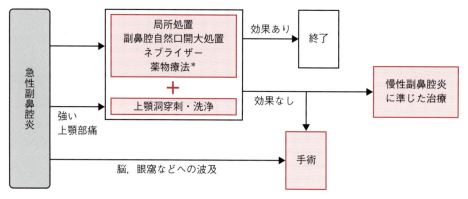

＊：抗菌薬，漢方薬，粘液溶解薬，酵素製剤などの併用または単独使用．
抗菌薬は起炎菌・重症度に応じて選択．

❶ 急性副鼻腔炎治療のフローチャート

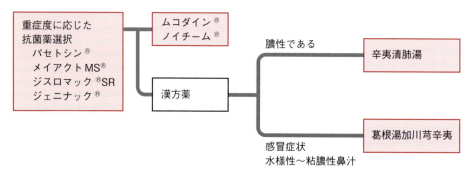

❷ 急性副鼻腔炎の薬物療法のフローチャート

薬物療法のフローチャート

急性副鼻腔炎（❶，❷）

- 眼窩蜂巣炎や頭蓋内合併症など緊急手術が必要となる病態でなければ，薬物治療が施行される．急性鼻副鼻腔炎診療ガイドライン[1]を参考にして抗菌薬の種類，投与量，投与期間を選択する．
- 成人であれば，ペニシリン（アモキシシリン〈パセトシン®〉など），セフェム（セフジトレンピボキシル〈メイアクトMS®〉，セフカペンピボキシル〈フロモックス®〉，セフテラムピボキシル〈トミロン®〉），15員環系マクロライド（アジスロマイシン〈ジスロマック®SR〉），レスピラトリーキノロン系の内服抗菌薬（ガレノキサシン〈ジェニナック®〉，レボフロキサシン〈クラビット®〉など）が重症度に応じて投与される．
- 小児においては，カルバペネム系抗菌薬（テビペネムピボキシル〈オラペネム®〉など）の投与も認可されている．内服抗菌薬で効果が乏しいときは，セフトリアキソン（ロセフィン®）を点滴投与する．

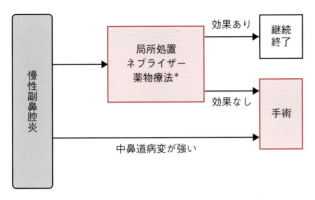

＊：マクロライド療法，漢方薬，粘液溶解薬，酵素製剤などの併用または単独使用．

❸ 慢性副鼻腔炎治療のフローチャート

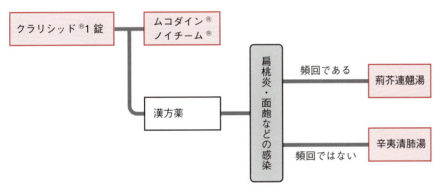

❹ 慢性副鼻腔炎の薬物療法のフローチャート

····· **慢性副鼻腔炎（❸, ❹）**
- 鼻腔内に鼻茸が充満していたり，中鼻道病変が強く自然口が閉塞している場合は，はじめから手術を考慮することがあるが，薬物療法を先行する価値はある．
- マクロライド療法が中心である．この治療法は，14員環系マクロライド系抗菌薬の抗菌作用ではなく抗炎症作用を期待する方法で，常用量の半量投与とする．単独で投与または漢方薬，粘液溶解薬，酵素製剤などを併用する．3〜6か月間の投与で効果がないときは手術治療も考える．

処方の実際

　副鼻腔炎に繁用される代表的な3つの漢方薬である，葛根湯加川芎辛夷，荊芥連翹湯，辛夷清肺湯の特徴を❺に示した．これらの漢方薬がふさわしい病態を症例で紹介する．

❺ 副鼻腔炎に使用される代表的な漢方薬の特徴

	副鼻腔炎の時期	鼻閉	鼻汁	後鼻漏の気になり方	漢方医学的な特徴 体力	漢方医学的な特徴 その他
葛根湯加川芎辛夷	主に急性期 慢性期にも使用	即効性もあり	水様性~粘膿性	鼻汁軽減で有効	体力のある人	
荊芥連翹湯	主に慢性期	有用である 辛夷清肺湯よりやや劣るか	粘膿性~膿性	鼻汁軽減で有効	体力中等度前後の人	皮膚が浅黒い
辛夷清肺湯	主に慢性期 急性期にも使用	有効	粘膿性~膿性	鼻汁軽減と滋潤作用で有効	体力中等度、それ以上の人	冷え症の人には慎重投与

急性期・慢性期いずれに使用するか，鼻閉・鼻汁・後鼻漏に対する有効性，漢方医学的な使用目標をまとめた．

急性副鼻腔炎

日頃は健康である若い男性

　葛根湯加川芎辛夷は葛根湯にシンイ・センキュウを加えた漢方薬である．葛根湯は感冒の代表的な薬であり，さらに鼻副鼻腔からの排膿作用のあるシンイ・センキュウが加わることにより，感冒に引き続き起きる急性副鼻腔炎に繁用される．葛根湯加川芎辛夷に含まれるマオウは，主成分がエフェドリンであるため交感神経刺激作用があり，鼻閉に対し即効性が期待できる．体力が虚弱でなければ，慢性期に長期間使用することも可能である．

　なお自験例で，レスピラトリーキノロン系抗菌薬とマオウ含有の漢方薬で興奮作用，悪夢の副作用が出現したことがある．

症例：20歳代男性

　日頃は健康である．耳鼻科通院歴もあまりなし．数日前に感冒罹患．その後，鼻閉，中等量の粘膿性鼻汁，顔面痛が出現．
ジェニナック®（ガレノキサシン）400 mg　1日1回
クラシエ葛根湯加川芎辛夷 3.75 g　1日2回　5~7日間投与

　急性副鼻腔炎の場合，膿性鼻汁が少なければ葛根湯加川芎辛夷単独でもよいが，多いときは抗菌薬を併用するほうがよい．この症例は中等症~重症の急性副鼻腔炎と診断したため，抗菌薬はレスピラトリーキノロン系を選択．若く体力があるので，葛根湯加川芎辛夷の内服で副作用は出現しにくいと考える．

慢性副鼻腔炎

幼少時の耳鼻科通院歴はなく，鼻症状がある以外は健康な成人

　辛夷清肺湯は鼻副鼻腔の粘液線毛輸送系を正常化する作用があり[3]，マクロライド系抗菌薬は鼻汁のレオロジーを変化させる作用があるので[4]，併用効果が期待できる．また，辛夷清肺湯はザクロのような鼻茸を小さくする作用が古典に記載があり，臨床報告もされている[5]．

症例：40歳代男性

　鼻症状がある以外は健康である．幼少時の耳鼻科通院歴はない．1〜2年前から，鼻閉，粘膿性鼻汁が続いていて，中鼻道に小さな鼻茸を認める．

クラリス®（クラリスロマイシン）200 mg　1日1回
クラシエ辛夷清肺湯3.75 g　1日2回　長期投与
アラミスト®点鼻液（フルチカゾンフランカルボン酸エステル）1日1回2噴霧を併用

　鼻噴霧用局所ステロイドと辛夷清肺湯により鼻茸が縮小し，マクロライド療法の効果が高まることを期待する．体力があまりない人や，冷えの強い人には投与しないことが望ましい．

幼少時から中耳炎や副鼻腔炎を繰り返している成人

　荊芥連翹湯は，化膿しやすい体質に使われる漢方薬であり，副鼻腔炎以外にも扁桃炎やにきびの治療にも処方される．青年期に用いる処方とされ，幼少期には柴胡清肝湯がよいとされる．

症例：30歳代女性

　幼少時から扁桃炎や副鼻腔炎を繰り返している成人．数日前に感冒罹患し，膿性鼻汁が多い．

メイアクトMS®（セフジトレンピボキシル）100 mg　1日3回
ツムラ荊芥連翹湯2.5 g　1日3回　約1週間
その後
クラリス®（クラリスロマイシン）200 mg　1日1回
ツムラ荊芥連翹湯2.5 g　1日3回　長期投与

　もともと慢性副鼻腔炎が存在していることが想像され，今回増悪したと診断．常用量セフェム系の後に，マクロライド系を少量長期処方．感染を繰り返しているので，やや虚弱な体質が考えられる．荊芥連翹湯は辛夷清肺湯より，体力がなく，化膿しやすい人に用いるが，胃腸が著しく虚弱な人では避けるべきである．

後鼻漏が気になる成人

　鼻汁量の増加や，その性状が変化すると後鼻漏が気になるようになる．さらに，咽頭喉頭の乾燥や心因性要素も加わり，治療に困ることをしばしば経験する症状である．咽頭喉頭を潤すことは漢方の得意とする領域である．生薬としては，バクモンドウ，チモ，ビワヨウ，ユリなどに滋潤作用があり，辛夷清肺湯や麦門冬湯が有効である．

　咽喉頭異常感の代表的な処方である半夏厚朴湯は乾かす作用があるため，かえって後鼻漏の気になり方を強めてしまう可能性もある．

症例：60歳代女性

　後鼻漏が気になっている．副鼻腔CTでは，後部篩骨洞と蝶形骨洞に軽度の粘膜肥厚がある．鼻をかむことはあまりない．

クラリシッド®（クラリスロマイシン）200 mg　1日1回
ツムラ麦門冬湯3.0 g　1日3回

を併用し，長期投与

後鼻漏は少量であっても，咽喉頭の乾燥が強いと気になることがある．麦門冬湯は滋潤作用があるため，マクロライド系と併用することで訴えが軽減されることがある．

遷延する小児の鼻副鼻腔炎

感染を繰り返したり，炎症が遷延するような小児の場合は，漢方薬が有効なことがある．漢方医学でいう補剤やサイコ剤が使用される．身体の調子を整えることによって，炎症性疾患になりにくくすることを目指す．抗菌薬の投与量の減少や，通院回数も減らすことが期待できる．投与量は，2〜4歳では成人の投与量の1/3，4〜7歳で1/2，7〜15歳で2/3をそれぞれ目安とする．

症例：4歳男児

粘膿性鼻汁が持続し，急性中耳炎を繰り返す．食欲があまりなく，やせている．

ツムラ黄耆建中湯2.5g　1日1回　1か月間投与

感冒を罹患しやすい子どもには小柴胡湯を，胃腸が弱い子どもには黄耆建中湯・小建中湯，易感染性・アレルギー疾患の合併には柴胡清肝湯などを考える．1か月間投与しても改善がみられない場合には，他の漢方薬に変更することも考える．

副作用，注意事項

副作用[6,7]

繁用される3つの漢方薬に含まれる，注意が必要とされる生薬について記述する（❻）．

- マオウは交感神経刺激作用があるので，重症高血圧，甲状腺機能亢進症，排尿障害のある患者，高齢者には注意が必要である．
- 過敏性反応による肝機能障害・間質性肺炎は，いずれの漢方薬でも起きうるが，オウゴンでの報告が多い．

肝機能障害：投与2〜4週間くらいで発症する．発疹などの症状が出現することはなく，健診で見つかることもある．多くの場合は薬剤の中止で改善する．肝機能を定期的に調べることを薦める．西洋薬に比べて，発生頻度は高くはないと考えられている．

間質性肺炎：早期に発見して適切な処置を施行しないと，不幸な転帰をとる可能性もある．服薬から2か月以内に発症することが多く，咳嗽，労作時呼吸困難などの臨床症状を呈し，X

❻ 繁用される漢方薬に含まれる生薬の副作用

	カンゾウ	マオウ	オウゴン	サンシシ
葛根湯加川芎辛夷	●	●		
荊芥連翹湯	●		●	●
辛夷清肺湯			●	●

●は生薬が含まれることを表す．

線検査では肺スリガラス様陰影を認める.
- カンゾウは，低カリウム血症，偽アルドステロン症，ミオパチーが生じる可能性がある．多くの漢方薬にカンゾウが含まれているので，漢方薬を2剤以上併用する際は特に注意が必要である．
- サンシシは，長期間の投与により，腸間膜静脈硬化症が報告されている[8]．腹痛，下痢などの症状を呈することもあるが，自覚症状のないことも多い．健診や，他の病気の精査のために施行された検査で，偶然に発見されることもある．下部消化管内視鏡検査では上行結腸の粘膜の青銅色への変化や管腔の狭小化，CT検査では腸管壁や腸間膜に一致した石灰化像により診断される．

保険適応

- 繁用される3つの漢方薬はいずれも慢性鼻炎，蓄膿症の保険適応がある．それ以外の漢方薬には副鼻腔炎の適応がないので，保険適応に合致している随伴症状の記載が必要である．地域によっては，漢方医学的な症状詳記によって保険診療での処方が認められることもある．

インフォームド・コンセント

① 漢方薬は安全であると信じている患者も多いので，副作用があることを伝える．
② 漢方薬の治療にも限界があることを伝える．
　急性副鼻腔炎：中等症・重症であれば，漢方薬単独の治療にこだわらずに，積極的に抗菌薬を併用したほうがよい．
　慢性副鼻腔炎：半年程度の治療で症状・所見に変化がないときは，治療法を再検討する．その際に，手術も治療法の選択肢の一つとして考える．

（齋藤　晶）

文献

1) 山中　昇ほか．急性鼻副鼻腔炎診療ガイドライン　2010年版．日鼻誌 2010；49：143-247．
2) 春名眞一．慢性副鼻腔炎に対する鼻副鼻腔内視鏡手術—新たな手術分類とその評価．日耳鼻 2013；116：1140-3．
3) 間島雄一ほか．慢性副鼻腔炎に対する辛夷清肺湯の効果．耳鼻臨床 1992；85：1333-40．
4) 竹内万彦ほか．副鼻腔炎に対するマクロライド療法．小児科 2006；47：1249-54．
5) 加藤昌志ほか．鼻茸を伴う副鼻腔炎の辛夷清肺湯治療．耳鼻臨床 1994；87：561-8．
6) 木内文之ほか．漢方薬使用上の注意と副作用．平成22・23年度厚生労働科学研究費補助金地域医療開発基盤推進研究事業「統合医療を推進するための日本伝統医学の標準化」研究班編．日本伝統医学テキスト　漢方編．2013. p284-91．
7) 新井　信．方剤からみる漢方　副作用．日本東洋医学会学術教育委員会編．専門医のための漢方医学テキスト．南江堂；2009. p124-31．
8) 大津健聖ほか．漢方薬内服により発症した腸間膜静脈硬化症の臨床経過．日消誌 2014；111：61-8．

9 ─ 嗅覚異常

本項に出現する漢方薬
- 葛根湯加川芎辛夷（カッコントウカセンキュウシンイ）②
- 加味帰脾湯（カミキヒトウ）⑬⑦
- 辛夷清肺湯（シンイセイハイトウ）⑭
- 当帰芍薬散（トウキシャクヤクサン）㉓

はじめに

　嗅覚異常には量的異常と質的異常が含まれる．量的異常とは狭義の嗅覚障害を指し，においの感じ方が弱くなる嗅覚低下やまったくにおいを感じることができない嗅覚脱失が含まれる．一方，質的異常には，「においの感じ方が以前と比べて変わった」「すべてのにおいが同じにおいとして感じる」「突然，鼻や頭の中ににおいが現れる」「常ににおいを鼻や頭の中で感じている」などの異嗅症や，嗅覚過敏が含まれる．嗅覚異常で医療機関を受診する患者の大部分が量的異常であり，質的異常は量的異常に合併して出現することが多い．異嗅症や嗅覚過敏が単独の症状として現れる場合は，中枢疾患や精神疾患をその原因として考える必要がある．

　量的異常の原因として最も多いのは，慢性副鼻腔炎やアレルギー性鼻炎，鼻中隔弯曲症など，鼻副鼻腔疾患によるものであり，呼吸性嗅覚障害を示すことが多い．次いで多いのは，感冒後嗅覚障害である．感冒後嗅覚障害は中高年の女性に発生頻度が高く，男女比は1：5である．病態としては，ウイルスによる嗅神経の障害が起こり，嗅粘膜性嗅覚障害に分類されているが，原因ウイルスについては特定されていない．その他の原因として，頭部顔面外傷，薬物性，先天性，頭蓋内疾患，神経変性疾患などによる中枢性嗅覚障害などがある．外傷性嗅覚障害は，嗅覚専門外来をもつ施設では3番目に頻度が高く，鼻副鼻腔疾患，感冒後と合わせて3大原因となる．さらに，原因不明の嗅覚障害も比較的高い頻度で存在する[1]．

　原因が異なれば治療も異なるが，原因によっては有効な治療法が見出されていないものもある．本項では，原因別にみた嗅覚障害の治療方法について概説する．

嗅覚障害の治療の現状

アレルギー性鼻炎

　アレルギー性鼻炎では主症状の一つである鼻閉により嗅覚障害が発生するが，鼻閉の改善により嗅覚障害も改善するため，嗅覚障害に対する特別な治療はなく，アレルギー性鼻炎診療ガイドラインに基づいた治療が推奨される．特に鼻閉の改善が目的となるため，ロイコトリエン拮抗薬

や鼻噴霧用ステロイドが治療の中心となる．病変が高度で，薬物治療で改善が得られない場合には，鼻粘膜レーザー焼灼術，粘膜下下鼻甲介骨切除術などの手術の適応となる．大部分が呼吸性嗅覚障害であるため，総じて予後は良好である．

慢性副鼻腔炎

　嗅覚障害の原因として最も多い．特に好酸球性副鼻腔炎では，発症早期に嗅覚障害が出現するとされており，疾患の発生や再発の指標として重要である．本疾患での嗅覚障害は大部分が呼吸性嗅覚障害に含まれており，治療として副腎皮質ステロイドが有効であり，内服，点鼻，噴霧と病状に応じて使い分ける．しかし，再発が多いことも本疾患の特徴の一つであり，気管支喘息発作や感冒により再発することが多い．また，副腎皮質ステロイドは副作用の点から長期投与が困難であり，投与経路，投与量に工夫と細心の注意が必要である．

　非好酸球性副鼻腔炎でも嗅覚障害は起こる．非好酸球性副鼻腔炎で罹病期間が長い症例や高齢者では嗅粘膜性嗅覚障害を合併し，混合性嗅覚障害となることもある．副鼻腔炎の治療に加えて，神経再生を目指した治療も必要となる．好酸球性副鼻腔炎，非好酸球性副鼻腔炎いずれも，薬物治療で回復が得られない場合は内視鏡による手術を行う．

感冒後嗅覚障害

　ウイルスによる嗅粘膜の障害によって起こる，嗅粘膜性嗅覚障害とされている．嗅神経は唯一，再生能力を有する神経細胞であるため，時間はかかるが回復の可能性がある．かつては副腎皮質ステロイドの点鼻療法が行われていたが，治療期間が長期に及ぶことが多く，かつ有用性に関するエビデンスもないことから，漢方薬も一つの選択肢として使用されるようになっている．

外傷性嗅覚障害

　嗅神経軸索の断裂による末梢神経性嗅覚障害と，嗅球よりも中枢の傷害による中枢性嗅覚障害とに分けられる．末梢神経性嗅覚障害では，発症後まもない時期には副腎皮質ステロイドが用いられることがあるが，多くの患者は受傷後，長期の経過後に受診することが多く，神経再生を期待して漢方薬が用いられる．

薬物療法のフローチャート ❶

慢性副鼻腔炎

- 好酸球性副鼻腔炎では，副腎皮質ステロイドが有効である．好酸球性副鼻腔炎は鼻茸と粘稠な鼻汁とともに嗅覚障害の早期出現が特徴であり，副腎皮質ステロイドはそれらの病変に著明な有効性を示す．内服から開始し，液剤の点鼻，さらには噴霧と，症状に応じて減量する．副腎皮質ステロイドの使用にあたっては副作用の出現に注意が必要であるが，減量あるいは中止により症状，所見が再発するため，使用法に悩ましいところがある．
- 非好酸球性副鼻腔炎に対しては，14員環系マクロライド製剤の少量長期投与，カルボシステインなどの気道粘液調整薬，消炎酵素薬とともに，副腎皮質ステロイドの点鼻療法を併用する．

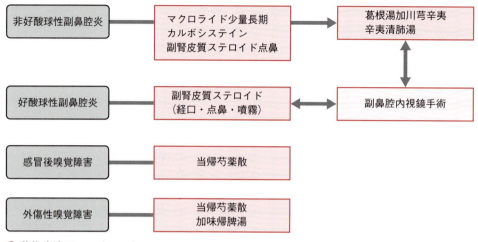

❶ 薬物療法フローチャート

漢方薬としては，葛根湯加川芎辛夷，辛夷清肺湯を用いる．3か月を目処に治療を行い，効果が十分でない場合は副鼻腔内視鏡手術を行う．

感冒後嗅覚障害

- 長らく副腎皮質ステロイドの点鼻療法が行われてきたが，その作用機序に関しては明らかにされていない．感冒罹患後の急性期で鼻粘膜に炎症が残存している時期には，消炎効果を期待して副腎皮質ステロイドの内服あるいは点鼻療法が用いられる．
- 本疾患が中高年の女性に多いことから，当帰芍薬散が用いられる．当帰芍薬散にはエストロゲンの増加作用，中枢での神経成長因子活性亢進作用を有することが動物実験で証明されている．嗅神経は元来，再生能力を有しており，その再生に当帰芍薬散が効果を与えている可能性が考えられる[2]．
- 当帰芍薬散により70％以上の改善率が得られるが，治癒までの期間は非常に長く，1年以上を有する．3か月を目処に使用し，効果が得られない場合は薬剤の変更を検討する．
- 加味帰脾湯に含有されるソウジュツ，ニンジン，ブクリョウ，オンジ，サンソウニンにも神経保護作用および神経成長因子産生促進作用が報告されているため，当帰芍薬散が無効な症例や男性患者では本剤による改善の可能性も考えられる．

外傷性嗅覚障害

- 副鼻腔炎による嗅覚障害や感冒後嗅覚障害と比べて予後が不良である．初診時の嗅覚検査で障害程度がより軽度な例，高齢者よりも若年者で，若干ではあるが予後が良好である．
- 急性期では，副腎皮質ステロイドにより障害粘膜に生じる炎症を制御し，嗅覚障害の改善の可能性がある．
- 慢性期では，神経再生作用を期待し，当帰芍薬散，加味帰脾湯などが用いられる．

処方の実際

慢性副鼻腔炎（非好酸球性副鼻腔炎）

非好酸球性副鼻腔炎の場合

クラリシッド®，クラリス®（クラリスロマイシン）200mg　1日1回
ムコダイン®（L-カルボシステイン）1錠（500mg）　1日3回
リンデロン®点鼻液（ベタメタゾンリン酸エステルナトリウム）3〜4滴　両鼻　1日2回
葛根湯加川芎辛夷2.5g　1日3回
辛夷清肺湯2.5g　1日3回

　クラリスロマイシン少量とムコダイン®を併用し2〜3か月間投与する．同時にリンデロン®点鼻液を1日2回，懸垂頭位にて両鼻に点鼻し，点鼻後は1〜2分間，懸垂頭位を保つ．咽頭に下垂する点鼻液はうがいで洗い流す．マクロライド無効例あるいはさらに長期投与が見込まれる例には，葛根湯加川芎辛夷または辛夷清肺湯をムコダイン®と併用する．

症例：64歳女性

　18歳時に慢性副鼻腔炎で両側Caldwel-Luc手術施行．その後も後鼻漏が持続し，58歳時に当科受診．ダーゼン®（セラペプチダーゼ），ムコダイン®を処方されるも症状は改善しなかった．多忙時にめまいも生じるためメリスロン®（ベタヒスチン）も投与されていた．カルシウム拮抗薬を内服中のため，クラリスロマイシンは内服できなかった．60歳時に葛根湯加川芎辛夷を投与したところ，後鼻漏の訴えは消失し，内視鏡検査でも篩骨洞の浮腫性病変と粘性鼻漏は消失した．

感冒後嗅覚障害

3か月で改善が得られる場合は，自覚的あるいは検査による改善が得られなくなるまで気長に投与する

当帰芍薬散2.5g　1日3回

　発症1〜2週以内に受診する例では，ステロイドの内服あるいは点鼻が有効なこともあるが，このような早期に受診する症例はほとんどない．ほとんどの患者は，発症後1か月以上経ってから受診する．発症後数か月経過した患者でも，あるいは他院で治療を行われていた患者でも，当帰芍薬散が有効なことがある．有効例では投与開始3週頃から，なんらかのにおいがするようになったと言う．何のにおいかわからないが，常に嫌なにおいがすると訴えることもあるが，これは改善の兆しであると説明している．治癒と軽快を合わせた改善率は，内服開始1年で約50％，1年6か月で75％程度であるので，患者が納得するまで，あるいは検査上の改善がなくなるまで気長に内服を続けてもらう．

症例：50歳女性

　感冒に罹患．鼻閉，発熱などは改善したが，においがしない状態が続いたため近医を受診．メチコバール®（メコバラミン）とリンデロン®点鼻液を処方され，1か月間使用したが嗅覚

の改善を認めなかったため当科紹介となった．基準嗅力検査で検知域値，認知域値とも4.8と高度低下の状態であった．当帰芍薬散内服後，嗅覚は徐々に改善し，発症1年後に認知域値1.4とほぼ正常域に戻ったため，投薬を中止した．

…… **外傷性嗅覚障害**

受傷後まもない症例，嗅覚検査で脱失には至っていない症例

当帰芍薬散2.5g　1日3回
加味帰脾湯2.5g　1日3回

　予後が不良な疾患である．発症後1年以上経過し，嗅覚が残存していない症例では治療による効果は望めない．発症後，数か月の症例，嗅覚検査で嗅力が残存している症例，若年例では改善が期待できる．しかし，治療期間は感冒後嗅覚障害と同様，かなり長期に及ぶ．当帰芍薬散が無効な症例で，加味帰脾湯に変更したところ改善した症例や，その逆の症例もある．

症例：56歳女性

　自宅で飲酒後，台所で転倒し後頭部を打撲した．意識消失はなかった．翌日，嗅覚低下と味覚低下に気づいた．味覚低下はすぐに改善したが，嗅覚が改善しないため，受傷10日後に当科受診となる．初診時，基準嗅力検査で認知域値5.8と嗅覚脱失の状態であった．受傷直後であり，リンデロン®錠を6錠/日から4日ずつ漸減で投与したが，感冒様症状を訴えたため終了し，当帰芍薬散に変更．投与1か月目でにおいがするようになったが，常にポップコーンのような変なにおいがするようになった．経過とともに自覚的にも検査上も嗅覚は改善し，6か月後にはにおいをかなり感じるようになった．しかし，個々のにおいの違いはわかるが，それが何のにおいかまではわからなかった．投与1年後には何のにおいかわかるものが増え，1年6か月後にはほぼにおいの種類がわかるようになったため投与終了となった．終了時点での認知域値は−1.4と正常に復した．

副作用，注意事項

- 当帰芍薬散の副作用は少ないが，まれに胃腸障害，吐き気を訴える症例がある．
- 葛根湯加川芎辛夷，加味帰脾湯にはカンゾウが含まれており，偽アルドステロン症が現れやすくなる．また，低カリウム血症の結果として，ミオパチーが現れやすくなる．グリチルリチン酸は尿細管でのカリウム排泄促進作用があるため，併用により血清カリウム値の低下が促進されることが考えられる．

インフォームド・コンセント

① 慢性副鼻腔炎は好酸球性副鼻腔炎と非好酸球性副鼻腔炎とで治療方法が異なる．両者を鑑別し，好酸球性副鼻腔炎に対してはステロイド治療が中心となり，非好酸球性副鼻腔炎にはマクロライド療法，漢方療法などいくつかの選択があることを説明する．また，2～3か月の内服や点鼻治療で改善が得られない場合には，手術でも回復する可能性があることを説明する．
② 感冒後嗅覚障害でも気長に治療することにより，70％程度の改善が得られる．治療中に異嗅症が出現することがあるが，回復の一つの徴候であることを説明する．
③ 外傷性嗅覚障害は改善率の低い疾患であるが，発症早期，非脱失例，若年例では改善する症例もあり，患者が納得するまで治療を続ける．
④ 原因不明の嗅覚障害も存在するが，当初，原因不明とされていた症例が，CT などの画像診断で副鼻腔炎による嗅覚障害と診断されることもある．特に嗅裂炎の診断は難しく，嗅裂までの内視鏡検査や CT を用いないと，わからないことがある．的確な診断をくだすことが重要であり，はじめから原因追及の努力をすることなく，治らないと告げることは避けるべきである．
⑤ 嗅覚が改善しない症例のみならず，回復の途上にある症例に対しても，「食品の腐敗」「ガス漏れ」「煙」などに気づきにくいことを説明し，日常生活上での注意喚起を促す．また，自分自身のにおいがわからないため，衛生面で無頓着にならないよう，逆に過剰に香水など化粧品をつけすぎないよう，注意する．

（三輪高喜）

文献

1) 三輪高喜．嗅覚障害の疫学と臨床像．日医雑誌 2014；142：2626-3．
2) 三輪高喜．神経性嗅覚障害．MB ENT 2010；110：30-5．

10 ―口内炎・舌痛症

本項に出現する漢方薬

- 温清飲（ウンセイイン）(57)
- 黄連解毒湯（オウレンゲドクトウ）⑮
- 黄連湯（オウレントウ）(120)
- 加味逍遙散（カミショウヨウサン）㉔
- 甘草瀉心湯（カンゾウシャシントウ）
- 桂枝加朮附湯（ケイシカジュツブトウ）⑱
- 桂枝茯苓丸（ケイシブクリョウガン）㉕
- 牛車腎気丸（ゴシャジンキガン）(107)
- 五苓散（ゴレイサン）⑰
- 柴胡桂枝乾姜湯（サイコケイシカンキョウトウ）⑪
- 柴朴湯（サイボクトウ）(96)
- 三黄瀉心湯（サンオウシャシントウ）(113)
- 滋陰降火湯（ジインコウカトウ）(93)
- 四物湯（シモツトウ）(71)
- 芍薬甘草湯（シャクヤクカンゾウトウ）(68)
- 十全大補湯（ジュウゼンタイホトウ）㊽
- 修治附子末（シュウチブシマツ）
- 小柴胡湯（ショウサイコトウ）⑨
- 真武湯（シンブトウ）㉚
- 通導散（ツウドウサン）(105)
- 桃核承気湯（トウカクジョウキトウ）(61)
- 当帰芍薬散（トウキシャクヤクサン）㉓
- 人参湯（ニンジントウ）㉜
- 人参養栄湯（ニンジンヨウエイトウ）(108)
- 麦門冬湯（バクモンドウトウ）㉙
- 八味地黄丸（ハチミジオウガン）⑦
- 半夏厚朴湯（ハンゲコウボクトウ）⑯
- 半夏瀉心湯（ハンゲシャシントウ）⑭
- 白虎加人参湯（ビャッコカニンジントウ）㉞
- 六君子湯（リックンシトウ）㊸
- 立効散（リッコウサン）(110)
- 六味丸（ロクミガン）(87)

はじめに

難治性口内炎や舌痛症は，耳鼻咽喉科領域の漢方治療のなかでも最も challenging な領域の一つであろう．筆者自身も，西洋医学的に考えられる薬剤をすべて投与しても改善せず，頭の中が真っ白になり，次の一手が思い浮かばなかった経験がある．漢方薬は，こうした難治性疾患にも有効なことがある．西洋医学で治せなかった患者さんが笑顔になっていくのは，まさに東洋医学の醍醐味である．

本項では，初学者でも漢方治療に取り組みやすいよう，病名投与的な使用方法を含めた処方の一例を紹介したい．なお，網羅的な解説や基本的な理論に関しては，すでに優れた総説[1,2]が出版されており，一読されることをお勧めする．

口内炎・舌痛症の治療の現状

口内炎

　副腎皮質ステロイド軟膏（トリアムシノロンアセトニド〈ケナログ®口腔用軟膏〉，デキサメタゾン〈デキサルチン®口腔用軟膏〉など）や，アズレンスルホン酸（アズノール®）の含嗽薬・トローチ・軟膏，ビタミンA・B製剤の内服などが用いられる．ベーチェット病や難治性咽頭潰瘍に対してはコルヒチンが用いられることもある．また，ベーチェット病では近年，抗TNF-α抗体であるインフリキシマブ（レミケード®）とアダリムマブ（ヒュミラ®）がそれぞれブドウ膜炎と腸管ベーチェット病に対して適応となったが，これらの薬剤投与に伴い，口腔粘膜症状の改善をみることもある．

舌痛症

　舌痛症は「舌に持続的な自発痛，異常感を訴えるが，それに見合うだけの器質的変化がないもの」と定義される．治療としては，非ステロイド性抗炎症薬（NSAID），ビタミンB_{12}製剤（メチコバール®），亜鉛製剤であるポラプレジンク（プロマック®），ヒスタミンH_2受容体拮抗薬であるラフチジン（プロテカジン®），含嗽薬などが用いられる．三環系抗うつ薬のアミトリプチリン（トリプタノール®）や選択的セロトニン再取り込み阻害薬（SSRI）のパロキセチン（パキシル®），セロトニン・ノルアドレナリン再取り込み阻害薬（SNRI），抗痙攣薬であるクロナゼパム（リボトリール®）やプレガバリン（リリカ®）などが用いられることもある．星状神経節ブロックが行われることもある．

薬物療法のフローチャート ❶

口内炎

- 半夏瀉心湯を第一選択とする．効果が不十分な場合，芍薬甘草湯を加え，甘草瀉心湯の近似処方とする．カンゾウには急迫症状を治す働きがある．
- 黄連湯も口内炎に適応があり，使いやすい．
- ほかにも，オウレンやオウゴンといった消炎作用をもつ生薬を含んだ処方を考慮する．黄連解毒湯，三黄瀉心湯，温清飲などが候補となる．それぞれを処方する際の参考所見として，黄連解毒湯は顔面の紅潮，三黄瀉心湯（オウレン，オウゴン，ダイオウで構成）なら便秘，温清飲（黄連解毒湯＋四物湯）なら皮膚のかさつきや舌の色が薄いなどの血虚（貧血）傾向が挙げられる．
- 副腎皮質ステロイド軟膏やアズレンスルホン酸含嗽薬（アズノール®うがい液）・トローチ（アズノール®ST錠）などと併用してもよい．ヘルペス性口内炎では抗ウイルス薬（バラシクロビル〈バルトレックス®〉など）を併用する．
- 口腔乾燥を伴う場合は，麦門冬湯や白虎加人参湯，柴胡桂枝乾姜湯を使用する．麦門冬湯を第一選択とし，口腔内の発赤や口渇が強い場合には白虎加人参湯を，体力低下や不眠を伴う場合には柴胡桂枝乾姜湯を用いる．シェーグレン症候群であればセビメリン（エボザック®，サリ

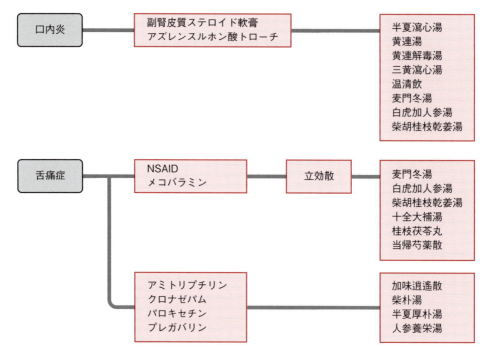

❶ 薬物療法のフローチャート

グレン®），ピロカルピン（サラジェン®），人工唾液（サリベート®エアゾール）を併用してもよい．
- がんに対する放射線治療や化学療法が計画されている場合には，口内炎や嘔気，食欲不振などの副作用軽減目的に十全大補湯を投与する．治療の約2週間前より内服を開始し，口内炎や嘔気などで内服できなくなるまで服用する[3]．

舌痛症
- 第一選択としては，立効散が挙げられる．
- ほかに，加味逍遙散，柴朴湯（半夏厚朴湯＋小柴胡湯），半夏厚朴湯，麦門冬湯，白虎加人参湯などの使用頻度が高いと報告されている[1]．
- 処方を決める際には，舌所見から，気血水や陰陽，虚実のどこに異常があり，整える必要があるのかを考える．一例として，舌が浮腫状で大きく，舌縁に歯痕を伴う場合には，浮腫の改善を期待できる五苓散や真武湯を考慮する．
- 筆者の外来では，胃腸虚弱や溝状舌，口腔乾燥症，冷えを伴った症例が多いため，こうした場合の処方の概略を以下に示す．
- 胃腸虚弱を伴う場合，六君子湯や人参湯（冷え症の場合）を考慮する．舌に白苔がみられることもある．
- 溝状舌を伴う場合には，気陰両虚（気力の低下＋水分不足）によるものと気血両虚（気力の低下＋貧血）によるものがある．前者では発赤が強く，乾燥でひび割れたような舌所見が特徴であり，滋陰降火湯や六味丸を考慮する．後者で舌色は白色に近い淡紅色で，十全大補湯や人参

養栄湯の使用を検討する．
- 口腔内乾燥を伴う場合は，前述の口内炎の際と同様に処方する．
- 冷えが疼痛の増悪因子である場合は，ブシの使用を検討する．ブシ単独では処方できないため，ブシが含まれている処方（牛車腎気丸，八味地黄丸，真武湯，桂枝加朮附湯など）のなかから，体質に合わせて検討する．冷えが強い場合，さらにブシを増量する．ブシとの相性がいいが，もともとブシが含まれていない処方としてはほかに，人参湯，芍薬甘草湯，当帰芍薬散などがあり，ブシ末と組み合わせて処方する．ブシの処方に不慣れであれば，中毒を避けるため，少量（0.5g/日）ずつ，冷えや疼痛の改善を確かめながら増量してくとよい．
- 冷えや痛みの原因として瘀血（血流障害）が考えられる場合，桂枝茯苓丸，当帰芍薬散，加味逍遙散，通導散，桃核承気湯などの駆瘀血薬を考慮する．暗赤色の舌色や，舌下静脈怒張などの所見が参考となる．桂枝茯苓丸は比較的体力があり，がっちりした体格の人に，当帰芍薬散は体が細く色白な人に，加味逍遙散は精神症状が強い人に用いる．

処方の実際 （漢方薬の分量はツムラでの1回量）

口内炎

副腎皮質ステロイド軟膏などと併用してもよい

ケナログ®口腔用軟膏0.1%（トリアムシノロンアセトニド）1日3回患部に塗布
半夏瀉心湯2.5g　1日3回：第一選択

半夏瀉心湯単独で効果が不十分な場合

半夏瀉心湯2.5g　1日3回 ＋ 芍薬甘草湯2.5g　1日1回　眠前：甘草瀉心湯の近似処方
半夏瀉心湯2.5g　1日3回 ＋ 黄連解毒湯2.5g　1日3回：重症者や体重が重い場合

ほかに使いやすい処方

三黄瀉心湯2.5g　1日3回：便秘を伴う場合
三黄瀉心湯2.5g　1日3回 ＋ 修治附子末0.5g　1日3回：便秘と冷えを伴う場合
黄連解毒湯2.5g　1日3回：顔面の紅潮を伴う場合
温清飲2.5g　1日3回：皮膚のかさつきや貧血を伴う場合

症例：79歳男性

　半年前から口内炎を反復するという．軟口蓋，頰粘膜，口唇に数mm大〜2cm大のアフタ性病変の出現と消失を繰り返した．舌はやや暗紫色で，舌苔は黄色〜茶色．便秘あり．冷えで痛みが増悪．採血上異常なし．咽頭培養では *Candida albicans*（＋）．メチコバール®，アズノール®ST錠，フロリード®ゲル（ミコナゾールゲル）で改善せず．半夏瀉心湯（2.5g　1日3回）と黄連解毒湯（2.5g　1日3回）の併用で病変は軽度縮小．便秘と冷えを参考に，三黄瀉心湯（2.5g　1日3回）とブシ末（0.5g　1日3回）の併用に変更．口内炎の頻度は減少した．

シェーグレン症候群や口腔内乾燥症の場合

サリベット®エアゾール　1回1〜2秒，1日4〜5回噴霧
麦門冬湯3g　1日3回：第一選択
白虎加人参湯3g　1日3回：口腔内の発赤や口渇が強い場合
柴胡桂枝乾姜湯2.5g　1日3回：体力低下や不眠がある場合

···· 舌痛症

数種類の薬剤を組み合わせることが多い

メチコバール®（メコバラミン）1錠（500μg）　1日3回
リリカ®カプセル（プレガバリン）1錠（75mg）　1日2回
立効散2.5g　1日3回：第一選択

舌がビリビリする，と訴える患者が多いため，鎮痛補助薬を併用することが多い．

胃腸虚弱を伴う場合

六君子湯2.5g　1日3回：第一選択
人参湯2.5g　1日3回：冷え症の場合
人参湯2.5g　1日3回　＋　修治附子末0.5g　1日3回：冷え症が強い場合

冷えで舌の痛みや胃腸症状が増悪する場合は，人参湯に修治附子末を0.5g/日ずつ増量していく．

溝状舌で，舌色が淡紅色の場合

十全大補湯2.5g　1日3回：第一選択
人参養栄湯3g　1日3回：精神症状が強いとき

症例：70歳女性

1か月前から舌が割れて痛いという．他院でトランサミン®（トラネキサム酸），半夏瀉心湯，ケナログ®口腔用軟膏を処方されるも効果なし．舌は淡紅〜白色で，薄い白苔あり．3本の舌溝を認めた．十全大補湯（2.5g　1日3回）を開始したが不安症状が強く，人参養栄湯（3g　1日3回）に変更．痛みは初診時の1/3ほどまで減少した．

口腔内乾燥を伴う場合

前述の，口腔内乾燥を伴う口内炎と同様に処方する．

症例：89歳女性

4年前から舌が乾燥しピリピリ痛いという．他院での採血，上部消化管内視鏡で異常なく，含嗽薬，トローチを処方されたが改善なし．舌はやや乾燥傾向．採血では血清亜鉛62μg/dL

と低値．抗 SS-A 抗体，抗 SS-B 抗体ともに陰性．咽頭培養では Candida glabrata（＋）．プロマック® 顆粒（1g/日），リボトリール®（0.5 mg/日），麦門冬湯（3 g　1 日 3 回）で舌の乾燥感は改善し，疼痛による夜間不眠は消失した．

瘀血や冷え症を伴う場合

桂枝茯苓丸 2.5 g　1 日 3 回：比較的体力がある人に
当帰芍薬散 2.5 g　1 日 3 回：体が細く色白な人に
当帰芍薬散 2.5 g　1 日 3 回 ＋ 修治附子末 0.5 g　1 日 3 回：上記＋冷え症の人に
加味逍遙散 2.5 g　1 日 3 回：精神症状が強い人に

副作用，注意事項

- 半夏瀉心湯や黄連解毒湯などに含まれるオウゴンには，まれではあるが間質性肺炎や肝機能障害の副作用がある．
- ブシにも舌や口唇のしびれ，動悸，のぼせ，悪心などの副作用がある．特に舌や口唇のしびれはブシ中毒の初期症状として知られているので，出現した際には服用を速やかに中止するよう，初回投与の際には説明することを忘れてはならない．
- カンゾウによる偽アルドステロン症も有名である．血圧上昇のほか，下腿浮腫，低カリウム血症による脱力などが症状である．漢方薬を 2 剤以上同時に処方する際には，カンゾウの合計量が 1 日量として 3 g を超えないように心がけたい．

インフォームド・コンセント

① 難治性口内炎では，悪性腫瘍や，膠原病（ベーチェット病，シェーグレン症候群など），皮膚疾患（天疱瘡，類天疱瘡，扁平苔癬など）との鑑別が重要である．疑わしい場合に細胞診や生検，採血などを治療と同時に行う．経過の長い症例では，漫然と治療を継続するだけではなく，こうした疾患の可能性があることや，各種検査が現時点で正常であっても，後の経過で診断がつく症例も存在することを，一度は説明すべきである．膠原病内科や皮膚科との連携も重要である．

② 口内炎を伴った薬疹では，口腔内の疼痛が強いために，皮膚科を経由せずに耳鼻咽喉科を最初に受診することもある．重症薬疹のスティーブンス-ジョンソン症候群では失明をきたすこともあるほか，死亡例もあり，早急な治療が必要な疾患であることを忘れてはならない．診察時には軽症であっても，口内炎や皮疹が拡大した際や眼症状が出現する際には速やかに医療機関を受診するように説明する．

③ がん患者の口内炎では，口腔癌（再発を含む），ヘルペス性口内炎，口腔カンジダ症は常に考慮する必要がある．放射線治療や抗がん剤に伴う口内炎にヘルペスやカンジダが合併していることもある．痛みの性状や変化に日頃から耳を傾けつつ，局所を注意深く観察したい．

④ 舌痛症患者のなかには，症状の改善がないためにドクターショッピングを繰り返し，医療機関を転々と受診している人も多い．こうした場合に筆者は，「経過が長いようなので，良くなるのに少しお時間をいただいてもいいですか？ 今回処方する薬で仮に良くならなくても，知恵を絞りますので，私の外来に通い続けて下さい」と申し添えるようにしている．私見だが，こうしたケースでは，ドクターショッピングを止めさせることが治療の第一歩である．

（山内智彦）

文献

1) 王　宝禮．口腔疾患に対する漢方医学　第4回―口内炎・口腔乾燥症・舌痛症・味覚障害・顎関節症・歯周病・口臭症・口腔不定愁訴の漢方治療の考え方．歯薬療法 2012；31：67-82.
2) 伊藤　隆ほか．舌痛症に対する随証漢方治療の検討．日口粘膜誌 2008；14：1-8.
3) 木下優子，矢久保修嗣．緩和ケアにおける漢方治療．日気食会報 2009；60：379-83.

11 ―味覚障害

本項に出現する漢方薬

- 胃苓湯（イレイトウ）⑪⑤
- 茵蔯蒿湯（インチンコウトウ）(135)
- 茵蔯五苓散（インチンゴレイサン）(117)
- 温経湯（ウンケイトウ）(106)
- 黄連解毒湯（オウレンゲドクトウ）⑮
- 黄連湯（オウレントウ）(120)
- 牛車腎気丸（ゴシャジンキガン）(107)
- 五苓散（ゴレイサン）⑰
- 柴胡桂枝湯（サイコケイシトウ）⑩
- 滋陰至宝湯（ジインシホウトウ）(92)
- 炙甘草湯（シャカンゾウトウ）(64)
- 十全大補湯（ジュウゼンタイホトウ）㊽
- 潤腸湯（ジュンチョウトウ）(51)
- 小柴胡湯（ショウサイコトウ）⑨
- 清暑益気湯（セイショエッキトウ）(136)
- 大柴胡湯（ダイサイコトウ）⑧
- 竹筎温胆湯（チクジョウンタントウ）(91)
- 人参湯（ニンジントウ）㉜
- 人参養栄湯（ニンジンヨウエイトウ）(108)
- 八味地黄丸（ハチミジオウガン）⑦
- 半夏瀉心湯（ハンゲシャシントウ）⑭
- 白虎加人参湯（ビャッコカニンジントウ）㉞
- 平胃散（ヘイイサン）(79)
- 補中益気湯（ホチュウエッキトウ）㊶
- 麻子仁丸（マシニンガン）(126)
- 六君子湯（リックンシトウ）㊸
- 竜胆瀉肝湯（リュウタンシャカントウ）(76)
- 六味丸（ロクミガン）(87)

〔煎じ〕
- 味麦益気湯（ミバクエッキトウ）

はじめに

味覚は五感の1つであり，甘味，塩味，酸味，苦味の4基本味に，うま味，辛味を加えた6つから成っている．まさに，人生を楽しむために非常に大切な感覚である．そして，味覚が障害されると栄養摂取も障害されるため，味覚障害への対処は栄養学上も重要である．

本項では，第一選択治療とされる亜鉛補充によっても味覚の改善がないか，不十分である場合や，症状改善までに時間がかかる場合の漢方薬の導入について概説する．嗅覚も味覚の形成にたいへん重要な感覚であるが，嗅覚障害による味覚異常は風味障害として分け，ここでは味覚障害のみを取り上げることにする．

味覚とは

味覚は，舌に分布する味蕾で感じとられ，味覚受容体を介して膜電位を活性化し，脳に伝えられることによって生じる．味覚を感じるには，味の成分を味蕾細胞に唾液で運搬し，神経を介して伝達するステップが必要であるため，唾液分泌量の低下も味覚障害と深くかかわっている．ま

た，食物の温かさや食物のにおい，舌ざわりなどは直接神経を刺激して大脳皮質味覚野に伝達され，基本味と合わせて味覚を形成している．このような機序から，味覚障害は，味覚受容体細胞の神経障害および味覚伝導路である舌咽神経や顔面神経の神経障害で起こることに加え，口腔乾燥など口腔疾患や全身状態の悪化によっても引き起こされる．

このように，味覚は複雑な感覚の統合から成るため，味覚障害の原因は多岐にわたり，同定することが難しい場合が多い．『味覚障害診療の手引き』[1]によれば，味覚障害患者はこの10年間で1.8倍に増加している．特発性，亜鉛欠乏性，薬剤性の3大原因のほかに心因性の増加がみられ，難治になるほど心因性の要素が加味されるといわれている．

味覚障害の診断と治療の現状

味覚障害の診断

電気味覚検査（300点），濾紙ディスク検査（300点）は，保険適応が認められている．

A 電気味覚検査（electrogustometry：EGM）：定量検査

舌に電気的に直流の陽極刺激を与えると金属のような味が感じられる．その感じられるときの電気量（dB）で比較する．左右差6 dB以上で，有意差ありとする．定量性に優れる，支配神経ごとに検査できる，検査時間が短い，などの利点がある．問題点としては，金属味であること，30 dBくらいの強い電流では三叉神経刺激と区別が難しい，などがある．

B 濾紙ディスク検査：定性検査

希釈された溶液を濾紙片に付けて舌咽神経領域と鼓索神経領域に分けて味覚閾値を検査する（❶）[2]．甘味（ショ糖），塩味（食塩），酸味（酒石酸），苦味（塩酸キニーネ）の4味質，5段階に希釈されている．甘味・塩味・酸味・苦味の4基本味の味質を同定でき，神経支配領域別に検査できることが特徴である．問題点としては，EGMに比べて検査に時間がかかること，濃度が5段階で定量性が十分とは言いがたいことが挙げられる．

C 唾液分泌機能検査

唾液分泌が減少すると，口腔内が乾燥し，味覚異常の原因や悪化要因となる．シェーグレン症候群などの原因疾患を除外する．唾液の分泌障害は特に高齢者で多くみられるので，その程度を把握することも治療において役立つ．

D 口腔内・舌乳頭の観察

味覚は舌，軟口蓋，下咽頭などに分布する味乳頭に存在している味蕾で感受される．これがなんらかの原因により器質的に障害を受けると，味覚障害の原因になる．口腔ケアが適切になされているか，乾燥がないか，舌乳頭の減少はないかを観察することは，漢方処方を決定するうえでも大いに役立つ．

たとえば，重度の亜鉛欠乏性味覚障害患者や鼓索神経切断後患者では，舌乳頭は扁平状になり

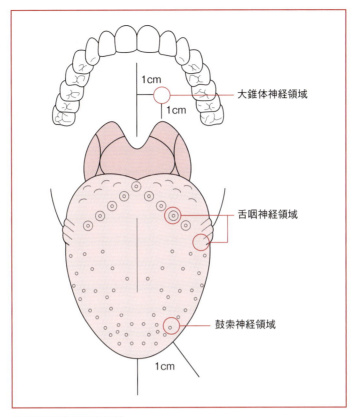

❶ 味覚検査の測定部位
(黒野祐一編. 口腔・咽頭疾患, 歯牙関連疾患を診る. ENT 臨床フロンティア. 中山書店；2013[2]. p296 より)

血管の流入もほとんど認められないと報告されている[3]．漢方医学的には，舌乳頭の消失した舌を鏡面舌といい，血の不足や腎気の不足を示唆するとされている．乾燥が著しい場合には，滋陰剤という，潤いを与える働きのある漢方薬を選択すると効果があることが多い．

E 補助的な検査

　亜鉛を含む微量金属を測定する血液検査，味覚障害をきたすような疾患の精査，栄養状態の評価などがある．また，濾紙ディスク検査では，第5味といわれる「うま味」を測定することができない．グルタミン酸ナトリウム溶液を用いてうま味感受性検査を行ったところ，うま味感受性のみが低下している患者が16％も存在したという報告もあり，うま味についても検討する価値がある．

F 問診事項

　感冒罹患歴，頭頸部の外傷・手術歴，薬剤の内服（薬剤名と服用期間，味覚障害の出現時期との関連）[4]，味覚障害の期間，口腔内の症状（舌炎，口内乾燥など），全身性疾患の有無，嗅覚障害の有無（風味障害との鑑別），心因性要素（ストレスによる症状の増悪の有無，適宜 SDS などの心理学テスト）である．また，治療による症状の改善をみるうえでは，VAS (Visual Analogue Scale)

が，自覚症状を定量化するのに適している．

味覚障害の治療

A 亜鉛補充療法[5]

味覚障害の治療の第一選択は，亜鉛補充療法である．亜鉛はカキ，ウナギ，ゴマ，ヒジキなどの海藻類，肉類などに多く含まれ，1日の所要量は成人男性で12 mg，女性では9 mgとされているが，味覚異常の治療には1日50 mgは必要ともいわれている．亜鉛は吸収されにくく大半が体外に排出されるので，レモンなどに含まれるクエン酸やビタミンCとともに摂取し亜鉛の吸収を良くする工夫が必要である．

内服薬としては，硫酸亜鉛300 mg/日かポラプレジンク（プロマック®150 mg/日）の服用を最低3か月間行う．亜鉛補充による自覚症状の治癒率は60～70％，改善以上は70～90％で，症状発現から受診までの期間が6か月未満であると改善率が高く，改善までの期間も短い傾向にあったと報告されている．鉄欠乏性があれば鉄剤も服用する．

B 口腔ケア

まず口腔内を清潔に保つことが重要である．口腔内の感染の有無をチェックし，毎食後のうがい励行やブラッシング，口腔内が乾燥しないよう保湿などの口腔ケアを行うよう指導する．特に，がん化学療法に伴う味覚障害の場合には，口内炎のリスクも軽減できるので，積極的に行うべきである．

味覚障害の原因と改善率

味覚障害の原因は多岐にわたる．味覚障害患者1,059例を検討した報告[6]によると，味覚障害の原因では特発性が最も多く18.2％で，以下，心因性17.6％，薬剤性16.9％，亜鉛欠乏性13.5％，感冒後12.5％，鉄欠乏性4.2％となっている．そのうち転帰が確定しえた680例における自覚症状の改善率は，感冒後，鉄欠乏性，亜鉛欠乏性では70～80％と比較的良好であったが，外傷性は最も低く16.7％，そして心因性も46％と低かった．また，症状出現から受診までが6か月以上の例に対し，6か月未満の例では改善率が有意に良好であったという．

近年，心因性の味覚障害が増加しているとされており，まさに心身を同一とみる漢方医学の役割が期待される分野といえるだろう．

薬物療法のフローチャート ❷

味覚障害において主に考えなければならないのは，寒熱（冷えているのか，熱がこもっているのか，どちらでもないのか）と陰虚（潤いがない状態ではないか）である．

味が薄く感じる場合

- 味が薄く感じる場合や，処方に迷う場合には，補中益気湯が第一選択である．補中益気湯は，ニンジン，ビャクジュツ（もしくはソウジュツ），オウギ，トウキ，サイコ，チンピ，タイソウ，

味覚障害

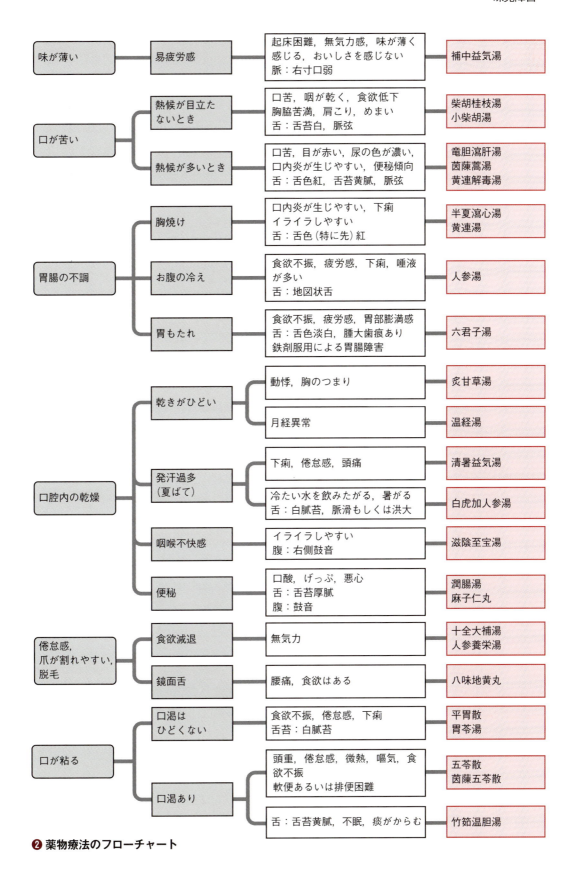

❷ 薬物療法のフローチャート

ショウキョウ，カンゾウ，ショマの10種類の生薬からなる．漢方医学的には，単に気を補うばかりでなく，めぐりを改善する働きがある．

- 津田玄仙は，『療治経験筆記』の中で，補中益気湯の使用目標として，手足倦怠，語言軽微，眼勢無力，口中生白沫，食失味，好熱物，当臍動気，脈散大而無力を挙げており，このうち1つでも当てはまれば，補中益気湯を処方する価値があると述べている．よって，「固ヨリ脾胃虚シテ食モ糠ヲカム様ニ味カナキヲ強ニ…」すなわち脾胃が虚して，食事も糠を噛むように味がない状態があれば，補中益気湯を処方することが薦められている．

口が苦い場合

- 『黄帝内経 素問』に「肝気熱，則胆泄口苦」（肝気が熱すると胆汁が泄し口苦となる）とあるが，漢方医学では，口苦は肝気鬱結という，気分がふさいだり，ストレスがかかったりした状態の生体反応の一つととらえられることが多い．
- のどが乾いたり，食欲が低下したり，肩こりやめまいがあり，熱候がはっきりしない場合には，小柴胡湯や柴胡桂枝湯を用いる．
- 胸脇苦満と上腹部の膨満感がはっきりしていて便秘があるような場合には，大柴胡湯を用いる場合もある．
- 目が赤い，尿の色が濃い，口内炎が生じやすい，便秘傾向，舌色紅，舌苔黄膩などの熱が体内にあるような症状を伴うときには，清熱作用，すなわち熱を冷ます力の強い漢方薬――竜胆瀉肝湯，茵蔯蒿湯，黄連解毒湯――を選択する．

胃腸が弱い場合

- 胸焼けがあり，口内炎が生じやすい，下痢をしやすいといった場合には，半夏瀉心湯，黄連湯がよい．
- お腹が冷えると調子が悪く，食欲不振を訴え，唾液が多く，口渇はあまり訴えない場合には人参湯がよい．
- 人参湯が適している場合でも，胃もたれや腹部膨満を訴える場合には，六君子湯がよい．
- 鉄欠乏性の味覚障害で鉄剤による胃腸障害を訴える場合も，六君子湯により脾胃を補うと，胃腸障害が改善し，鉄剤のコンプライアンスが良くなり，早期に症状が改善することが多い．

口腔内の乾燥を訴える場合

- 口腔内の乾燥感を訴える場合には，「滋陰」（潤わすこと）が必要である．
- 乾燥感がひどい場合で，動悸や胸のつまりを訴える場合には炙甘草湯を用いる．
- 女性で月経異常を訴える場合には温経湯を用いる．滋陰作用が足りない場合には，炙甘草湯と温経湯を併用する．処方を併用する際には，カンゾウによる偽アルドステロン症の発症に十分に注意する．
- 夏ばての際にみられるような発汗過多などによって，口腔内が乾燥し，倦怠感，下痢，頭痛などを伴う場合には，清暑益気湯を用いる．倦怠感が強い場合には，補中益気湯と併用すると，味麦益気湯の方意となり，さらに効果が上がることもある．

- 口腔内が乾燥し，熱感があるため冷たい水を飲みたがり，舌が膩苔(じたい)（舌苔が厚くてペンキを塗ったようになっていること）をかぶっている場合には，白虎加人参湯がよい．
- 咽喉不快感があり，イライラしやすく，右側鼓音を認める場合には，滋陰至宝湯がよい．
- 便秘がある場合で，舌が膩苔をかぶっており，腹診で鼓音を認める場合には，麻子仁丸や潤腸湯がよい．

血虚（爪が割れやすい，脱毛，倦怠感）
- 血虚の症状があり，食欲減退や無気力などの気虚の症状を兼ねる，気血両虚の場合には，十全大補湯，人参養栄湯を用いる．倦怠感などよりも，不安感などの精神症状が強い場合には人参養栄湯のほうがよい．
- 鏡面舌（表面が平滑で，舌乳頭の退縮が認められ，舌苔をかぶらない状態）があり，食欲がある場合には，八味地黄丸を用いる．血虚があるときは腰痛や下半身の冷えを伴うことが多いので，それにも八味地黄丸は有効である．．

口が粘る場合
- 口渇があまりひどくない場合で，食欲不振や体が重い感じ，下痢を伴う場合には，平胃散，胃苓湯を用いる．
- 口渇があって，膩苔をかぶる場合には，竹筎温胆湯を用いる．

特に注意すべきこと

A 加齢と味覚障害
- 味覚障害による受診患者としては，65歳以上の高齢者の症例が増加しており，高度高齢化社会に向け，今後も症例数の増加が予想される．これは，加齢により味覚機能の生理的低下が起こるためと考えられる．
- 60歳を超えると舌乳頭の数が減少し，残存する乳頭も小型化・扁平化して，乳頭辺縁の不整・肥厚・角化・終末血管の不明瞭化などがみられるようになる．
- それに加え，高齢者の味覚障害の発現には唾液分泌機能の低下や，咀嚼能力の低下・義歯使用などの口腔環境の変化，加齢に伴う全身疾患の増加とそれによる服用薬の増加など，さまざまな因子が関与しているものと考えられる[7]．
- 高齢者においても治療の第一選択は亜鉛補充療法であるが，漢方薬の併用も有効であることが多い．漢方医学的には，加齢とともに気血や腎気が不足することによってさまざまな機能が衰え，口渇も出現しやすくなると考えられている．そこで，高齢者の味覚障害には，主に気血両虚を補う十全大補湯や人参養栄湯，腎気を補う八味地黄丸，牛車腎気丸，六味丸などが有効な場合が多い．

B がん化学療法と味覚障害
- がん化学療法を受ける患者の約60％がなんらかの味覚異常を訴える．化学療法薬の種類により発現時期は異なるが，早ければ2,3日後から，多くの場合は治療開始3週間より発現し，継

❸ **CTCAE ver 4.0 における有害事象の Grade 定義**

CTCAE v4.0 Term	CTCAE v4.0 Term 日本語	Grade 1	Grade 2	Grade 3	Grade 4	Grade 5	（注釈）
Dysgeusia	味覚異常	味覚の変化はあるが食生活は変わらない	食生活の変化を伴う味覚変化（例：経口サプリメント）；不快な味；味の消失	—	—	—	食物の味に関する異常知覚．嗅覚の低下によることがある

(有害事象共通用語規準 v4.0 日本語訳 JCOG 版. http://www.jcog.jp/doctor/tool/ctcaev4.html[9]より)

続する．自然に回復することはあっても，西洋医学的治療法で効果的であると示されたものはない．

- がん化学療法による味覚異常の症状は，「味がわかりにくい」「味がない」「苦く感じる」などに加え「金属のような味」「砂を噛んでいるような感じ」などと訴えられることが多い[8]．CTCAE ver 4.0 による味覚障害の Grade 評価を❸に示す[9]．

- 化学療法のレジメンに含まれる薬物により，障害される部位が異なると考えられる．5-FU 系薬剤は粘膜障害が起こりやすく，味蕾の障害を引き起こす．また，パクリタキセルやドセタキセル，ビンクリスチン，ビンブラスチンなどは末梢神経障害による味覚異常を引き起こすとされている．また，特に頭頸部領域の悪性腫瘍に対する放射線化学療法では，唾液腺や頭頸部領域の神経障害が発生するため，味覚障害を生じやすく，回復が難しい場合が多い．

- 基本的な治療は，通常の味覚障害と同様であるが，がん患者は体力を消耗しやすく，気血両虚になりやすいことから，十全大補湯や人参養栄湯，補中益気湯などの補剤が有用である場合が多い．また，放射線化学療法後で，特に粘膜乾燥を伴う場合には，滋潤作用のある方剤を選択するか，組み合わせるとよい．基本的には，❷に従って処方する．

- 症例を挙げる．54 歳女性で，右術後乳癌に対し，右乳癌温存療法＋センチネルリンパ節切除術が施行された．術後，ドセタキセルを含む補助化学療法が施行され，ドセタキセルの副作用の味覚異常が出現するも回復していた．放射線治療（26Gy/13fr）を開始後，2 週間ほどで味覚異常が出現し，全身倦怠感もあったため，補中益気湯の内服を開始したところ，内服 1 週間後には味覚回復が認められた．

副作用，注意事項

- 漢方方剤にも有害事象発現の可能性がある．定期的な血液検査や診察により有害事象を早期に診断し，重篤化を予防することが，漢方方剤を安全に使用するためには必要である．
- カンゾウ含有方剤を処方する場合には偽アルドステロン症を，特にオウゴン含有方剤を処方する場合には薬物性間質性肺炎の発症に注意する．漢方方剤の名称のみではなく，カンゾウ，オウゴン，マオウ，ジオウ，ダイオウなど，含まれている生薬についても知識をもつことが重要である．詳しくは，1 章「3. 選び方と使い方（副作用，薬物相互作用）」の項（p. 12）を参照されたい．

● 傾聴 ●

　近年，西洋医学においても，EBMではとらえきれない，患者を個としてとらえることの必要性も主張されるようになり，補完的な意味をもつ考えとしてnarrative based medicine（NBM）が提唱されてきた[10]．NBMの研究が進むに伴い，医学の実践や研究，教育にとって興味深く重要な，いろいろな学問分野に橋をかけるということが強調されつつある．なぜNBMを学ぶことが必要かという理由については，以下の点が挙げられる．

「治療の過程」において，
- 患者のマネージメントにおける全人的なアプローチを促進する．
- それ自体が本質的に治療的あるいは緩和的である．
- 治療上の新しい選択を示唆したり生み出したりする必要がある．

　以上の点は，漢方医学においてもよく当てはまり，漢方医学は，NBMを実践してきた医学といえる．その教育自体も，「口承伝統」に近い形で発展してきた．各個人の訴えを「傾聴」し，その個人に適した治療計画を設定し，実践することが重視されている．これは，証の決定へと昇華されていく．

　漢方においては，同じ症状でもその部位や随伴する症状によって用いる方剤が異なるが，自覚症状の詳細な聴取により，方剤の使用目標を検討し，さらに症例を重ねることによって精度の高い治療に結びつけることができるのである．また，傾聴ばかりでなく，日常診療における診察所見（西洋医学的所見を含む）のなかに漢方的な意義を見出すことも可能であり，証の決定や治療に結びつく．西洋医学的な所見や，ある疾患群のなかでもある特定の訴えをする群には漢方方剤が高い確率で有効である，などの今までは気づかなかった治療上の新しい選択を生み出し，漢方医学を鍵として，日本独自の耳鼻咽喉科学が発展を遂げることができるのではないかと期待される．

- 味覚障害においては口腔乾燥感を訴える場合が多いので，顆粒もしくは細粒の漢方方剤の服用が難しい場合が多い．その場合には錠剤もしくはカプセル製剤を選択する，お湯に溶かして服用させる，氷漢方を作製する，とろみゼリーを使うなどの工夫が必要である．

インフォームド・コンセント

① 特に頭頸部癌の場合は嚥下が困難となる場合が多いため，服用方法についてのアドバイスが必要となる．
② 味覚障害では，心因性の要素が大きい傾向があるので，傾聴（コラム参照）が必要である．
③ 漢方方剤を処方する場合，一見味覚障害とは関係ないような症状が処方決定の手がかりとなることが多い．これは，漢方医学が患者という人全体をみる全人的医療であるため，どこのバランスが崩れているのかを知るために必要であるということを前置きしたうえで問診したほうが，患者の不安が和らぐ．

結び

　漢方用語で記載すると非常に難解となってしまうため，できるだけ現代医学用語と基本的な漢方用語を使うにとどめた．さらに勉強を深めたい方は，症状からではなく，ぜひ漢方医学そのものを勉強して自分のものとして頂きたい．

（小川恵子，古川　仭）

文献

1) 池田　稔編．味覚障害診療の手引き．金原出版；2006.
2) 黒野祐一編．口腔・咽頭疾患，歯牙関連疾患を診る．ENT臨床フロンティア．中山書店；2013.
3) 井之口昭ほか．味覚障害診療ガイドライン作成に向けて味覚障害の診断．口腔・咽頭科 2012；25：7-10.
4) 田山理恵ほか．味覚障害患者の服用薬の実態調査．日本病院薬剤師会雑誌 2012；48：605-8.
5) 愛場庸雅ほか．味覚障害診療ガイドライン作成に向けて　味覚障害の治療法とその効果．口腔・咽頭科 2012；25：11-6.
6) 坂口明子ほか．味覚障害1,059例の原因と治療に関する検討．日耳鼻 2013；116：77-82.
7) 北川善政ほか．高齢者と味覚障害 update．Geriatric Medicine 2011；49：573-9.
8) 菅　幸生ほか．がん化学療法による嗅覚異常の実態調査および味覚異常との関連．癌と化学療法 2011；38：2617-21.
9) U. S. Department of Health and Human Services, National Institutes of Health, National Cancer Institute. Common Terminology Criteria for Adverse Events（CTCAE）version 4.0. 有害事象共通用語規準 v4.0 日本語訳JCOG版．http://www.jcog.jp/doctor/tool/ctcaev4.html
10) トリシャ・グリーンハル，ブライアン・ハーウィッツ編．斎藤清二ほか訳．ナラティブ・ベイスト・メディスン―臨床における物語りと対話．金剛出版；2001.

12 — 口腔咽頭乾燥

本項に出現する漢方薬

- 越婢加朮湯（エッピカジュツトウ）㉘
- 加味逍遙散（カミショウヨウサン）㉔
- 桂枝茯苓丸（ケイシブクリョウガン）㉕
- 五苓散（ゴレイサン）⑰
- 柴胡加竜骨牡蛎湯
  （サイコカリュウコツボレイトウ）⑫
- 柴胡桂枝乾姜湯（サイコケイシカンキョウトウ）⑪
- 滋陰降火湯（ジインコウカトウ）㊦
- 滋陰至宝湯（ジインシホウトウ）㊚
- 十全大補湯（ジュウゼンタイホトウ）㊽
- 小柴胡湯（ショウサイコトウ）⑨
- 清暑益気湯（セイショエッキトウ）⑯
- 当帰芍薬散（トウキシャクヤクサン）㉓
- 麦門冬湯（バクモンドウトウ）㉙
- 八味地黄丸（ハチミジオウガン）⑦
- 半夏厚朴湯（ハンゲコウボクトウ）⑯
- 白虎加人参湯（ビャッコカニンジントウ）㉞
- 防已黄耆湯（ボウイオウギトウ）⑳
- 竜胆瀉肝湯（リュウタンシャカントウ）㊀
- 六味丸（ロクミガン）㊇

はじめに

　口腔や咽頭の乾燥感の原因はさまざまである．西洋医学的には，実際に唾液分泌能の低下を認める症例と，唾液分泌能は正常であっても自覚的に乾燥感を訴える症例とに大きく分けられる．唾液分泌能が低下する疾患としては，シェーグレン症候群に代表される粘膜乾燥症候群が挙げられるが，膠原病以外でも加齢や薬物，精神的ストレスによる交感神経緊張に基づくものが日常よく見受けられる．また唾液分泌能が実際には低下していないにもかかわらず乾燥感や粘つき感を訴えるものが耳鼻咽喉科外来では多い．

　当院を 2013 年の 1 年間に受診した口腔咽頭乾燥症状の患者の年齢別分布を検討してみると，圧倒的に高齢者が多い（70 歳以上が 65 %）ということがわかる．したがって治療も高齢者に対する戦略が重要である．高齢者における問題点は，加齢に伴う唾液分泌能の低下，基礎疾患に対する薬物による影響，独居や健康不安などに伴う精神的ストレス，などである．したがって，高齢者症例は口腔咽頭乾燥の普遍的なモデルとも考えられる．

口腔咽頭乾燥の治療の現状

　西洋医学的なアプローチのポイントは，本症状の原因の究明につきる[1]．口腔乾燥症と口渇の病因は種々様々であり，近年特に増加傾向の糖尿病や薬物などによる医原性のものも含めて，紙数の関係上成書に譲りたい．

　シェーグレン症候群をはじめとする膠原病に伴うものは，ステロイドを中心とした膠原病治療

が中心になる．症候としての口腔咽頭乾燥感を改善させるためには，人工唾液や保湿薬，唾液腺ホルモン（パロチン®），ムスカリン作動薬（セビメリン〈サリグレン®〉，ピロカルピン〈サラジェン®〉），気道粘液調整薬（カルボシステイン，アンブロキソールなど）などを随時組み合わせて処方する．

加齢に伴うものでは，ステロイド以外で，上述のような薬剤を用いることが一般的である．ただし，すでに多種類の薬剤を投与されている症例がほとんどであるため，安易な薬剤追加は慎み，むしろ薬剤を減らす姿勢が必要であろう．

精神的ストレスが原因と考えられるものでは，マイナートランキライザーを中心とした処方となる症例が多い．

東洋医学的な口腔咽頭乾燥に対する考え方

東洋医学的問診では，口腔咽頭の乾燥感についての質問は，患者の燥湿の状態を知るうえで必須項目である．この際，乾燥感を口渇と口乾に分けて考える．のどが渇いて，水や湯茶を飲むことを欲するものを口渇といい，その程度の激しいものを東洋医学では「煩渇引飲（はんかついんいん）」という．口渇とは別に，口内が乾燥して唾液の分泌が少なく，口に水を含んで湿らすことは欲するが，飲むことは欲しないものがあり，これは口乾として口渇とは区別しなければならない．

薬物療法のフローチャート

❶に診断と治療のフローチャートを示した．西洋医学的診断が優先されることは論を待たない

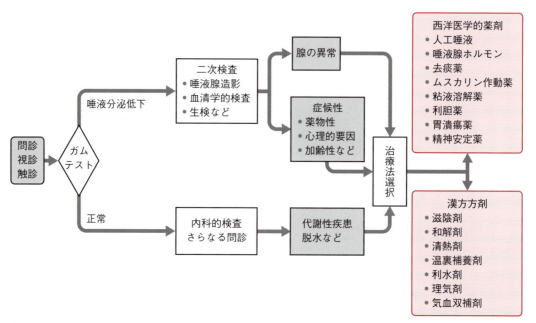

❶ 診療フローチャート

❷ 口腔咽頭乾燥に用いられる漢方薬

方剤名	分類	表裏寒熱虚実	処方のポイント
六味丸	滋陰	裏熱虚証	足のほてり，夜間頻尿，易疲労，耳鳴
滋陰降火湯	滋陰	裏熱虚証	皮膚乾燥，浅黒い，頑固な咳，粘稠痰，舌無苔
滋陰至宝湯	滋陰	裏熱虚証	微熱，自汗，盗汗，肝鬱傾向
麦門冬湯	滋陰	裏熱虚証	激しい咳，咽喉不利，心下痞
清暑益気湯	滋陰	裏熱虚証	熱中症，口渇，多汗，尿量減少，心煩，夏やせ
白虎加人参湯	清熱	裏熱実証	口渇，多汗，尿自利，脱水，薬剤性口腔乾燥
竜胆瀉肝湯	清熱	裏熱実証	舌乾燥，黄色膩苔，下焦湿熱，口苦，目の充血
五苓散	利水	裏熱虚証	口渇，尿不利，自汗
防已黄耆湯	利水	裏寒虚証	多汗，多飲，下肢浮腫，水太り
越婢加朮湯	利水	表熱実証	口渇，浮腫，尿不利，目の充血，眼瞼浮腫
八味地黄丸	温裏補養	裏寒虚証	排尿障害，下肢冷え，舌湿淡白，耳鳴
小柴胡湯	和解	裏熱虚証	口中不快，舌湿薄白苔，胸脇苦満
柴胡桂枝乾姜湯	和解	裏寒虚証	虚弱，神経質，盗汗，頭汗，冷え，口乾
加味逍遙散	和解	裏熱虚証	多愁訴，寒熱錯雑，精神不安，心気症的傾向
半夏厚朴湯	理気	裏寒実証	梅核気，みぞおちの閉塞感，神経質
十全大補湯	気血双補	裏熱虚証	顔色不良，皮膚枯燥，易疲労，溝状舌，舌無苔

が，そのうえで，東洋医学的な観点からの薬物療法が推奨される．❷に，各方剤を用いるときのポイントをまとめた．

処方の実際

唾液分泌能の低下している症例（シェーグレン症候群など）

膠原病は，東洋医学的には慢性炎症性疾患であり，基本に瘀血が存在すると考えられる[2]．したがって，漢方薬として効果が期待できるのは，駆瘀血剤を中心とした方剤である．芎帰調血飲第一加減が適当であるが，医療用エキス剤にはないので，桂枝茯苓丸と当帰芍薬散を合方すると近い方意となる[2]．

しかしながら，実際の外来診療では，膠原病内科などですでに治療を受けていることが多く，ほとんどの場合，対症的に治療することになる．口腔の乾燥に加えて，口渇が強く，実熱を伴う場合には，白虎加人参湯の効果が期待される．

症例：51 歳女性

主訴：口腔乾燥と舌の違和感・味覚の低下．

既往歴：10 年前からシェーグレン症候群および関節リウマチのため膠原病内科にて加療中で，ステロイド，抗リウマチ薬，胃粘膜保護薬，解熱鎮痛薬など多数の薬剤を内服中である．

現病歴：X 年 11 月初め頃より，従来の口腔乾燥感が増悪し，舌の乾燥感および違和感とともに味覚の低下を自覚するようになってきたために 11 月 12 日初診．

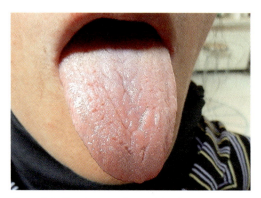

❸ 51歳女性，シェーグレン症候群

現症と経過：身長153 cm，体重43 kg，BMI＝18.4．血圧101/63 mmHg，脈拍71/分．尿検査異常なし．耳・鼻所見に特に異常を認めない．口腔内は舌を中心に乾燥傾向で，舌は淡紅，全体的には皺状で，中央から後方にかけて，両側方に黄色膩苔を軽度認める（❸）．味覚異常は，簡易味覚検査で甘味の低下が認められ，薬剤性亜鉛欠乏も考慮されるために血液検査を実施した．口乾を訴え，口渇は軽度であったが，軽度ながら黄色膩苔を伴うことから実熱と判断して，清熱剤の白虎加人参湯エキス顆粒5gを分2で7日間処方した．

第2診（11月19日）：舌の違和感・乾燥感は5/10に改善するも味覚の低下は変化なし．血中亜鉛（56 μg/mL）の低下が確認されたために，先の方剤に加えてプロマック®顆粒（ポラプレジンク）1.0gを14日間併用処方した．

第3診（12月7日）：舌乾燥感・違和感・味覚異常はほぼ消失した．

加齢に伴う症例

加齢に伴う口腔咽頭乾燥症は，西洋医学的には，同様に前述のような薬剤を併用する．漢方では，滋陰剤が中心となる．すなわち，舌の所見，寒熱の状態によって滋陰降火湯や六味丸または温裏補養剤の八味地黄丸を基本に処方する．

症例：86歳女性

主訴：口腔乾燥感と黒毛舌．

既往歴：心臓病および不眠などで従来から多数の内服あり．

現病歴：X年1月初め頃より，口腔乾燥感とともに舌に黒い苔が生えてきた．べたべたして気持ちが悪いため，かかりつけ医に相談したところ，胃薬などを処方された．しばらく経っても軽快しないために2月半ばに受診．

現症と経過：身長147 cm，体重40 kg，BMI＝18.5．耳鼻の異常なし．舌は，全体として紅色，辺縁は鏡面で無苔であるが，中央に黒毛舌を認めた（❹）．食欲良好で，胃は丈夫．便通2行/日，排尿5～6回/日．手足は冷える．就寝後に渇いた咳が出る．津虚と判断して滋陰降火湯エキス顆粒5gを分2で10日間処方した．

第2診（10日後）：口腔乾燥感は改善し，黒毛舌も減少した．希望により同方をさらに2週間処方した．

口腔咽頭乾燥

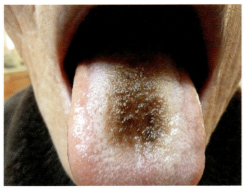
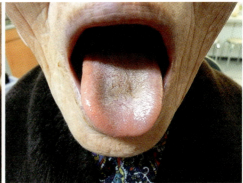

❹ 86 歳女性，黒毛舌（初診時と約 2 週後）

心因性要素の強い症例

舌や口腔咽頭に乾燥した所見がないにもかかわらず乾燥感や粘つきを訴える症例は，日常診療でよく遭遇し，しかも治療に難渋するケースが少なくない．西洋医学的には，マイナートランキライザーが中心になることが多く，漢方学的にはサイコ剤を中心とする和解剤や，半夏厚朴湯などの理気剤を中心に用いることになる．舌所見は，胖大で湿潤していることが多く，歯圧痕を認める症例がある．

症例：59 歳女性

主訴：口腔乾燥感と嚥下困難感．

既往歴：不眠症にて精神科で加療中である．

現病歴：数か月来，後鼻漏があって口腔や咽頭がべたついて食物が飲み込みにくい感じがするために数件の医療機関を受診し，副鼻腔炎を指摘された．マクロライド系抗菌薬などの薬剤を投与され治療を受けたが改善しないために受診した．

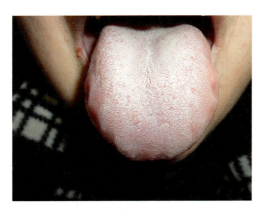

❺ 59 歳女性，いやな夢をよくみる

現症と経過：身長 154 cm，体重 53 kg，BMI ＝ 22.3．尿検査正常．顔面 X 線上で軽度の副鼻腔陰影を認め，粘性後鼻漏を認めた．舌は胖大で歯圧痕を伴い湿潤している（❺）．便通 1 行/4 日，排尿 10 回/日．毎日飲酒するが喫煙歴なし．いやな夢を見ることが多く，不安になりやすく，落ち込みやすい．寝つきが悪く，中途覚醒がある．脈沈実．腹証では，臍上悸（さいじょうき）と両

113

側の胸脇苦満(きょうきょうくまん)を認めた．実証で肝鬱傾向と判断し，便秘もあることからダイオウ含有の柴胡加竜骨牡蛎湯エキス顆粒6gを分2で10日間処方した．副鼻腔炎に対して，マクロライド系抗菌薬を併用処方した．

第2診（10日後）：べたべた感が半分ぐらいに軽減し，寝つきが良くなり，便通も改善傾向となった．鼻がかみやすくなり気持ちが楽になってきた．同方を2週間継続処方した．

副作用，注意事項

漢方方剤による副作用は，常に念頭におく必要がある．副作用の起こり方は，おおむね4種類に分類される．

- 1番目は，生薬それぞれのもつ性格によるものである．代表的なものは，ジオウ，マオウ，トウキ，センキュウ，サンソウニンなどによる消化器症状である．胃弱な患者への投与は注意が必要である．
- 2番目は，長期投与に伴う蓄積型のものである．代表例は，カンゾウによる低カリウム血症ならびにその発展した偽アルドステロン症である．高齢女性に起こりやすい傾向がある．一般的には，1日のカンゾウの量が3gを超える場合には注意が必要であり，長期投与に際しては電解質のチェックが必須である．
- 3番目は，禁忌生薬の投与によるものであり，医療過誤につながるおそれがあるので十分な注意が必要である．特に妊娠中や心疾患を有する患者へ投与する際には気をつけたい．
- 4番目は，アレルギー反応に基づくと考えられる副作用である．オウゴンによる間質性肺炎や肝機能障害が有名であるが，ほかにもケイヒ，ニンジン，オウギ，ジオウなどでアレルギーの報告があるので注意を要する．

インフォームド・コンセント

ある患者（P）と医師（D）の対話を以下に示して，説明と同意の具体例を述べたい．

患者は70歳代女性．口が渇いて，ねばねばして，ジリジリすることが主訴である．高血圧，不眠症などにて数種類の鎮静薬，降圧薬など10種類の薬物を内服中である．

P：口がねばねばして，奥のほうがジリジリ痛むんです．
D：口が渇いてジリジリするんですね？　いつ頃からですか？
P：ずっと前からです．
D：ずっとと言いますと，2, 3か月前からですか？　2, 3年前からですか？
P：10年ぐらい前からです．癌じゃないでしょうか？
D：ねばねばして痛むのは，時間帯はいつでしょうか？　朝がひどいですか？　夕方から夜の方がひどいですか？　ご飯を食べるときにはどうですか？

P：朝かな？　いつもです．朝のほうがひどいかな．癌じゃないでしょうか？
D：ご飯を食べるときはどうですか？
P：食べるときは痛くないです．ねばねばして気持ちが悪いです．
D：のどが渇いて，水が飲みたいですか？
P：口は渇くけど，水はそんなに飲みたくありません．
D：では一通り診てみましょう．耳・鼻・のどの順に診ますからね．はい，次は舌を出してみてください．はい，いいですよ．脈をとりますね．味はわかりますか？　みぞおちのこの辺は押さえて苦しい感じがありませんか？
P：押さえると少し違和感があります．味はわかりますが，おいしくありません．癌じゃないでしょうか？
D：薬をたくさん飲んでおられるようですが．
P：眠れないし，血圧が高いので．どうしてこんなに口がねばねばするのですか？
D：口が渇く原因は，主に4つあります．1つずつ考えてみましょうね．まず1つ目は，年齢です．誰でも年齢が進むとつばの出方が悪くなることがありますが，あなたの場合，ベロは渇いていませんので，それほどつばの出方は悪くなっていないようですね．
P：でもねばねばして渇くんです．
D：そうですね．気持ちが悪いですよね．2番目は，薬の影響の可能性があります．口の渇きが起こる薬は700種類もわかっています．特に安定剤や血圧の薬が影響することがあるようですね．
P：薬のせいですか？　どれをやめればいいんですか？
D：薬の可能性もありますが，必要があって出されているお薬ですので，もしそれが原因だとしても出してくださった先生に相談しないといけませんね．勝手にやめると，もともとの病気に障るかもしれませんので．
P：悪い病気でしょうか？
D：口やのどにできる癌は，できやすい条件があります．まず，男性であることです．次に，たばこを吸う人とお酒をたくさん飲む人です．どれか当てはまりますか？
P：いいえ．
D：それでは，まず，悪い病気は考えなくてもいいですね．3番目の可能性は，今のこの季節の影響ですね．空気が冷たくて乾燥していますからね．寝ていらっしゃる間に，乾いた空気を吸い込んで，朝起きたときに乾燥感が強く出ている可能性もありますね．そして最後の4番目は，鼻が悪いことが原因となっているかもしれませんね．朝方，痰がよく出るようなことがありませんか？　あるいは，いびきをよくかくと言われませんか？
P：いびきはよくかくと言われます．でも痰はそんなに気になりません．癌じゃないんですね？　それが気になって，ここへ来るまで心配で心配で，何日も眠れませんでした．
D：ではまず，寝室の加湿をしてみましょう．洗濯物を干してみてください．それと内科のかかりつけの先生に，減らしても大丈夫な薬はありませんかと相談してみましょう．
P：薬は出ないんですか？
D：薬を増やすと，ますます乾きがひどくなるかもしれませんので，今日は薬は出しません．

> まずは薬なしでいろいろと工夫してみましょう．それでもあまり変わらなければ，漢方薬で乾きを減らすような薬がありますのでそれを試してみましょう．
> P：わかりました．今度いつ来ればいいですか？
> D：2週間後でどうでしょうか？

　口腔咽頭乾燥を訴える症例は，多かれ少なかれ心因性要素を抱えているので，対処する側もそれに対抗するだけの粘り強さとエネルギーを要する．最初から薬で治そうと考えずに，それまでの患者背景を詳しく聞き出すことが肝要と考える．

（内薗明裕）

文献

1) 吉原俊雄．口腔内乾燥症の診断・治療をどのようにするか？ JOHNS 2008；10：1613-8.
2) 坂東正造ほか．膠原病（類似疾患）シェーグレン症候群．坂東正造，福冨稔明編著．山本巌の臨床漢方（下）．第1版．メディカルユーコン；2010．p1194-5.

13 — 咽頭炎・扁桃炎

本項に出現する漢方薬

- 葛根湯（カッコントウ）①
- 甘草湯（カンゾウトウ）401 *1
- 桔梗石膏（キキョウセッコウ）324 *2
- 桔梗湯（キキョウトウ）138
- 駆風解毒湯（クフウゲドクトウ）〔OTC〕
- 荊芥連翹湯（ケイガイレンギョウトウ）50
- 桂姜棗草黄辛附湯加芍薬（ケイキョウソウソウオウシンブトウカシャクヤク）45＋127
- 桂枝加葛根湯（ケイシカッコントウ）027 *3
- 桂枝湯（ケイシトウ）45
- 桂枝二越婢一湯加朮（ケイシニエッピイットウカジュツ）28＋45
- 桂枝二麻黄一湯（ケイシニマオウイットウ）
- 桂枝人参湯（ケイシニンジントウ）82
- 桂麻各半湯（ケイマカクハントウ）037 *3
- 香蘇散（コウソサン）70
- 柴胡桂枝乾姜湯（サイコケイシカンキョウトウ）11
- 柴胡桂枝湯（サイコケイシトウ）10
- 柴胡清肝湯（サイコセイカントウ）80
- 四逆湯（シギャクトウ）
- 小柴胡湯（ショウサイコトウ）⑨
- 小柴胡湯加桔梗石膏（ショウサイコトウカキキョウセッコウ）109
- 升麻葛根湯（ショウマカッコントウ）101
- 参蘇飲（ジンソイン）66
- 真武湯（シンブトウ）30
- 清上防風湯（セイジョウボウフウトウ）58
- 大柴胡湯（ダイサイコトウ）⑧
- 調胃承気湯（チョウイジョウキトウ）74
- 当帰四逆加呉茱萸生姜湯（トウキシギャクカゴシュユショウキョウトウ）38
- 排膿散及湯（ハイノウサンキュウトウ）122
- 麦門冬湯（バクモンドウトウ）29
- 半夏苦酒湯（ハンゲクシュトウ）
- 半夏厚朴湯（ハンゲコウボクトウ）16
- 半夏散（ハンゲサン）
- 補中益気湯（ホチュウエッキトウ）41
- 麻黄湯（マオウトウ）27
- 麻黄附子細辛湯（マオウブシサイシントウ）127

*1 クラシエ製薬株式会社，*2 小太郎漢方製薬株式会社，*3 東洋漢方製薬株式会社．

はじめに

　咽頭痛は日常よく起こる症状であり，耳鼻咽喉科はもちろんのこと，内科，小児科，場合により産婦人科でも診察する．西洋医学的には原因病原体，炎症の深達度によって治療が異なる．

　抗生物質の適正使用が現在問題にされるが，漢方薬にある程度習熟した医師が使い，患者も漢方薬を使うことに理解を示す場合，抗生物質の使用なしで治癒が可能である．炎症なので，『傷寒論』に書いてある方法で改善可能である．『金匱要略』は理解するのが難しいとされているので，漢方治療をこれから勉強したいという医師が漢方の考え方を学習するには『傷寒論』が最適である．傷寒の患者の治療は漢方治療の基本なので，『傷寒論』を読み理解を深め，使用することをお勧めする．

●漢方の食養生●

　『傷寒論』の薬方の説明は桂枝湯から始まる．そのなかに「桂枝湯を飲んで，そのあと熱い薄いおかゆを飲んで発汗し，薬力を助けるように，そして布団をかぶり全身から汗をうっすらとかくように」と書いてある．『傷寒論』でこのような「漢方薬を服用するときにどうすればよいのか」ということが書かれているのは，ここだけともいえる．『傷寒論』は木簡に書かれているので，不要なことは書かないし，書いてある順番にも意味がある．私の師匠である山之内慎一先生が何度となく繰り返して，「ここは重要ですよ」と教えてくださった．他の薬方でも，うっすらと汗をかいて，そのあとすっきりしたなと思ったとき，病は大体良くなっている．だから薬を渡すだけでなく，食事のことやそのあとちょっと厚着をして，かいたあと気持ちがよくなるような汗をかくようにすることも伝えておくように，と言われた．

　扁桃炎や咽頭炎の初回診察のとき足先が冷たい人がいるが，足先に携帯カイロなどを当てて温めるように促して診療を終えるようにしている．筆者自身も，体が温まっているほうが咽頭痛は早く取れ，NSAIDを使わなくても漢方薬だけで治ることを何度も経験している．

漢方治療を受ける患者さんの食事上の注意

- 食べたくないときには食べないこと．
- 少なめに食べること．腹七，八分目がいいでしょう．
- おかずを食べすぎないこと．主食と副食の割合が大体半分くらいがいいでしょう．この割合は，食事ごとになるべくくずさないこと．おかずは肉や魚などの，タンパク質の多い食品が1/3くらいで，残りの2/3を野菜と海藻にします．
- よく噛むこと．
- 体の動きに応じて食品の量を増やしたり減らしたりすること．特にあまり体を動かさない日は，少なめに食べましょう．
- 季節のものを食べること．真冬にトマトやキュウリを食べないこと．
- 体力の衰えた弱々しい人は，果物，シャーベット，アイスクリーム，生水，生魚（刺身，たたき，にぎり寿司など），一夜漬けなどの生ものをたべないこと．漬物でも古漬けはいいでしょう．
- あまり加工されていない自然に近いものを食べること．
- 酸性食品（肉類，卵，ハム，ソーセージ，バター，魚の切り身など）を食べすぎないように注意しましょう．小魚，煮干し，ごまめ，魚の干物などは，なるべく丸ごと食べましょう．
- 野菜，海藻，大豆，大豆製品（豆腐，納豆，おから，ゆば，高野豆腐）などのアルカリ性食品をつとめて食べましょう．なお野菜は火を通して，おひたしや煮つけにして，温めて食べましょう．
- 食用油は植物性のものにします．できれば黒ゴマの胡麻和え，胡麻塩など，自然に近い形で油が摂取されるほうが，より望ましいといえます．

❶ 咽頭炎・扁桃炎の重症度スコア

			0	1	2
成人	症状スコア	日常生活の困難度	さほど支障なし	支障はあるが仕事や学校を休むほどではない	仕事や学校を休む
		咽頭痛・嚥下痛	違和感または軽度	中等度	摂食困難なほど痛い
		発熱	37.5℃未満	37.5～38.5℃	38.6℃以上
	咽頭・扁桃スコア	咽頭粘膜の発赤・腫脹	発赤のみ	中等度	高度に発赤・腫脹
		扁桃の発赤・腫脹	発赤のみ	中等度	高度に発赤・腫脹
		扁桃の膿栓	なし	扁桃に散見	扁桃全体
			0	1	2
小児	症状スコア	不機嫌，活動性の低下	なし	軽度（活動性が鈍る）	高度（常時ぐったり）
		咽頭痛による摂食量の低下	なし	軽度（固形物は食べない）	高度（ほとんど食べない）
		発熱	37.5℃未満	37.5～38.5℃	38.6℃以上
	咽頭・扁桃スコア		成人と変わりなし		

軽症：合計スコア0～3点，中等症：4～8点，重症9～12点．
（原淵保明．急性咽頭・扁桃炎診療ガイドライン（案）—扁桃炎研究会—．化学療法の領域 2006；22：418-21）

咽頭炎・扁桃炎の治療の現状

　咽頭炎・扁桃炎の治療に関しては，扁桃炎研究会の急性咽頭・扁桃炎診療ガイドライン（案）がある．このガイドラインの重症度分類（❶）と，原因病原体がA群β溶血性連鎖球菌（group A beta-hemolytic streptococcus：GABHS）かそれ以外の病原体かによって，治療法を選択していく．

　重症度分類，GABHS迅速検査，血液検査，菌培養・薬剤感受性試験を行い，重症度分類で軽症で，GABHS迅速検査陰性ならば含嗽薬，消炎鎮痛薬，GABHS迅速検査陽性ならばアモキシシリン，中等症では初回アモキシシリン，増悪したらレボフロキサシンまたはセフトリアキソン，重症であればレボフロキサシンまたはセフトリアキソンを用い，中等症以上の症例では抗生物質に副腎皮質ステロイドを追加投与，という薬剤選択を西洋医学的には行う．

漢方薬の選び方

　治療概念として，漢方は患者の状態の改善を考慮するもの，西洋医学は感染の病原体を減少または殺傷することに着眼している．

　西洋医学では慢性か急性かによって治療が異なる．急性の場合や，飲食が不可能な場合，あるいは炎症が舌根～下咽頭に及ぶ場合は，管理を慎重にしたほうがよい．

　東洋医学では，急性でも病気が始まってすぐなのか，それとも5日くらい経過しているのかによって，使う薬方が違ってくる．また西洋医学と同様に，肛門側に病変が及ぶことを表裏の裏に進むと考え，病状が一段と深刻になったととらえる．漢方薬の選び方を❷～❹にまとめた．

● かぜ症候群に使う漢方薬は咽頭痛にもほぼ使える．太陽病の薬方はかぜの初期に用いると考え

❷ 咽頭炎・扁桃炎に対する漢方薬の選び方（1）

	葛根湯	麻黄湯	桂枝加葛根湯	桂枝二越婢一湯	桂枝二麻黄一湯	桂麻各半湯	升麻葛根湯	桂枝湯	香蘇散	桔梗湯	甘草湯	麻黄附子細辛湯	桂姜棗草黄辛附湯
出典	傷寒論	傷寒論	傷寒論	傷寒論	傷寒論	傷寒論	万病回春	傷寒論	和剤局方	傷寒・金匱	傷寒論	傷寒論	金匱
病位	太陽	太陽	太陽	太陽	太陽	太陽	太陽	太陽	太陽	少陰	少陰	少陰	太陰
虚実	実	実	間	間	間	間	間〜実	虚	虚	間	間	虚	虚
脈	浮実数	浮緊	浮	浮緊	浮やや弱	浮, 弱	浮・数	浮弱緩	沈・弱	数	一定でない	沈細が主, 一定でないこともある	
舌	薄い白苔	薄い白苔	薄い白苔	乾燥無苔	薄い白苔	薄い白苔	著変なし	薄い白苔	不定	微黄〜黄	一定でない	一定でない	
頭痛・頭重	◎	◎	○	◎	○	○	◎激しい	◎	○			◎	○
悪寒	◎	◎	○	○	○	○	○	◎	○			◎	○
発熱	◎	◎	◎	○	○	○	○	◎	○			◎	○
発汗	×	×	◎	○	◎	△		◎	×				△
肩・首・背中の張り	◎		◎										
くしゃみ・鼻水・鼻つまり	△	○		○		○	△		△			○	○
のどに何かつかえる													
咳	△	△		○	○	○				△	△	◎	○
口・のどが渇く				◎			△						
顔色が赤い				○	○	○							×
顔色が悪い												◎	◎
のどがチクチク痛む				◎	◎	◎				△	○	◎	
のどの発赤・腫脹・咽頭痛が激しい										◎	◎		
声がしゃがれる							○			○			
物を飲み込みにくい										◎			
濃い粘稠な痰													
下痢													
便秘													
腹痛									◎				
腹満									◎				○
浮腫				△									○
腰痛				△								○	
食欲不振									○				
不安感													
抑鬱傾向									○				
妊婦								△	△				
体がだるい	△	△					○					◎	○
目の充血・痛み, 流涙						○							
みぞおちのつかえ感													
胃の痛み													
お腹が冷える													
足が冷える													○
手足が冷える													
不眠									△				
吐き気									◎				
悪心・嘔吐									◎				
鼻が乾く							○						
肢体の痛み		◎					○						○
鼻血		△					△						
かゆみ						○							
耳閉感									◎				
薄い泡のようなつばが出る													
その他のポイント							咽痛あれば桔梗湯加える		桂枝湯が使えない者				臍とみぞおちの間に抵抗と圧痛

◎：証の決定になくてはならない症状.
○：ほとんどの場合，ある症状.
△：ある場合も，ない場合もある.
×：あってはならない症状.
（藤平 健. 藤平漢方研究所編. 漢方処方類法鑑別便覧. リンネ；1982 を参考に作成）

❸ 咽頭炎・扁桃炎に対する漢方薬の選び方 (2)

	半夏厚朴湯	麦門冬湯	参蘇飲	排膿散及湯	調胃承気湯	桂枝人参湯	四逆湯	桔梗石膏	当帰四逆加呉茱萸生姜湯	清上防風湯
出典	金匱	金匱	和剤	本朝	傷寒論	傷寒論	傷寒・金匱		傷寒論	万病回春
病位	少陽	少陽	少陽		陽明	太陰	少陰・厥陰		太陰〜厥陰	少陽
虚実	間	虚	虚	間	実	虚	虚		虚	実
脈	やや軟・やや弱		浮緩		沈実	弱	沈微・沈遅弱,浮遅弱	一定でない	沈・細	弦・やや弱
舌	白く湿潤	舌質紅く乾燥			乾燥	著変なし			湿潤無苔	
頭痛・頭重			○			○			○	
悪寒			△軽度	×	×	○				
発熱		×	○	×	○	○				
発汗							◎			
肩・首・背中の張り			△							
くしゃみ・鼻水・鼻つまり		△	○							
のどに何かつかえる	◎	△						○		
咳	△	◎	◎							
口・のどが渇く		△						○		△
顔色が赤い		△								◎
顔色が悪い										
のどがチクチク痛む	○									
のどの発赤・腫脹・咽頭痛が激しい				△				○		
声がしゃがれる	○	○								
物を飲み込みにくい	○									
濃い粘稠な痰		◎	◎							
下痢		×	○			△	◎(完穀)		△	
便秘					◎				○	△
腹痛			○						○	
腹満			○			△				
浮腫										
腰痛									△	
食欲不振			○			△			○	
不安感	○		○						イライラ,気分が沈む	
抑鬱傾向	○		○							
妊婦		△	△						○	
体がだるい			○			○				
目の充血・痛み,流涙										
みぞおちのつかえ感			◎			○				
胃の痛み						△				
お腹が冷える						○			○	
足が冷える	△					○			◎	
手足が冷える							◎		◎	
不眠	△									
吐き気	○		○			△			△	
悪心・嘔吐										
鼻が乾く			○						△	
肢体の痛み										◎
鼻血										
かゆみ										◎
耳閉感										
薄い泡のようなつばが出る							○		△	
その他のポイント	陰虚は禁忌		すでに数日を経て種々の化学製剤を使って胃の障害が出たようなとき	局所の発赤・腫脹のある者		感冒薬による胃腸障害		加味方なので病位は主薬方による	凍傷	

◎:証の決定になくてはならない症状.
○:ほとんどの場合,ある症状.
△:ある場合も,ない場合もある.
×:あってはならない症状.
(藤平 健.藤平漢方研究所編.漢方処方類法鑑別便覧.リンネ;1982 を参考に作成)

❹ 咽頭炎・扁桃炎に対する漢方薬の選び方（3）

	大柴胡湯	小柴胡湯	小柴胡湯加桔梗石膏	柴胡桂枝湯	柴胡桂枝乾姜湯	補中益気湯	荊芥連翹湯	柴胡清肝湯
出典	傷寒・金匱	傷寒・金匱	本朝	傷寒・金匱	傷寒・金匱	弁惑論	一貫堂	一貫堂
虚実	実	実	実	虚	虚	虚	少陽	少陽
病位	少陽・陽明	少陽	少陽	太陽・少陽	少陽	少陽	間	間
脈	沈実・沈遅	弦	弦	弦	弱, 浮弱	微細	弦やや緊	弦やや弱
舌	乾燥黄舌・白黄舌	乾燥白舌		やや乾燥微白舌	やや乾燥・微白苔	淡紅〜淡白	一定でない	一定でない
発症から5日以上経ったもの	○	○	○	○	○			
頭痛・頭重	○			△		△鈍痛	○	
悪寒・発熱	○	○	○	◎				
発汗				○	○上半身・顔	△寝汗・自汗		
往来寒熱	◎	◎	◎	◎	◎			
胸脇苦満	◎	◎	◎	○	△	△		△
手掌・足底に汗をかきやすい							◎	◎
首（胸鎖骨乳突筋のあたり）のこり	○	○	○	○	△			
関節痛				○				
くしゃみ・鼻水・鼻つまり	△	○						
のどに何かつかえる			○					
咳	○	○		○				△
口・のどが渇く	△		○		○			
口の中が粘つき苦い	◎	◎	◎				◎	◎
皮膚が浅黒い	△	△					◎	◎
顔面が赤い	○							
のどの発赤・腫脹・咽頭痛が激しい							△	
のどが化膿している							◎	◎
物を飲み込みにくい	○							
便秘	○	△						
下痢		△（軟便）				○		
首から上に汗					○			
手足の裏に油汗							◎	◎
口渇	◎	△			○			
のぼせ	○			◎			◎	
冷汗							◎	
腹痛		◎		○				
食欲不振	○	○		△		◎		
四肢倦怠感						◎		
イライラ		○					△	
神経質							○	○
憂鬱感								
手足が冷たい		×				△		
元気がない		○				○		
悪心・嘔吐	○	○		○				
吐き気				◎				
心悸亢進	○							
尿利減少	○							
多痰		○						
胸満・胸痛	○＋寝てばかり, 脈浮細							
臍動悸・圧痛						◎		
眠くなる						○		
立ちくらみ						○		
口内炎							△	
腹診時くすぐったがる							◎	◎

◎：証の決定になくてはならない症状.
○：ほとんどの場合，ある症状.
△：ある場合も，ない場合もある.
×：あってはならない症状.
（藤平 健，藤平漢方研究所編．漢方処方類法鑑別便覧．リンネ；1982 を参考に作成）

られるが，時に扁桃炎の初期でも太陽病で来院する場合がある．太陽病は一般に浮脈で頭痛があり，悪寒と発熱がある．このときの発熱は直線状に高くなる熱である．このような扁桃炎のごく初期で，のどがチクチク痛み始め，つばを飲んでも痛いというときには桂麻各半湯が効き，このような症状でなおかつ口渇があれば，桂枝二越婢一湯が効く．また，同様の状態で背部痛があれば桂枝加葛根湯，もしくは葛根湯が効く．

- 太陽病の時期に治療が遅れたり，医師にかからなかった場合に少陽病になる．このときの特徴は，脈は浮いてもおらず，沈んでもいない，いわゆる弦の脈で，舌に白苔が現れ，胸脇苦満や口の中が苦い，粘つくような症状が出現する．このころの熱型は弛張熱（往来寒熱）で，いったん平熱ぐらいまで下がるがまた高熱を呈してくるような熱である．主にサイコ剤のなかから証に合わせて用いる．

- 病期の進行は太陽病から少陽病になる者だけではない．急に少陰病になる，いわゆる直中の少陰といわれるものがある．脈力が急に弱く沈んでしまった場合（沈微細），発熱が続く場合でも少陰病の麻黄附子細辛湯や，四逆湯を投与しなければならないことがある．老人で顔色が悪い，背中全体が異常に寒い，のどが痛いといった場合は，麻黄附子細辛湯が第一選択となる．このような状態で扁桃に膿が生じるようになったときは桔梗湯が有効である．

- 現在はエキス剤による治療，エキス剤と西洋薬の混合治療のどちらも可能である．証をあまり考えないで使えるのが桔梗湯，甘草湯である．甘草湯は初期の場合で，発赤がなくても痛みを訴える場合に用い，咽頭に発赤があり扁桃に点々と白苔が認められるときは桔梗湯を用いる．咽頭痛があり桔梗湯が使えない症例はある．桔梗湯を試飲させたときに甘さを感じない症例では使用を避け，ほかの方剤を探すようにしている．桔梗湯や甘草湯エキスは，1包を200 mLくらいの湯に溶かし，痛いところにその溶解液がよく当たるようにうがいをするように指示する．疼痛が激しいときは1日量を3回以上に分けて何度も使ってよいことにしている．セッコウは口渇があるときに加える．高熱の感染症のときに口が渇くという場合，セッコウを加えると患者も早く楽になるので，そのような条件があれば積極的に使う．

- 太陽病期であれば，葛根湯などのその症例の証にあった方剤に桔梗湯または桔梗石膏を加える．少陽病期であれば小柴胡湯，柴胡桂枝乾姜湯などが葛根湯に代わる．マオウが入っている，汗をかかせ，熱を下げる目的で使う薬方を用いるときは，3日以内とし，次の来院を約束して帰宅させる．汗をかかせすぎると脱汗という状態になり，気分が悪くなり，ショック状態に陥ることがある．脱汗に使用する薬方には，桂枝加附子湯，茯苓甘草湯，桂枝人参湯，四逆湯がある．桂枝加附子湯は発汗が止まらず寒気がして小便が出なく手足がこわばるときに用い，茯苓甘草湯は発汗が止まらず顔面が赤く小便が出なく心下膨満や心悸亢進，身体が重く感じるときに用いる．四逆湯と桂枝人参湯は❸を参考にする．

- 舌扁桃や喉頭に炎症が波及しているときは，ハンゲの入った方剤を考慮する．

- 陰病のとき，抗生物質や非ステロイド性抗炎症薬が効かない症例がある．だいたいは足背，足底が冷たく，脈は沈のことが多い．このようなときはブシの入った方剤，すなわち麻黄附子細辛湯，桂姜棗草黄辛附湯，真武湯，桂枝人参湯（加附子），四逆湯が効く．

- エキス剤にはないが，咽頭痛に効く方剤が『傷寒論』に記載されている．半夏散，半夏苦酒湯である．半夏散と半夏苦酒湯の適応の鑑別点として，嗄声の有無が挙げられる．半夏散は，嗄

声がない，発声に問題がない咽頭痛で，甘草湯，桔梗湯で痛みが癒えないときに用いると解釈する方剤と思われる．必ず，軽くても炎症で嗄声，言葉が出せない者に使うべきで，喉頭炎がある患者に対する方剤である．

- 桂麻各半湯と桂枝加葛根湯はエキス剤がある．四逆湯（甘草湯＋カンキョウ末＋ブシ末，3：2：1．ただしカンキョウ末は保険適用の製剤はない），桂枝二越婢一湯加朮（桂枝湯＋越婢加朮湯，2：1），桂枝二麻黄一湯（桂枝湯＋桂麻各半湯，1：1），桂姜棗草黄辛附湯加芍薬（麻黄附子細辛湯＋桂枝湯，1：1）は他のエキス剤を混合し作ることができる．
- 慢性咽頭炎で感染性炎症の慢性化したものには，『金匱要略』に書いてあるどれかが効く場合があると思われるが，発声法に間違いがある場合で咽頭痛をきたしたらボイストレーニングが最適であるかもしれない．ただし嗄声がある場合は麦門冬湯や半夏厚朴湯が効く場合がある．
- 炎症が長引いた場合でも，急性期に使う太陽病の方剤が効くことがある．熱の有無だけでなく，肋骨下やそこから続く背部のあたりが痛い，苦しいというときは，胸脇苦満である場合がある．こういうときにはサイコ剤を考慮する．
- エキス剤による治療が簡便であるが，証が合っているのに効きが悪いと思ったときは，やはり煎じ薬や生薬を使用すると効く．
- 半夏散及湯（少陰病，ハンゲ6g＋ケイシ3g＋カンゾウ2g），半夏苦酒湯（少陰病，ハンゲ6g＋卵白1個＋倍量に薄めた酢を適量）はエキス剤にはないが，舌根や下咽頭～喉頭に病変があるときに効く薬方である．
- 『傷寒論』に，「少陰病，咽中傷れて瘡を生じ，語言することを能わず，声出でざる者は半夏苦酒湯を主る（少陰病で，のどがただれて炎症が咽頭から喉頭に及んで，声も出ないし言葉を語れないものは半夏苦酒湯の主治である）」とある．扁桃炎，扁桃腺膿瘍，喉頭結核，喉頭癌，口内炎，舌炎，声門炎，声帯ポリープに応用する．
- 駆風解毒湯（『万病回春』に収載）．トローチとして市販（OTC）されており，体力にかかわらず使用が可能．カンゾウの含有量も多くはない．
- 漢方薬を使用し，抗生物質も処方するときは，患者が抗生物質によって下痢をしやすいかどうか聞き，下痢をしやすい場合はホスホマイシンなど副作用として下痢が比較的少ないといわれている製剤を選択することも考慮する．

処方の実際

急性咽頭炎

症例：16歳女性

朝起きたらのどが痛いことに気づいた．咽頭の軽度発赤のみ．重症度スコアで1点．その朝，桔梗湯2.5gをうがいしながら内服し，桂枝加葛根湯2.5g内服．昼になってもまだのどの軽度の痛みがあり桔梗湯内服，夕方は痛みはなかったので内服せず．翌日の朝，のどの軽度の痛みがあり，桔梗湯をうがいしながら内服し，その後は痛みがない．

扁桃周囲炎

症例：56歳男性

受診時38.5℃の発熱，3日前から食事ができないと訴えて来院．重症度スコアで9点．白血球11,590/μL，CRP 18.74 mg/dL．桔梗湯2.5 g 1日3回，小柴胡湯2.5 g 1日3回を投与．2病日目には食事ができるようになった．同様の処方で治癒まで15日間．

舌扁桃炎

症例：29歳女性

某月9日：のどの違和感．同10日：39.5℃の発熱，嗄声．同11日：近医受診，インフルエンザ迅速検査（－），アジスロマイシン（ジスロマック®），トラネキサム酸（トランサミン®）を処方された．

同12日：咽頭痛悪化，当科初診．上咽頭に膿汁（濃い，粘液，膿性）付着．舌扁桃の腫脹．喉頭蓋に炎症が広がり発赤を認める．腫脹はない．腹診：胸脇苦満．舌診：白苔を認める．GRBAS：G2R1B2A1S1．小柴胡湯，桔梗湯，セフカペンピボキシル（フロモックス®）300 mgを投与．

同14日再診：痛みが増したということはないが良くもなっていない．昨日より咳き込んでしまう．ごはんを食べようとすると咳き込んでしまう．上咽頭の膿汁は消失．腹診：胸脇苦満（＋），臍の左上方に圧痛点，心下痞（＋）．柴胡桂枝乾姜湯＋半夏厚朴湯を処方．

同19日第3診：のどが痛い，声が出ないと訴える．変わった処方だが自宅で作ってほしいと説明し半夏苦酒湯を処方（ハンゲ2 g処方2回分）．この処方で卵を1個食べて嗄声とのどの痛みが改善し，翌日念のためもう1個作って食べたとのこと．視診上，舌根から下咽頭・喉頭に発赤・白苔を認めなかった．

副作用，注意事項

- カンゾウの成分であるグリチルリチンは尿細管でのカリウム排泄を促進し，血清カリウム値を低下させるので，低カリウム血症，浮腫，高血圧，ミオパチーなどの偽アルドステロン症を起こしやすい．利尿薬との併用は注意すべきである．田畑隆一郎は，現代は野菜の取り方が少ない食生活で，カンゾウによる浮腫が起きやすいと指摘している．消化力が衰え野菜類が十分に食べられない者では，カンゾウの含有量が多い四逆湯などの連用には注意するべきだと指摘している．慢性咽頭炎でカンゾウの多い漢方を使用するときには気をつける．
- カンゾウの量が問題になるが，急性扁桃炎時にエキス剤で小柴胡湯3包，桔梗湯3包を処方して浮腫を訴えた症例はほとんどなかった．今後，急性疾患に対するカンゾウの薬量については検討を行う必要性がある．甘草湯エキス剤には8 gのカンゾウが含まれている．

- 小柴胡湯をはじめとするサイコ剤には間質性肺炎が報告されている．インターフェロン投与中，肝硬変，肝癌，慢性肝炎で血小板が10万/mm^{3}以下の患者では投与は禁忌である．ほかに偽アルドステロン症，低カリウム血症，ミオパチー，肝機能障害，黄疸，発疹，痒疹，蕁麻疹など皮膚過敏症，食欲不振，悪心・嘔吐，下痢など腹部消化器症状，頻尿，排尿痛，血尿，残尿感などの膀胱炎症状，咳，気道過敏性を疑う症状，そのほか副作用と思われる症状が現れた場合，早急に投与を中止し適切な処置を行うことが勧められている．既存の肺疾患があった場合，間質性肺炎を合併すると予後が悪いとされている（次項 Column「小柴胡湯と漢方の副作用」参照）．
- 漢方薬は一般的に，年齢が進むと虚証の薬が合ってくる場合が多いので，高齢者を診察して実証の確信がないときは，小柴胡湯などの実証の薬は投与しないほうが無難である．

インフォームド・コンセント

① 急性病では，翌日までに効き目があるか，ないかが問題である．翌日，もしくは1包服用してもなんら症状が好転しない薬は，それ以上飲んでも効果を期待することができないので，もう一度初めから東洋医学的に診断しなおさなければならない．つまり証を取りなおすのである．したがって患者には，翌日，効果があまりないと思われたときは来院するように促す．大塚敬節先生でさえ，急性病は1日に1回か2回は診察しなくてはいけない，患者の変化に適応した方剤をそのたびに変えて処方すべき，そうすれば患者の苦痛を早くとることができる，と述べている．現在は慢性病に漢方薬が使われることが多く，多くの人が漢方は早く効かないと思っているので，そうではないことを説明しなければならない．

② カンゾウを多く使用するため，浮腫が出現しそうな症例には，甘草湯，桔梗湯は食前のうがいに使用するように（内服させない）説明することもある．

③ 治癒機構を働かすために養生が大切である．足，頸椎の第7棘突起あたりが冷えていたら保温するように説明する．粥やうどんなどの食事にしてもらい，胃の中から温めるように説明する．痛みのために飲まない食べないというのはいけない．よく食べ，よく飲むことで空腹や脱水による頭痛，疲れが起きにくくなる．

④ 夏季でも冷たい飲み物は避け，常温の水もしくはスポーツ飲料，または白湯を飲むよう勧める．スポーツ飲料と白湯の1：1の混合で飲むことも推奨する．

（内藤　雪，高木嘉子）

参考文献

1) 天津久郎. 急性咽頭炎・扁桃炎・扁桃周囲膿瘍. JOHNS 2011；27：1428-30.
2) 藤平　健. 藤平漢方研究所編. 漢方処方類方鑑別便覧. リンネ；1982. pp148-9.
3) 大塚敬節. 漢方ひとすじ―五十年の治療体験から. 日本経済新聞社；1976. p177.
4) 高木嘉子. 漢方薬を使うコツ. たにぐち書店；2006.
5) 合田幸広ほか監. 日本漢方生薬製剤協会編. 新　一般用漢方処方の手引き. じほう；2013.
6) 藤平　健. 藤門医林会編. 類聚方広義解説. 創元社；2005.

小柴胡湯と漢方の副作用

急性扁桃炎の病期の進み方を考えると，患者が外来を受診する頃には小柴胡湯の証になっていることが多い．小柴胡湯は少陽病の薬方である．小柴胡湯はサイコ剤の代表で，基本的な薬方であり，サイコ剤を勉強するときには避けて通れないものである．サイコ剤は慢性の炎症性疾患，消化器疾患，呼吸器疾患，精神科疾患などに使用され，その代表薬方である小柴胡湯を理解することが，ほかのサイコ剤を処方する際にも役に立つ．

間質性肺炎が多発した背景

しかしながら，小柴胡湯の悪名高き副作用に，間質性肺炎がある．1994（平成6）年1月から1996（平成8）年2月までに投与された症例における間質性肺炎の累積報告件数は，因果関係不明なものを含めて138例（うち16例が死亡症例）とされている．1997年の小柴胡湯の販売額は190億円，発売・販売している会社は23社であった[1]．歴史的な事実として筆者が知るところは，B型肝炎などの治療を行うときに使われ始め，効くということがいろいろな医師に伝わり，使われ，その後しばらく経ったところで，副作用報告が始まったということらしい．インターフェロンと併用したり，肝硬変または肝癌の患者に投与すると，間質性肺炎を起こし死に至ることがある．使った医師を責めるわけではないが，どうして副作用が起こったかについては，検討する必要がある．今調べられることは厚生労働省のサイトで見ることができる症例の経過と各企業が出した症例の経過で，閲覧できるものにも限りがある．

個人的な意見かもしれないが，負の遺産としてきちんと情報を整理し，なぜそのような事態が起きるのかを知識として日本の医師が知っておく必要があると思う．ウイルス性肝炎に効く薬が漢方にもあると聞いて使い始めたとき，これが少陽病の薬方だという認識を医師がもっていたかどうかが問題と思える．漢方には六病位というものがある．これは病気の進行を示すものであるが，どこまで進行したかによって，西洋医学的には同じ病気でも，使う薬方が変わってしまう．ウイルス性肝炎も進行すれば肝硬変や肝癌になるわけだが，おそらく投与時には患者は少陽病ではなく，もっと虚証であったのではないかと推測できる．六病位のうち，熱病を現す病期は薪を燃やすようなもので，太陽病は大いに燃え盛り，陰病になると炭のようになってきて，厥陰病は炭をどう触ろうと火が起こらない状態である．おそらく少陽病でないときに小柴胡湯が投与されたので，副作用として間質性肺炎が生じたのだといわれている．また，どうしてこのとき小柴胡湯が肝炎に効くという情報がどのように広まったかということにも今後他の漢方薬を使うのに際しても気を付けなくてはならない．漢方を使うとき証に随うということを知らないで処方するということに危険があることすら知らないで漢方薬を使うことはやめたほうがよいと，そろそろ気がつくべきである．

「証」こそが重要

筆者は漢方を処方したいと思ったがこのような副作用がとても怖く，その一方で，自分でものすごく効いたことがあって，漢方薬を処方することに大変な魅力も感じていたが，副作用を自分で起こすことがとても怖かった．漢方を勉強し始めたころ，漢方の講演会に行くたびに講師の先生にどうしたら副作用を起こさないか聞き，古方の勉強会でも先輩たちに同じことを質問した．答えは皆同じで，「証を考えれば副作用はほとんどない」と言うのである．そして，「繰り返し誠実に患者を診なさい」とも言われた．証が合っていない場合，患者は「薬を飲めない」とか「味が悪い」と言うし，症状に変化がみられない．

証の判定には虚実も必要な要点である．実際，山田光胤先生は「虚証を実証として治療すると実害が大きい」と述べている[2]．しかも虚実の判定はどちらかというと虚，どちらかというと実という，比較して実か虚かと考えるような場合もある．一人で患

者を診たときに頭の中に薬方が2つ以上思いついたなら，虚証の薬から使うこととも教わった．実証を虚証として治療した場合，治るはずの症状が治らない．だから虚証の薬ばかり出して的を外してばかりでは良いわけがない．どちらかというと実害が少ない虚証の薬方でも，副作用が起こることはある．あまりに的はずれな薬方であっても，飲まされる患者に有害なことが起きないようにするために，随証治療をわかる範囲でよいので実践してみるほうが，やらないよりは良い．あまりにも患者の虚実・陰陽・六病位を含め証がわからないとき，あるいは処方に迷いが生じたときには，処方しないほうが害が少ないうえ，患者に対して誠実であると思う．

小柴胡湯の誤らない処方の工夫

小柴胡湯の副作用が報じられた当時，サイコが入っている薬方を使うのに躊躇する医師も多かった．しかしながら，急性扁桃炎を治療するのには欠かせない薬方である．サイコ剤の虚実は，実証のほうから，大柴胡湯，四逆散，小柴胡湯，柴胡桂枝湯，柴胡桂枝乾姜湯，補中益気湯，人参養栄湯，十全大補湯とする人もいる．ただ，睡眠がよくとれていない生活習慣の人だと小柴胡湯よりも虚証になっているような場合もある．虚実はわかりにくいかもしれないが，使ってみて効果がなければ止めればよいし，その判断は急性症状のときは2～3日，慢性の場合でも2週間～1か月ぐらいではないかと思う．体になんら反応がみられないときや，少しの好転もみられないとき，あるいは患者本人が味に不満を述べたときは，その薬の投与は続けないように注意している．

もっとも『傷寒論』と『金匱要略』は漢方薬を使ううえで最上の教科書であるので，読んでいない人より読んだ人のほうが漢方薬を上手に使えるようになる．藤平健先生は「漢方薬に副作用はない，あるとすれば医師の誤診である」と述べている[3]．『傷寒論』と『金匱要略』を読まない人は副作用を起こしても仕方がない．病名漢方はそれだけで薬方が的中しているうちはよいが，副作用を起こす可能性を含んでいる．前述の山田先生と藤平先生は昭和30年代頃にエキス剤を作った創始者たちである．お二人とも古方の研究者であり，今エキス剤がこのような広がりで使用されるようになるとは，その当時は考えもしなかったと思う．

舌苔が白く乗っているときや，患者が「肋骨の下あたりが苦しい」「口の中が苦く，やや気持ちが悪い」と言うときは，サイコ剤の証があるので，サイコの入った薬方を探したほうがよい．ほかにサイコの入っているほうがよいときは，頸部から肩にかけて，こりがあることがある．葛根湯でこる肩甲骨の方向でなく，どちらかというと胸鎖乳突筋の方向，肩鎖関節の方向である．手足は冷たくない．薬方が合っていると，苦味をそれほど感じないで飲める．飲めないというのであれば，もう一度初心に戻って探しなおす．

『傷寒論』で一番最初に小柴胡湯が出てくる章を現代文に訳して紹介する．「傷寒にかかって5～6日経ったときに，今までの熱が往来寒熱（悪寒がやむと熱が出る，熱が下がるとまた悪寒がする）になって，胸から脇にかけて何か詰まった感じで苦しくなり，食欲がなく，胸苦しくて，しばしば吐くようになる．また胸苦しくて吐かないこともあり，また口が渇くことがあり，また腹痛があり，季肋下が痞えて堅くなり，また心下部で動悸がして小便の出が悪いことがあり，また口が渇かなく微熱のことがあり，また咳をすることがあり，このような場合，小柴胡湯の主治である」（「或は」を「また」と訳したが，あってもなくてもよい症状を指している）．

感冒やインフルエンザ，または咽頭痛などがすっ

『傷寒論』に壊病（えびょう）という概念が記されている．虚実や陰陽をものさしにして証を決定しようと思うときに，脈証が違ったりするために本来の証ではないようにみえてしまうことをいう．この壊病という状態は，以前に発汗や吐下，温針などの誤った治療の結果起こるものである．壊病の治療は困難であるので，誤治をしないで治癒させることが重要である．

きりと治らずに5〜6日経過したときの症状が前述したような症状であることを経験した方もいるのではないか．確かになかなか治らないなと思っているときに微熱があったり，食欲がなかったりする[4]．そういうときはいわゆるサイコ剤の証であることが多く，現代人では小柴胡湯や，柴胡桂枝湯，柴胡桂枝乾姜湯あたりが合うことが多いので，選んで使うことになる．

おわりに

抗生物質の適正使用が訴えられている今，急性の炎症性疾患を早く治すのに適した方法は『傷寒論』にあると信じている．しかしながら，漢方薬も適正使用が必要である．西洋医学はウイルヒョウの細胞病理学説を基礎に成り立っているのに対し，東洋医学は時間の経過や，その人の闘病に対する体の反応を見て，どうしたらいいかを考える学問である[5]．多くの医師が少しでも漢方を勉強し，多くの患者に良い使い方をするようになることを願っている．小柴胡湯にまつわる不幸な出来事を乗り越えて漢方を使うには，昔から行われていることを勉強するほか王道はないと，自分自身にも言い聞かせている．長谷川弥人先生は「患者のためにならないのは医学ではない」と述べている[5]．そして，これ以上漢方薬の副作用報告が増えないように願っている．

（内藤　雪，高木嘉子）

文献

1) 医薬品等安全性情報 146 号（概要）．http://www.umin.ac.jp/fukusayou/146.htm
2) 山田光胤．漢方処方応用の実際．南山堂；2000．p6-12．
3) 田畑隆一郎．漢法フロンティア．源草社；2011．p273-93．
4) 藤平　健．漢方臨床ノート　論考編．創元社；1986．p14-20．
5) 長谷川弥人．医学は患者のためにある．東医大誌 1989；47：721．

14 — かぜ症候群

本項に出現する漢方薬
- 葛根湯（カッコントウ）①
- 柴朴湯（サイボクトウ）⑯
- 十全大補湯（ジュウゼンタイホトウ）㊽
- 小青竜湯（ショウセイリュウトウ）⑲
- 人参養栄湯（ニンジンヨウエイトウ）⑩⑧
- 麦門冬湯（バクモンドウトウ）㉙
- 補中益気湯（ホチュウエッキトウ）㊶
- 麻黄湯（マオウトウ）㉗
- 麻黄附子細辛湯（マオウブシサイシントウ）⑫⑦
- 麻杏甘石湯（マキョウカンセキトウ）㊺
- 六君子湯（リックンシトウ）㊸

はじめに

　藪医者の語源には諸説があり，その一つに，「ちょっとした風（かぜ症候群）でも竹藪のようにざわざわと騒ぎ立てる医者」とする説がある．この説が暗示しているように，かぜ症候群は，誰もが年間に複数回罹患するものの，通常は数日間で自然治癒するので，ほとんど医療の介入を要しない病として扱われてきた．

　今日の主流医学では，かぜ症候群の原因の80〜90％はウイルス感染であり，なかでも，普通感冒（common cold）は3〜7日間で自然に治癒するので，根治性がない風邪薬を投与する必要性は低いとされている[1]．そして，発熱・疼痛・鼻汁・鼻閉・くしゃみ・咳嗽などの症状は生体防御のうえで有益と考えられ，患者の体力の消耗が著しくないかぎり，それらを鎮めるための対症療法は推奨されていない[1]．かぜ症候群初期での抗菌薬の使用は，単に無効であるだけでなく，副作用の発現や耐性菌増加の原因になり，患者自身のみならず社会的にも不利益となることで問題視されている[1]．

　他方，インフルエンザウイルスによる流行性感冒（influenza）は大流行とハイリスク患者で重症化の懸念があり，予防ワクチンや抗インフルエンザ薬も開発され，臨床的には普通感冒と切り離して積極的に対処されている[1]．

現代主流医学の立場からみたかぜ症候群の対処方法

　アメリカ国立アレルギー・感染症研究所は，かぜ症候群の根治療法はないが，以下の方法で症状を軽減させることができるとの見解を示している．①臥床安静をとる．②十分量の水分を補給する．③咽喉部の瘙痒感や疼痛に対しては，温めた食塩水でうがいをする．粉砕した氷片，咽喉スプレー，トローチあるいはのど飴を局所に適用する．④鼻症状を和らげるために血管収縮薬

> **●総合感冒薬●**
>
> 　医療用のアセトアミノフェン配合剤（PL®，幼児用PL®，ペレックス®，小児用ペレックス®など）は，アセトアミノフェン，非ステロイド性抗炎症薬（NSAID），第1世代H₁受容体拮抗薬，無水カフェインなどが配合され，発熱・疼痛の対症療法薬として用いられる．配合剤の多くに含まれるカフェインには，鎮痛効果増強，頭痛軽減，気分高揚作用が期待されている．
>
> 　他方，わが国の一般薬局・薬店で，さまざまな剤形で広く販売されているいわゆる総合感冒薬は，普通感冒の広範囲にわたる症状の緩和を企図し，解熱成分（アセトアミノフェン，イブプロフェン，イソプロピルアンチピリンなど），鎮咳・気管支拡張成分（リン酸ジヒドロコデイン，リン酸コデイン，塩酸プソイドエフェドリン，dl-塩酸メチルエフェドリンなど），去痰・消炎成分（塩化リゾチーム，カルボシステイン，塩酸ブロムヘキシンなど），抗ヒスタミン成分（マレイン酸クロルフェニラミン，フマル酸ケトチフェン，塩酸ジフェンヒドラミンなど）で構成されている．

> **●まれではあるが発症すれば悲惨なReye症候群●**
>
> 　いくつかの研究で，アスピリンの使用と3〜12歳のインフルエンザや水痘小児患者における回復期のReye症候群の発症の関連が指摘されている[2]．Reye症候群は，きわめてまれではあるが，発症すれば重篤な全身諸臓器障害，なかでも脳や肝の重度の障害を引き起こし，生命を脅かす．アメリカでは，アスピリンおよびそれを含む薬剤を19歳未満の患者の解熱・鎮痛に使用することを推奨していない．わが国でも，15歳未満の水痘・インフルエンザ患者には原則としてアスピリンを投与すべきではないとされている．

や生理食塩水を鼻腔に噴霧する．⑤鼻の入口部や周囲の皮膚のただれに対してはワセリンを塗布する．⑥頭痛・発熱などにはアスピリンやアセトアミノフェンを服用する．⑦かぜ症候群に続発する細菌性中耳炎や副鼻腔炎は抗菌薬による治療を要するが，言うまでもなく，抗菌薬をウイルス感染であるかぜ症候群の治療に用いるべきではない．

　わが国では，アセトアミノフェン配合剤（PL®，幼児用PL®，ペレックス®，小児用ペレックス®など）が，いわゆる総合感冒薬と称されて医療現場で汎用されている．きわめてまれではあるが，アスピリンでReye症候群[2]が，また，アセトアミノフェンにより重篤な肝障害が起こりうることを忘れてはならない．

漢方医学の立場からみたかぜ症候群の対処方法

　生体の健全性を損なう外的因子には風，寒，暑，湿，燥，火の六淫がある[3]．風は目に見えない伝播性の病因と定義され，感冒やインフルエンザなどは風の邪気すなわち「風邪」によって発症するとされている[3]．

　わが国の主流医学として漢方医学が実践されてきた近代に至るまでの時代は，かぜ症候群に罹

❶ 疾病罹患前の体格・体質分類（頑強〜虚弱）

	頑強	虚弱
年齢	青・壮年	幼年または高年
肥満度（BMI）	18以上30未満	18未満または30以上
環境変化（寒・暑・湿・燥）抵抗性	強い	弱い
食事量	多い	少ない
身体活動量	多い	少ない
不健康習慣（喫煙，多飲酒，睡眠不足など）	ない	ある
難治性身体的疾患	ない	ある
難治性精神的疾患	ない	ある

● 風邪と生体の攻防の変遷からみた虚証・実証 ●

　生体が外的因子である風邪の侵襲を受けると，患者はさまざまな防衛反応を示す．伝統的には，強力な風邪に対抗するかたちで生体が強力な防衛力（漢方医学でいう気・血）を動員し，戦慄・高熱などの激しい防御反応を示しながら闘っている病態を実（実証）と定義した．そして，その逆に，風邪はさほど強くないにもかかわらず，防衛力の不足から，十分な防御反応を示すことができないまま闘っている病態を虚（虚証）と定義した[3]．

　他方，現代漢方診療では，「頑強な体格」≒「実証」，「虚弱な体格」≒「虚証」とし，外的因子と闘う前の患者の体格を実証タイプ・虚証タイプに分類し，方剤選択の指標としている場合が少なくない[4,5]．すなわち，東洋医学用語の実証・虚証の定義には諸説がある．比較的簡便である後者の分類で，最大限の効果と最小限の有害事象が見込まれる方剤を大過なく選択できるのであれば，漢方医学はより身近なものになる．

患したからといって安静臥床できる患者はごく少数で，体調不良の状態での勉学・労働が当たり前であったはずである．功利性・実用性を追求する漢方医学は，病原体の侵襲性の強弱にかかわらず，風邪と闘っている患者を積極的に薬物で支援してきたようである．漢方医学書の中で，かぜ症候群の治療に関する記述の占める割合は大きい[4]．

かぜ症候群患者の体格・体質分類

　現代主流医学の場では，外的因子と闘う前の患者を体格だけでなく，年齢や体質をも加味して抗病力を評価したうえで頑強と虚弱に分類し（❶），それぞれに適しているとされる漢方薬でかぜ症候群と闘う患者を支援すればよいと考える．すなわち，あえて実証・虚証の用語を使う必要はない．

　概して，体格・体質頑強例は，寒・暑・湿・燥に耐え，大食で活動的であり，精神面での強さもあり，喫煙や多量飲酒などの生活習慣上の問題がなければ，生体が外的因子から侵襲を受けた際の抵抗力が強い．このような例では，かぜ症候群の諸症状も医療の助けを借りることなく軽快

<table>
<tr><th rowspan="2">体格・体質</th><th colspan="3">病期</th></tr>
<tr><th>急性期</th><th>遷延期</th><th>回復・予防期</th></tr>
<tr><td>頑強</td><td>麻黄湯㉗(インフルエンザの初期, 乳幼児鼻閉, 関節痛)</td><td></td><td></td></tr>
<tr><td></td><td>葛根湯①(悪寒, 頭痛, 項背部こわばり, 肩こり)</td><td></td><td></td></tr>
<tr><td></td><td></td><td>麻杏甘石湯(55)(咳嗽, 粘稠痰, 喘鳴)</td><td></td></tr>
<tr><td></td><td colspan="2">小青竜湯⑲(くしゃみ, 鼻汁, 鼻閉, 喘鳴, 咳嗽, 流涙)</td><td></td></tr>
<tr><td></td><td></td><td>柴朴湯(96)(咽喉頭異常感, 咳嗽, 喘鳴, 食欲不振, 抑うつ)</td><td></td></tr>
<tr><td></td><td></td><td>麦門冬湯㉙(激しい咳嗽発作, 粘稠痰, 咽喉乾燥感)</td><td>補中益気湯㊶(全身倦怠感, 食欲不振, 微熱, 体重減少)</td></tr>
<tr><td>虚弱</td><td colspan="2">麻黄附子細辛湯(127)(無気力感, 倦怠感, 咳嗽, 咽頭痛, 冷え)</td><td>十全大補湯㊽(倦怠感, 食欲不振, 寝汗, 皮膚枯燥, 貧血)</td></tr>
</table>

体格・体質：体格だけでなく年齢, 生活習慣, 病歴も参照して評価する. 喫煙はかぜ症候群の易罹患・遷延化要因になる.
急性期：発症後数日間, 悪寒・発熱などに続き鼻・咽喉症状が発現する.
遷延期：発症後1～2週間, 耳・副鼻腔・下気道・消化器に症状が発現する.
回復・予防期：かぜ症候群の遷延化や反復罹患を阻止するための抗病力強化期間.
漢方薬：囲み数字は方剤番号を示し, かっこ内には標的となる症状を示す.

❷ 体格・体質別にみたかぜ症候群の病期と汎用漢方薬

する. 他方, 乳幼児や高齢で体格・体質虚弱例はその逆の場合が多く, 最も医療の介入を必要とする. しかしながら, 薬物の副作用の発現率も高く, 重篤な心身の疾患を有する例では不幸な転帰をたどる場合も少なくない.

かぜ症候群の病期分類と汎用漢方薬

今日の漢方診療では, ❷に示したように, かぜ症候群の病期を現代主流医学での分類に準じて行えばよい. すなわち, 全身的抗病反応に鼻・咽喉頭の局所症状が続発する「急性期」, 全身症状が軽減し喉頭以下の気道の炎症症状や消化器系の症状が出現し, 時に, 二次的にアレルギー性あるいは炎症性疾患が誘発されたり増悪したりする「遷延期」[6], 早期回復を促し, その反復性罹患や治癒の遷延化を阻止するための抗病力強化期間である「回復・予防期」で支障はない.

体格・体質と病期（急性期, 遷延期, 回復・予防期）とを組み合わせて総合的に判断し（❷), 漢方薬の選択と投与量の調節を行うことで, 十分高い有効率と低い有害事象発現率を担保できると考える.

診療のフローチャート（❸）

急性期

- 発症からの数日間で, いわゆる急性期感冒様症状の悪寒・発熱, 頭痛・関節痛, 倦怠感などが先発し, 鼻・咽喉頭症状が続発する病期であり, 安静と十分な水分・栄養分の摂取を基本とす

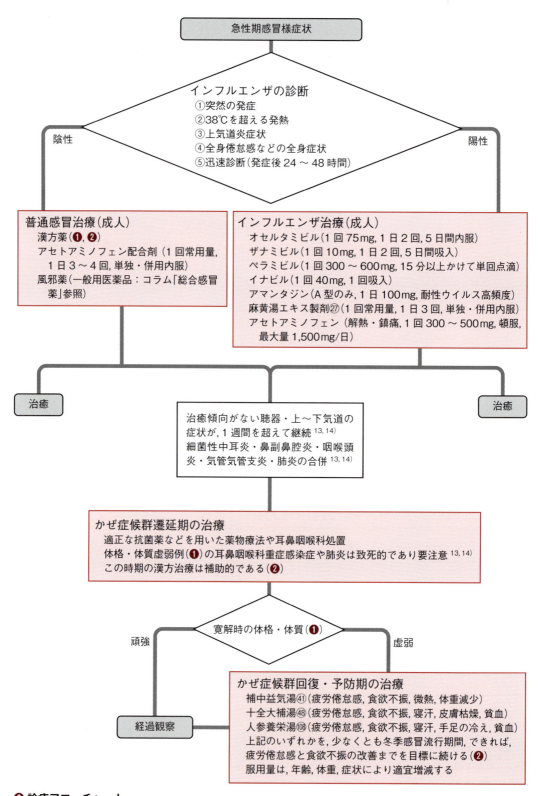

❸ 診療フローチャート

> **●かぜ症候群の急性期で汎用されるマオウ剤●**
>
> 　かぜ症候群の急性期で汎用される麻黄湯，葛根湯，小青竜湯，麻黄附子細辛湯は，構成生薬の一つとしてマオウ（*Ephedra sinica*）を含有し，マオウ剤と総称される．
>
> 　薬学者の長井長義（1845〜1929）は，マオウから交感神経興奮作用を有するアルカロイドのエフェドリンを単離抽出した．その作用をよりマイルドにした *dl*-塩酸メチルエフェドリンは，気管支拡張薬として使用されている．さらに，長井はエフェドリンから除倦覚醒剤メタンフェタミンを合成した．したがってマオウ剤は，局所的には鼻閉を改善させ，全身的にはマイルドな除倦覚醒作用を発揮し，H_1受容体拮抗薬で問題となる impaired performance をもたらさない．その一方で，マオウの交感神経興奮作用は，循環器疾患患者，甲状腺機能亢進症患者，前立腺肥大症患者の症状を増悪させる危険性があり，特に，重篤な虚血性心疾患を有する患者にはマオウ剤は禁忌である．

る．

- インフルエンザが否定できて，普通感冒であると診断したら，対症的薬物治療を行う．その意味で，生体の防御反応を過度に抑制しないとされる漢方薬が，かぜ症候群の急性期治療で果たす役割は大きい．患者の体格・体質に随って（❶），麻黄湯（頑強）[7]，葛根湯（頑強）[8]，小青竜湯（頑強虚弱の間）[9]，麻黄附子細辛湯（虚弱）[10,11]を第一選択薬として投与する（❷）．

- 各々の漢方薬は単独投与を原則とするが，早期治癒を期待して，治療開始日には1回量を2〜3時間間隔で服用させることも少なくない．たとえば，1回量を診察直後，夕食前，眠前の3回服用させ，後はできるだけ保温安静臥床させる．局所の症状が強い場合は，点鼻血管収縮薬や含嗽薬を併用する．症状が残れば，翌日からは1回量を1日3回，原則的に朝・昼・夕食前に服用させる．

- 幼小児の体質は概して頑強で，比較的味が良く服薬コンプライアンス/アドヒアランスの良い麻黄湯や葛根湯が奏効する．他方，虚弱例に対する使用頻度が高い小青竜湯や麻黄附子細辛湯の味は独特で悪く，小児の30〜50％で継続服用が困難である[12]．

- evidence based medicine（EBM）の観点からは，麻黄湯はインフルエンザに対する有用性が報告され[7]，臨床効果も期待できる．葛根湯は，実験的に，インフルエンザ感染マウスでウイルス増殖の抑制や肺炎の軽症化が観察されている[8]．小青竜湯はアレルギー性鼻炎に対して確かに有用であることが証明されているので[9]，かぜ症候群とアレルギー性鼻炎の鑑別が困難な例に対しては第一選択薬になる．麻黄附子細辛湯は，構成生薬であるブシが末梢血流量を増加させて体を温めると推察され，高齢で冷え性の虚弱例のかぜ症候群治療に汎用されている[10,11]．

- 総合感冒薬や一般用医薬品の風邪薬は，諸症状を軽減させて安眠を促す目的で，就寝前に1回量を追加投与するのが合理的である．

遷延期

- 発症後1〜2週間が経過し，全身症状の軽減と入れ替わって喉頭以下の気道の炎症症状，あるいは消化器系の症状が顕著となった病期である（❷，❸）．漢方医学では少陽病期と呼ばれ，小柴

- 胡湯などのサイコを構成成分とする漢方薬（サイコ剤）が汎用される（❷）．
- 耳鼻咽喉科医が関与する機会が多い病期で，細菌性の中耳・鼻副鼻腔・咽喉頭炎，気管気管支炎が続発しやすく[13]，致死的疾患である急性喉頭蓋炎の除外も求められる[14]．
- 抗菌薬の使用頻度が高くなり，漢方治療が第一選択になる機会は減少し，漢方薬は補助的に使われる．
- 二次的疾患が惹起されてかぜ症候群が遷延する要因として，喫煙，過度の飲酒，夜ふかしなどの健康的でない生活習慣が考えられる．その是正も薬物治療と並行して必要である．
- この時期の長引く咳嗽に汎用される麦門冬湯は，体格・体質にかかわりなく奏効し，中枢性麻薬性あるいは非麻薬性鎮咳薬との併用療法[15]は強力な効果を発揮する．また，麻杏甘石湯も，小児例や成人頑強例の咳嗽や粘稠痰を標的に汎用され，その構成生薬の一つであるキョウニンは，鎮咳去痰薬キョウニン水の原料である．ただし，4週間を越えて続く感冒様症状は精査が必要であり，漫然と対症療法を行うべきではない．
- 柴朴湯は，かぜ症候群に続発する嗄声や咽喉頭異常感[16]，食欲不振などの消化器系身体症状を標的に汎用されている．柴朴湯のもつ抗不安・抗うつ効果にも期待ができ，全人的治療を行ううえで有用である．

回復・予防期

- かぜ症候群の遷延化や反復性罹患を阻止するための抗病力強化期間であり，漢方医学の強みが発揮される病期である．
- ニンジンやオウギを構成生薬として含む補中益気湯，六君子湯，十全大補湯，人参養栄湯などは，健胃・強壮・代謝促進・免疫調整効果などが期待されることから，補剤と呼ばれて汎用されてきた．なかでも前3者は使用頻度が高く，医療用漢方製剤売上高上位20方剤のなかに入っている[8]．
- Maruyamaら[17]は，かぜ症候群を契機として反復することが多い乳幼児難治性中耳炎を対象とした臨床的研究で，十全大補湯投与期間中には，月平均の中耳炎罹患回数，発熱日数，抗菌薬投与日数，通院回数，救急受診回数が，非投与期間中のそれらと比べて統計学的に有意に減少することを示した．また，月平均の中耳炎罹患回数が，十全大補湯の on-off-on に対応して減少―増加―減少と変化することも観察した．この成績は，かぜ症候群の回復・予防期における補剤の介入の有用性を強く示唆している．
- 筆者も，少数ではあるが，補剤の年余にわたる服用で，疲労倦怠感や食欲不振が顕著に改善し，心身の健康を取り戻した例を経験した．かぜ症候群に反復罹患する虚弱な患者には，少なくとも感冒流行期間中は，補剤を途切れることなく服用することを勧めている．

処方の実際

遷延期の咳嗽と咽喉部のイガイガに麦門冬湯が奏効

漢方医学では，麦門冬湯の使用目標を大逆上気（たいぎゃくじょうき）（はなはだしく気が逆上し，顔面紅潮や怒責を伴う

咳嗽などの症状が出る)・咽喉不利(気が咽喉部に渋結し呑むことも吐くこともできないので,同部に閉塞感や痛みが生じる)とする.現代主流医学の現場でも麦門冬湯は汎用され,口腔咽頭乾燥や夜間の発作的な咳嗽に対しては第一選択薬の一つとなっている.

麦門冬湯の気道液分泌促進効果は即効的で,服用後1時間以内に発現するようであるが,2～3時間以上は続かないようである.その点から筆者は,患者には有症時に限った頓用的な服用を勧めている.

症例:70歳男性

既往歴:扁桃摘出術(12歳),肺炎(52歳),尿路結石(55歳),胃十二指腸潰瘍(67歳).

生活習慣:飲酒歴なし.喫煙歴は,52歳までの20年間にタバコを1日平均30本吸った.

体質:暑さに弱く,手足が冷えやすい.そばアレルギーがある.63歳頃からかぜをひきやすくなり,かつ,罹患後に咳嗽や咽喉のイガイガが長引くようになった.

現病歴:68歳時のX年3月はじめ,かぜ症状の後に咳嗽・白色粘稠痰・咽喉のイガイガが続発した.症状は夜間に著しく,改善しないため,1か月を経た4月8日に受診した.

現症:身長166 cm,体重54 kg.耳鼻に異常はなく,咽喉粘膜は軽度に発赤し,頸部右側に小さいリンパ節を触れた.安静時の右耳下腺唾液分泌量は29 mg/分で,おおむね正常であった.

治療経過:麦門冬湯の証と診断し,麦門冬湯エキス製剤の成人常用量を1日3回,2週間単独投与した.その結果,咳嗽と咽喉のイガイガは服薬後1週目で顕著に軽快し,2週目までに消失した.その後,同年10月,翌年2月,翌々年10月に,かぜ症状後に咽喉頭の異常感をきたしたが,そのつど早めに麦門冬湯を服用し,遷延化が阻止できた.

考察:麦門冬湯は強壮・滋潤作用をもつバクモンドウ,ニンジン,コウベイ,去痰・利尿作用があるハンゲ,急迫を治すタイソウとカンゾウが含まれていることで,大病後あるいは慢性諸疾患の過程で生じる大逆上気・咽喉不利に奏効するとされている.特に,高齢者や虚弱者に対しては試用する価値があり,そのきれ味の良さには驚かされることがある.

副作用,注意事項

小児薬用量

- 諸家によって多少の見解の相違はあるが,成人(15歳以上)量を1とした場合,7～15歳未満 2/3,4～7歳未満 1/2,2～4歳未満 1/3,2歳未満 1/4以下とされている.エキス顆粒の場合,0.1～0.2 g/kg 体重/日で算出した量を参照にすればよい[12].
- かぜ症候群の急性期・遷延期に対して短期間用いる漢方薬による小児での副作用発現率は低いようであり,多めに投薬しても問題はなさそうである.回復・予防期に長期的に用いられる補剤は,比較的少量でも効果が得られるとされている.

小児の服薬コンプライアンス/アドヒアランス

- 概して漢方薬の服薬コンプライアンス/アドヒアランスは悪くないが,独特の味やにおいが原

麻黄湯(薬剤番号 27)は,少し不味(まず)い漢方薬ですが,乳幼児の鼻つまりの治療に最適で,アレルギー性鼻炎やインフルエンザにもよく効きます.副作用も少なく,ぜひともお子さんに飲んでいただきたい漢方薬です.

麻黄湯は乳幼児の鼻つまりに最適の治療薬として専門家により薦められています.
① 麻黄湯は安全で確実に鼻つまりを改善させます.
② 鼻の中の血管を収縮させて鼻つまりを改善させる塩酸エフェドリンの内服薬は小児には危険なことがあります.
③ 鼻の中の血管を収縮させ鼻つまりを改善させる点鼻薬の作用は強力ですぐに効果があります.しかしながら,感染症による鼻つまりに対する効果は不十分です.また,乳幼児では,呼吸の抑制,循環の抑制,眠り込んでしまうなどの副作用がでやすく,安易に使うことは危険です.

(参考文献 市村恵一. JOHNS 2005 ; 21 : 188)

麻黄湯を飲んだアレルギー性鼻炎のお子さんの多くで,飲んだ後 1 時間以内に鼻の通りが良くなりました.

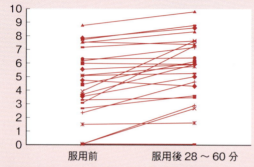

私たちは,松阪中央総合病院や大台厚生病院耳鼻咽喉科での特殊な検査機器を用いた測定で,25 名のアレルギー性鼻炎のお子さん(男児 14 名,女児 11 名;年齢 5.6〜14.9 歳)の多くで,図のように,麻黄湯を飲み終えたあと 1 時間以内に鼻腔の容積が増え,鼻が通りやすくなったことを確認しました.

(参考文献 山際幹和. 漢方医学 2011 ; 35 : 57)

麻黄湯は,インフルエンザに対して,タミフル®と同等の効果を発揮します.

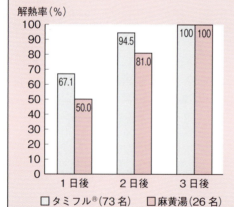

インフルエンザに罹患した 1〜14 歳のお子さん 99 名(男児 53 名,女児 46 名)に,タミフル®または麻黄湯を投与し,投与後 1, 2, 3 日目までに解熱したお子さんの比率が調査されました.
　図のように,どちらの薬を投与したお子さんも 3 日目には 100%解熱し,解熱までの平均日数はタミフル®で 1.4 日,麻黄湯で 1.7 日であり,効果にはほとんど差がありませんでした.
　タミフル®が原因かも知れない小児の異常行動やタミフル®耐性ウイルスが問題視されていますので,効果と安全性が高い麻黄湯によるインフルエンザの治療が注目されています.

(参考文献 成相昭吉. 外来小児科 2012 ; 15 : 205)

❹ 保護者への説明文書の一例

因で飲みづらい漢方薬(小青竜湯,麻黄附子細辛湯など)もあり,時に,投薬前に診察室での試飲が必要である.
● 麻黄湯は小児患者の鼻閉に対する有用性が高く[18],飲みやすい西洋医薬に代えがたい.筆者は,麻黄湯をぜひ服用してほしい場合には,服薬コンプライアンス/アドヒアランスに強く影響する保護者の熱意を高めることを企図し,❹に示した文書を説明に用いている.

●かぜ症候群治療に汎用される漢方薬に関する注意事項●

　カンゾウを，1日量として2.5ｇ以上を含む漢方薬（小青竜湯など）は，アルドステロン症，ミオパチー，低カリウム血症のある患者に投与してはならない．

　マオウを含有する漢方薬（麻黄湯，葛根湯，小青竜湯，麻黄附子細辛湯など）は，①マオウ含有製剤，②エフェドリン類含有製剤，③MAO阻害薬，④甲状腺製剤，⑤カテコールアミン製剤，⑥キサンチン系製剤との併用で，交感神経刺激作用を増強する可能性があり，十分な注意が必要である．

妊娠中または妊娠している可能性がある女性における安全性

- 安全性が確立していないので，治療上の有益性が危険性を上回ると判断できる場合に限って，十分な説明を行ったうえでの同意を得て投与する．

高齢者における薬用量と安全性

- 概して高齢者の生理機能は低下しているので，漢方薬も減量投与が推奨されている．筆者は，かぜ症候群急性期に用いる漢方薬を体格・体質虚弱例に投与する際には，エキス顆粒製剤の場合，0.15g/kg体重/日で算出して投与量を決めている．
- 回復・予防期に用いる補剤は，長期的に一般成人量を投与しても特に問題はないとされているが，構成生薬のカンゾウによる副作用には注意が必要である．

（山際幹和）

文献

1) 佐藤滋樹．呼吸器疾患　かぜ症候群．泉　孝英編．ガイドライン外来診療2010．日経メディカル開発；2010．p18-24．
2) Hurwitz ES. Reye's syndrome. Epidemiol Rev 1989；11：249-53．
3) 寺澤捷年．和漢診療学における病態の認識．症例から学ぶ和漢診療学．医学書院；1994．p11-2．
4) 大塚敬節ほか．呼吸器疾患　感冒．漢方診療医典．南山堂；1979．p67-8，549．
5) 長坂和彦．病態と治療　虚実．入門漢方医学．日本東洋医学会学術教育委員会編．南江堂；2002．p38-41．
6) 立川隆治，平川勝洋．風邪をこじらせるとどんな症状が出るか．川内秀之専門編集．風邪症候群と関連疾患—そのすべてを知ろう．ENT臨床フロンティア．中山書店；2013．p210-6．
7) Saita M, et al. The efficacy of ma-huang-tang (maoto) against influenza. Health 2011；3：300-3．
8) 白木公康．漢方薬と抗ウイルス作用．小児科2011；52：1135-44．
9) 馬場駿吉ほか．小青竜湯の通年性鼻アレルギーに対する効果：二重盲検比較試験．耳鼻臨床1995；88：389-405．
10) 本間行彦ほか．かぜ症候群に対する麻黄附子細辛湯の有用性—封筒法による比較試験．日東医誌1996；47：245-52．
11) 和田浩二．トリカブト属ジテルペンアルカロイドのLC-APCI-MSによる構造解析と末梢血流量増加作用について．藥學雜誌2002；122：929-56．
12) 山際幹和．小児耳鼻咽喉科疾患の漢方治療．MB ENT 2007；79：126-32．
13) 保富宗城，山中　昇．急性中耳炎，急性鼻副鼻腔炎．川内秀之専門編集．風邪症候群と関連疾患—そのすべてを知ろう．ENT臨床フロンティア．中山書店；2013．p126-34．
14) 伊藤真人．急性咽喉頭炎—風邪症候群との微妙な関係．川内秀之専門編集．風邪症候群と関連疾患—そのすべてを知ろう．ENT臨床フロンティア．中山書店；2013．p75-80．
15) 藤森勝也ほか．かぜ症候群後咳嗽に対する麦門冬湯と臭化水素酸デキストロメトルファンの効果の比較（パイ

ロット試験).日東医誌 2001;51:725-32.
16) 山際幹和ほか.柴朴湯を用いた咽喉頭異常感症の治療.耳鼻臨床 1991;84:837-51.
17) Maruyama Y, et al. Effects of Japanese herbal medicine, Juzen-taiho-to, in otitis-prone children—a preliminary study. Acta Otolaryngol 2009;129:14-8.
18) 市村恵一.症状からみた感染症の診断と治療.鼻閉.JOHNS 2005;21:188-90.

15 — 遷延性・慢性咳嗽

> **本項に出現する漢方薬**
> - 葛根湯加川芎辛夷（カッコントウカセンキュウシンイ）②
> - 小青竜湯（ショウセイリュウトウ）⑲
> - 麦門冬湯（バクモンドウトウ）㉙
> - 半夏瀉心湯（ハンゲシャシントウ）⑭
> - 麻黄附子細辛湯（マオウブシサイシントウ）⑫⑦
> - 六君子湯（リックンシトウ）㊸

はじめに

　咳嗽は症状の持続時間により，3週間未満の急性咳嗽，3週間以上8週間未満の遷延性咳嗽，8週間以上の慢性咳嗽に分類される．急性咳嗽の原因の多くは感冒を含む気道の感染症であるが，遷延性，慢性と持続時間が長くなるにつれ感染症の頻度は低下する．

　3週間以上持続する遷延性・慢性咳嗽は，持続する咳嗽が主な症状の一つであり，胸部X線検査などの一般検査や身体所見では原因を特定できないことが多い．一般臨床において，持続する咳嗽を主訴として耳鼻咽喉科を受診する患者も多く，また遷延性・慢性咳嗽は耳鼻咽喉科疾患の症状の一つとして現れることも少なくなく，重要な症状の一つといえる．

　本項では，一般耳鼻咽喉科臨床において遭遇する遷延性・慢性咳嗽と，その治療方法について漢方薬の導入を中心に概説する．

遷延性・慢性咳嗽の原因と治療

　遷延性・慢性咳嗽の診断と治療のフローチャートを❶に示す．

　わが国における遷延性・慢性咳嗽の原因疾患の多くは，副鼻腔気管支症候群，咳喘息およびアトピー咳嗽，喉頭アレルギーであり，これらのほかに，かぜ症候群後遷延性咳嗽（以下，感染後咳嗽）や胃食道逆流症の食道外症状としての咳嗽などが挙げられる．

副鼻腔気管支症候群（sinobronchial syndrome：SBS）・後鼻漏による咳嗽

- SBSは，慢性・反復性の好中球性気道炎症を上気道と下気道に合併した病態と定義され，わが国では慢性副鼻腔炎に慢性気管支炎，気管支拡張症，あるいはびまん性汎細気管支炎が合併した病態をいう[*1]．

[*1] 欧米では頻度の高い咳嗽の原因として，後鼻漏症候群（post-nasal drip syndrome：PNDS），上気道咳症候群（upper airway cough syndrome）の病名が文献に登場するが，SBSと同じ病態であるかどうかは現時点で明らかではない．

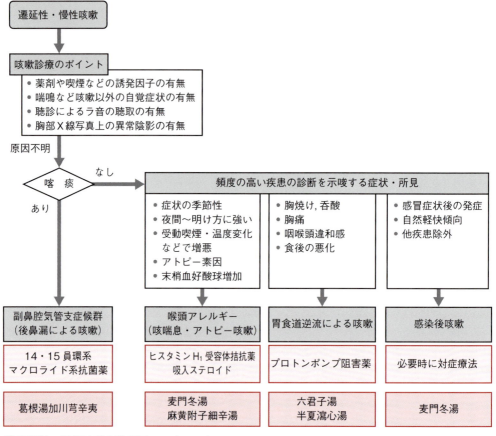

❶ 遷延性・慢性咳嗽の診療フローチャート
診断的治療と有効な西洋薬と漢方薬を示す.

- 後鼻漏，鼻汁および咳払いといった副鼻腔炎による自覚症状や，副鼻腔 CT 検査において副鼻腔炎を示唆する所見を有する.
- 欧米では喘息と後鼻漏が慢性咳嗽の原因とされ，後鼻漏の原因は慢性副鼻腔炎が 39％，アレルギー性鼻炎が 23％とされている．後鼻漏による咳嗽の診断基準を❷に示す[1]．
- 第一選択薬は 14・15 員環系マクロライド系抗菌薬（クラリスロマイシン〈クラリス®〉，アジスロマイシン〈ジスロマック®〉）である．併用薬としては，去痰薬であるカルボシステイン（ムコダイン®）が有効な場合がある．
- 漢方薬では，後鼻漏の原因が慢性副鼻腔炎の場合は葛根湯加川芎辛夷，アレルギー性鼻炎の場合は小青竜湯が有効である．

喉頭アレルギー（咳喘息・アトピー咳嗽）

- 喘鳴を伴わない乾性咳嗽が主な症状である非喘息性好酸球性気道炎症である[*2]．慢性咳嗽の原因となる通年性喉頭アレルギーの診断基準を❸に示す[2]．

[*2] 咳喘息は好酸球性気道炎症が中枢気道〜末梢気道を主座とするのに対し，喉頭アレルギーやアトピー咳嗽は中枢気道を主座とするため，咽喉頭症状を伴い耳鼻咽喉科を受診する機会が多い．

❷ 後鼻漏による咳嗽の診断基準

1. 8週間以上持続する，特に夜間に多い湿性咳嗽で，プロトンポンプ阻害薬や気管支拡張薬が無効である
2. 副鼻腔炎による後鼻漏の場合は，副鼻腔X線かCTで陰影を認める
3. 副鼻腔炎の場合，数週間のマクロライド系抗菌薬の内服で後鼻漏と咳嗽が軽快もしくは消失する
4. 副鼻腔に陰影がみられない場合でも，後鼻漏を訴え，舌圧子にて舌奥を下げて中咽頭を観察したり，前鼻鏡検査，後鼻鏡検査，鼻咽喉ファイバースコープにて後鼻漏の存在が確認でき，副鼻腔炎以外の原因疾患（アレルギー性鼻炎，アレルギー性副鼻腔炎），慢性鼻炎，慢性鼻喉頭炎などが特定でき，原疾患に対する治療※で後鼻漏と咳嗽が消失もしくは軽快する

※：アレルギー性鼻炎の場合は抗アレルギー薬，ヒスタミンH_1受容体拮抗薬により治療し，慢性副鼻腔炎の場合は抗菌薬，粘液溶解薬，消炎酵素薬により治療する．

（内藤健晴．後鼻漏による咳嗽（後鼻漏症候群）（耳鼻咽喉科からの見解）．日本咳嗽研究会，アトピー咳嗽研究会．藤村政樹監修．慢性咳嗽の診断と治療に関する指針2005年度版．前田書店；2006[1])より）

❸ 通年性喉頭アレルギーの診断基準

1. 喘鳴を伴わない3週間以上持続する乾性咳嗽
2. 8週間以上持続する咽喉頭異常感
3. アトピー素因を示唆する所見※の1つ以上を認める
4. 急性感染性喉頭炎，特異的喉頭感染症（結核，梅毒，ジフテリアなど），喉頭真菌症，異物，腫瘍など，その他の咳や異常感の原因となる局所所見がないこと（典型所見として披裂部蒼白浮腫状腫脹を認める）
5. 症状がヒスタミンH_1受容体拮抗薬で著明改善もしくは消失する

※：アトピー素因を示唆する所見
　　1）喘息以外のアレルギー疾患の既往あるいは合併
　　2）末梢血好酸球増加
　　3）血清総IgE値の上昇
　　4）特異的IgE陽性
　　5）アレルゲン皮内テスト即時型反応陽性

（内藤健晴．喉頭アレルギー（laryngeal allergy）．日本咳嗽研究会，アトピー咳嗽研究会．藤村政樹監修．慢性咳嗽の診断と治療に関する指針2005年度版．前田書店；2006[2])より）

- 喉頭アレルギーは急性（アナフィラキシー性）と慢性に分類され，さらに慢性喉頭アレルギーは季節性と通年性に分けられる．喉頭アレルギーの喉頭所見を❹に示す．
- 喉頭アレルギーは，通年性，季節性ともにヒスタミンH_1受容体拮抗薬（オロパタジン〈アレロック®〉，フェキソフェナジン〈アレグラ®〉，レボセチリジン〈ザイザル®〉）が有効であり，効果が不十分な場合は麻黄附子細辛湯を試みてもよい．
- 吸入ステロイド（フルチカゾンプロピオン酸エステル〈フルタイド®〉，ブデソニド〈パルミコート®〉，ベクロメタゾンプロピオン酸エステル〈キュバール®〉）の有用性も期待できる[*3]．

胃食道逆流（gastroesophageal reflux disease：GERD）

- GERDに伴う慢性咳嗽はアメリカでは増加，わが国ではまれとされたが近年増加傾向にある．

[*3] ドライパウダー製剤（パルミコート®，フルタイド®ディスカス）に比べ，エアゾル製剤（キュバール®，フルタイド®エアー）のほうがステロイドの喉頭残存率が低く，嗄声などの副作用の出現が抑えられる可能性が高い．

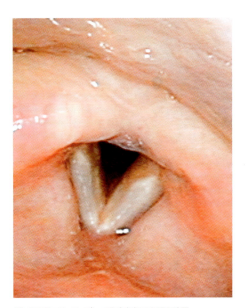

❹ 喉頭アレルギー重症例の喉頭所見
披裂部粘膜と声門下粘膜に蒼白浮腫状の腫脹を認める.

❺ 咳嗽治療薬の分類

中枢に作用（中枢性鎮咳薬）＝非特異的治療薬
　　麻薬性
　　非麻薬性
末梢に作用
　　特異的治療薬＝疾患や病態に応じた治療
　　非特異的治療薬
　　　去痰薬
　　　漢方薬
　　　トローチ，含嗽薬
　　　局所麻酔薬

- GERDによる咳は昼間に多く食道症状が乏しいタイプと，夜間に好発し食道症状や咽喉頭症状を伴いやすいタイプとがある．
- GERDに伴う慢性咳嗽の治療は，プロトンポンプ阻害薬（ラベプラゾール〈パリエット®〉，オメプラゾール〈オメプラゾン®〉，エソメプラゾール〈ネキシウム®〉）による胃酸分泌抑制療法が第一選択である．
- 胃酸分泌抑制のほか，消化管の運動を改善させることも効果的であり，六君子湯や半夏瀉心湯をプロトンポンプ阻害薬と併用，あるいは単独に投与すると効果的なことも多い[3]．

感染後咳嗽

- 感染後咳嗽とは，呼吸器感染症の後に続く，通常自然に軽快する遷延性慢性咳嗽である．
- 遷延した場合は，中枢性鎮咳薬（リン酸コデイン，チペピジン〈アスベリン®〉，デキストロメトルファン〈メジコン®〉），ヒスタミンH_1受容体拮抗薬，麦門冬湯，吸入抗コリン薬（イプラトロピウム〈アトロベント®〉）などが用いられる．

咳嗽治療の非特異的治療薬

- 咳嗽治療薬の分類を❺に示す．
- 遷延性慢性咳嗽の治療の基本は，可能なかぎり原因疾患を見極め，原因に応じた特異的治療を行うことが大切である．
- 非特異的治療薬の一つである中枢性鎮咳薬は，生体防御機構として「必要な咳」をも抑制する

など問題点も多く，使用には注意を要する．
- 遷延性・慢性咳嗽に対する特異的治療法の詳細は前述事項あるいは他項を参照されたい．以下に非特異的治療について記載する．

乾性咳嗽の非特異的治療薬

- 直接的治療薬として，中枢性鎮咳薬がある．
- 間接的治療薬として，吸入ステロイド，エリスロマイシン，麦門冬湯，トシル酸スプラタスト（アイピーディ®）などで有効性が確認されている．
- 麦門冬湯は，慢性閉塞性肺疾患（COPD）患者 24 例を対象とする非盲検ランダム化クロスオーバー試験で，無治療群と比較して投与初期の咳の強度を優位に改善させた[4]．また，感染後遷延性咳嗽においても咳スコアに対する有効性が報告されている[5]．

湿性咳嗽の非特異的治療薬

- 湿性咳嗽の治療は，気道過分泌の抑制と痰の喀出を容易にすることにある．前者は疾患の特異的治療であり，後者はカルボシステインやアンブロキソール（ムコソルバン®）などの去痰薬や小青竜湯などで有効性が確認されている．
- 小青竜湯は，水様の痰，喘鳴，咳嗽のいずれかを有する軽症～中等症の気管支炎患者 200 例（小青竜湯 101 例，プラセボ群 99 例）による二重盲検ランダム化パラレル試験で，プラセボに比して，咳の回数，咳の強さ，喀痰の切れを有意に改善させた[6]．

処方の実際

感染後咳嗽

麦門冬湯 3.0g　1 日 3 回：乾性咳嗽全般に有効
リン酸コデイン 1 回 20 mg：咳嗽のひどいときなどに頓用で使用する

　感冒症状に引き続き，咽頭痛などの主症状が改善しても，乾性咳嗽のみが 3 週間以上も継続する場合に投与する．
　リン酸コデインなどの中枢性鎮咳薬は効果が高い反面，副作用も強いので，長期連用は避けて頓服などで使用する．持続的には麦門冬湯を投与するとよい．

症例：36 歳女性

　38℃以上の発熱，咽頭痛，膿性鼻汁を主訴に受診．急性上気道炎の診断にて，抗生物質や解熱鎮痛薬などの投与により主な症状は約 1 週間で改善するも，乾性の咳嗽がその後も約 2 週間持続した．咳嗽による睡眠不足が続き，中枢性鎮咳薬にて一時的に軽快するが，休薬すると症状が再燃するため，3 週間後より麦門冬湯を投与し，症状の消失を認めた．

胃酸逆流による遷延性・慢性咳嗽

パリエット®（プロトンポンプ阻害薬）10 mg　1日1回（症状が高度な場合は10 mg　1日2回）
六君子湯 2.5 g　1日3回：虚証に投与するとよい
半夏瀉心湯 2.5 g　1日3回：中間証〜実証に投与するとよい

　はじめはパリエット®単独か，六君子湯と半夏瀉心湯のいずれかを証を考慮して選択して併用する．症状の改善があれば，漢方薬単独に切り替えていくとよい．
　GERDに伴う慢性咳嗽は，随伴するその他の症状を十分に念頭に入れないと，診断に苦慮することが多い．

症例：46歳女性

　6週間以上遷延する咳と，2週間続く嗄声を主訴に受診．他医にて吸入ステロイドによる治療を4週間継続しているが効果がないとのこと．喉頭ファイバースコープにて，披裂粘膜の浮腫と披裂間粘膜の肥厚を認め，さらに問診により胸焼けやげっぷなどの酸逆流症状や就寝前の食習慣も聴取しえたため，GERDによる慢性咳嗽と診断し，パリエット®（20 mg/日）を投与した．嗄声はGERDによるものに加えて吸入ステロイドの長期連用による副作用も影響しているものと判断し，同薬剤を中止した．2週間後に咳嗽の軽減と嗄声の改善を認めたため，維持療法として六君子湯（7.5 g/日）を投与している．

喉頭アレルギーによる咳嗽

アレグラ®（フェキソフェナジン）60 mg　1日2回
麻黄附子細辛湯 2.5 g　1日3回：マオウが含有されるので循環器系疾患を有する患者への投与は注意が必要

症例：32歳男性

　2月中旬からのくしゃみ，鼻閉を主訴に受診．スギ花粉症と診断し，アレグラ®（60 mg　1日2回）とアラミスト®点鼻液（フルチカゾンフランカルボン酸エステル）を処方し鼻症状は劇的に改善したものの，乾性咳嗽が3週間以上持続した．スギ花粉症による季節性の喉頭アレルギーと判断し，麻黄附子細辛湯（2.5 g　1日3回）を追加処方すると症状が改善した．

副作用，注意事項

　一般的に漢方薬は副作用が少ないとされるが，本項で紹介した製剤については，以下の点に注意が必要である．
- カンゾウはまれに偽アルドステロン症を起こし，血圧上昇，低カリウム血症，浮腫をきたす可能性があるので注意を要する．本項で紹介した処方のなかでも，六君子湯，半夏瀉心湯，麦門冬湯，小青竜湯など，カンゾウを含む処方はきわめて多いので，重複によるoverdosageに注意

- マオウにはエフェドリンに代表されるような交感神経刺激，中枢興奮作用があるので，狭心症，心筋梗塞の既往がある患者は原則として禁忌となる．本項で紹介した麻黄附子細辛湯や小青竜湯はこれを含有するため，高血圧，高齢者には注意して使用する．
- ブシはトリカブトの根であり，高い効能の一方で毒性も強いので，これを含む麻黄附子細辛湯は大量投与や長期投与に際し注意を要する．

インフォームド・コンセント

① 遷延性・慢性咳嗽の治療の原則は，原因疾患の治療を適切に行うことが重要となるので，必要に応じて呼吸器科を含めた他の診療科への受診を勧める．

② 臨床の現場では，(1) 原因疾患として頻度の高い疾患，(2) 治療薬の疾患特異性，(3) 治療効果の即効性，を総合して治療薬の効果を判定しながら鑑別診断を進めることも少なくない．

③ 咳嗽の患者を治療するにあたっては，見逃してはならない重篤な疾患（肺癌，肺結核，肺線維症など）の可能性を常に念頭において説明を行う．

④ 遷延性・慢性咳嗽は，睡眠不足などを引き起こすことも多く QOL の低下が著しい病状の一つである．確定診断と同時に咳嗽による苦痛度の軽減を目指すことも重要であり，漢方処方はその治療方法として，きわめて有効な手段といえる．

（望月隆一）

文献

1) 内藤健晴．後鼻漏による咳嗽（後鼻漏症候群）（耳鼻咽喉科からの見解）．日本咳嗽研究会，アトピー咳嗽研究会．藤村政樹監修．慢性咳嗽の診断と治療に関する指針 2005 年度版．前田書店．2006；p28-9.
2) 内藤健晴．喉頭アレルギー（laryngeal allergy）．日本咳嗽研究会，アトピー咳嗽研究会．藤村政樹監修．慢性咳嗽の診断と治療に関する指針 2005 年度版．前田書店．2006；p16-21.
3) 望月隆一．耳鼻咽喉科診療で用いる漢方薬　六君子湯，半夏瀉心湯．JOHNS 2013；29：2052-4.
4) Mukaida K, et al. A pilot study of the multiherb Kampo medicine bakumondoto for cough in patients with chronic obstructive pulmonary disease. Phytimedicine 2011；18：625-9.
5) Irifune K, et al. Antitussive effect of bakumondoto a fixed kampo medicine (six herbal components) for treatment of post-infectious prolomgrd cough：controlled clinical pilot study with 19 patients. Phytomedicine 2011；18：630-3.
6) 宮本昭正ほか．TJ-19 ツムラ小青竜湯の気管支炎に対する Placebo 対症二重盲検群間比較試験．臨床医薬 2011；17：1189-214.

16 —咽喉頭異常感

本項に出現する漢方薬

- 葛根湯加川芎辛夷（カッコントウカセンキュウシンイ）②
- 柴朴湯（サイボクトウ）(96)
- 小柴胡湯（ショウサイコトウ）⑨
- 麦門冬湯（バクモンドウトウ）㉙
- 半夏厚朴湯（ハンゲコウボクトウ）⑯
- 半夏瀉心湯（ハンゲシャシントウ）⑭
- 麻黄附子細辛湯（マオウブシサイシントウ）(127)
- 六君子湯（リックンシトウ）㊸

はじめに

咽喉頭異常感症の定義は「咽喉頭異常感の訴えがあるにもかかわらず，通常の耳鼻咽喉科的視診で訴えに見合うだけの異常所見を局所に認めないもの」とされ，これを真性の咽喉頭異常感症と呼んでいる[1)]．一方，咽喉頭異常感症は1つの症候名にすぎず，後日種々の原因疾患が発見されるものも含むとし，それを症候性咽喉頭異常感症としている[1)]．

慎重に検査を行った結果，異常感の原因が特定できたときにはそれぞれの病態に合わせた治療を，検出できなかった場合は真性の咽喉頭異常感症として治療を行うことになるが，いずれにおいても漢方薬の果たす役割は大きい[2)]．本項ではこれら咽喉頭異常感症に対する代表的な漢方薬の使い方について紹介する．

咽喉頭異常感の診療の現状

咽喉頭異常感を訴え耳鼻咽喉科を受診する患者は外来の5～10％とその頻度は意外と高く，また症候性咽喉頭異常感症の原因疾患は，全身・局所を合わせてきわめて多彩である[3)]．咽喉頭異常感症の原因疾患は，局所的，全身的，精神的の3つに大きく分けられる（❶）．

このうち局所的要因は約80％を占める．局所的要因の代表的なものは，①慢性炎症および外傷（慢性副鼻腔炎，慢性扁桃炎，慢性咽喉頭炎，気管挿管），②咽喉頭形態異常（フォレスティア病と呼ばれる頸椎異常，舌根扁桃肥大，振子様扁桃），③腫瘤（喉頭嚢胞，喉頭癌，下咽頭癌），④甲状腺疾患（甲状腺腫，甲状腺癌，橋本病，バセドウ病），⑤食道疾患（胃食道逆流症〈GERD〉，食道異物，食道憩室，食道癌），⑥アレルギー疾患（喉頭アレルギー）の6つに大きく分けられる．従来，局所的要因は慢性副鼻腔炎，慢性扁桃炎，慢性咽喉頭炎がほとんどとされていた[1,4,5)]．しかし，最近はGERDが50～60％とかなりの割合を占め[6)]，また，近年注目を集めている喉頭アレルギーも局所的要因のなかの15～20％を占めるといわれており[7)]，以前の原因とは大きく異なってきた．

全身的要因は全体の約15％とされている[1,4,5)]．全身的要因の代表は，低色素性貧血が関与す

❶ 症候性咽喉頭異常感症の原因

局所的要因	慢性炎症・外傷	慢性副鼻腔炎，慢性咽頭炎，慢性扁桃炎，気管内挿管
	甲状腺疾患	橋本病，バセドウ病，単純性甲状腺腫，甲状腺癌
	腫瘍	喉頭蓋囊胞，喉頭肉芽腫，喉頭癌，下咽頭癌
	形態異常	茎状突起過長症，頸椎異常（フォレスティア病），舌根扁桃肥大，振子様扁桃，喉頭斜位
	食道疾患	胃食道逆流症，食道憩室，食道異物，食道癌
	アレルギー	喉頭アレルギー
全身的要因		低色素性貧血（プラマー-ヴィンソン症候群），糖尿病，内分泌異常，心肥大，大動脈瘤，重症筋無力症，自律神経失調，更年期障害 薬剤の副作用
精神的要因	神経症	心気症，不安神経症，ヒステリー，強迫神経症
	精神病	統合失調症，うつ
	心身症	心身症

るプラマー-ヴィンソン症候群である．のどの異常感は自律神経失調症の一つとしてめまい，耳鳴とならんで代表的な症状である．

　精神的要因は5％で，心気症，不安神経症，うつなどが挙げられる[1,4,5]．これらの厳格な診断には精神科医の診察が必要となることも少なくない．

　いずれにしても，咽喉頭異常感症の原因の2.5～4％を占める悪性腫瘍，すなわち喉頭癌，下咽頭癌，甲状腺癌，食道癌などを見逃さないことが，咽喉頭異常感症を取り扱ううえで最も重要なことである[3]．

　慎重に検査を行っても原因が特定できない場合には，真性咽喉頭異常感症としての治療に入る．症候性，真性を問わず咽喉頭異常感症は西洋薬だけでは解決がつかないことが多く，漢方薬の恩恵を受けることがよくある．

薬物療法のフローチャート ❷

　まず，症候性か真性かで，その治療内容は大きく異なる．症候性の場合には外科的治療，放射線治療が優先されることもあるので，薬物療法だけに治療が限定されないこともある．さらに，そのなかのすべてに漢方薬が有用というわけではなく，漢方薬が有益と考えられる状況についてのフローチャートを❷に示す．もちろんこのフローチャートに示されたほかにも状況によって有用な漢方薬は存在する．

真性の咽喉頭異常感症

- 明確な原因を特定できない真性の場合，従来，消炎酵素薬（リゾチーム塩酸塩）と抗不安薬の併用を行っていたが，明確な解決となるほどの著明な有効性が得られるには至らず，漢方療法が注目を集めるようになった．
- 代表的な用法が，半夏厚朴湯[8]と柴朴湯（半夏厚朴湯＋小柴胡湯）[9]である．作用機序の一つと

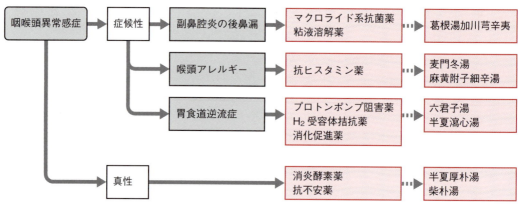

❷ 薬物療法のフローチャート
破線は漢方への変更あるいは追加併用.

して半夏厚朴湯には抗不安作用が，柴朴湯にはそれプラス抗炎症作用があることが指摘されている[10]．

症候性咽喉頭異常感症

- 最近，症候性咽喉頭異常感症の原因としてGERDが脚光を浴びてきた．GERDの主たる西洋薬はプロトンポンプ阻害薬（PPI）とH_2受容体拮抗薬である．これらで効果が不十分な場合，六君子湯が有効である[11]．六君子湯で効果が得られないときには半夏瀉心湯がよいという意見もある．
- 喉頭アレルギーも近年，咽喉頭異常感の重要な原因として知られるようになってきた．喉頭アレルギーには，診断基準にも示されているように抗ヒスタミン薬が有効とされている．一方で，喉頭アレルギーの咳には麦門冬湯[12]が有用で，咽喉頭異常感には麻黄附子細辛湯が有効とされている[13]．アレルギーが関与すると考えられる症例にはこれらの漢方が薦められる．
- 従来，咽喉頭異常感の最も主たる原因とされた慢性副鼻腔炎の後鼻漏には，粘液溶解薬とマクロライド系抗菌薬の少量長期投与が有効とされてきたが，それでも十分な有用性が得られないときには葛根湯加川芎辛夷を追加すると治療効果が高まるとされる[14]．

処方の実際

真性の咽喉頭異常感症

```
ノイチーム®（リゾチーム塩酸塩）1錠（90 mg）1日3回
メイラックス®（ロフラゼプ酸エチル）1錠（1 mg）1日2回
これで十分な効果がないときは，下記に変更もしくは追加とする．
半夏厚朴湯2.5g　1日3回
　　または
柴朴湯2.5g　1日3回
```

患者背景として不安が強い場合は半夏厚朴湯を併用し，咽喉頭の慢性炎症が遷延しノイチーム®に追加して消炎効果の相乗を期待する場合は柴朴湯を併用する．これらの治療でも全く症状が改善しない場合は，再度，精神疾患を含めた症候性咽喉頭異常感症の原因を検索する．

症候性咽喉頭異常感症

GERDの場合

パリエット®（ラベプラゾール）1錠（10 mg）1日1回
これで十分な効果がないときは，下記に変更もしくは追加とする．
六君子湯2.5g 1日3回

　GERDの原因として，胃酸分泌の過多による逆流と消化管運動機能低下による食物の胃内停滞による逆流の2つがいわれており，後者の場合は六君子湯の消化管運動促進作用を期待して最初から併用してもよい．

症例：75歳男性

　半年前からの咽喉頭異常感があり，胸焼け，呑酸，げっぷを伴っていた．症状が出る前から趣味の庭仕事で前屈することが多くなったとのことである．諸検査で明確な異常がなくFスケールが30点であったので，GERDとしてパリエット®を処方し若干軽快したが，効果不十分であったため六君子湯を追加したところ劇的に改善した．3か月後にパリエット®を休薬して六君子湯単独で症状は治まっている．

喉頭アレルギーの場合

アレロック®（オロパタジン）1錠 1日2回
これで十分な効果がないときは，下記に変更もしくは追加とする．
麦門冬湯3.0g 1日3回
　　または
麻黄附子細辛湯2カプセル 1日3回

　喉頭アレルギーの2大症状である慢性乾性咳嗽と咽喉頭異常感のうち前者が前景の場合は麦門冬湯を，後者が執拗にある場合は麻黄附子細辛湯の併用を勧める．喉頭アレルギーはGERDを合併していることがあるので，治療効果が途中で停滞した場合はGERDの治療を併用すると著効することがある．

症例：37歳女性

　数年来のダニによる通年性アレルギー性鼻炎があり，半年前から後鼻漏はないが咽喉頭異常感と乾性咳嗽を訴え受診した．諸検査で明確な異常がなくFスケールも0点であったので，GERDの合併のない喉頭アレルギー単独症例と考えアレロック®を投与したところ，咳症状は速やかに消退したが，異常感が残存した．そこで麻黄附子細辛湯を併用したところ異常感も徐々に軽快しはじめ，3か月後には消失した．

> **慢性副鼻腔炎の後鼻漏の場合**
>
> クラリス®（クラリスロマイシン）1錠（200 mg）1日1回
> ムコダイン®（L-カルボシステイン）1錠（500 mg）1日3回
> これで十分な効果がないときは，下記に変更もしくは追加とする．
> 葛根湯加川芎辛夷2.5g　1日3回
>
> ---
>
> 　慢性副鼻腔炎の後鼻漏の場合は咽喉頭異常感に慢性湿性咳嗽を伴うことがあるので問診での確認が重要である．咳を伴っている患者の場合，気管支喘息を合併していることがあるので，クラリス®を投与する前にテオフィリンを服用していないか確認すること．マクロライド系抗菌薬はテオフィリンの血中濃度を変化させるので，もしテオフィリンを服用していたらムコダイン®と葛根湯加川芎辛夷の併用だけで先行治療に入っておくとよい．

副作用，注意事項

　本項で紹介した漢方薬は比較的安全性の高い薬剤であるが，いくつか重篤な副作用もあるので示しておく．

- カンゾウによる偽アルドステロン症は代表的な副作用で，本項で示した漢方製剤では，葛根湯加川芎辛夷，柴朴湯，六君子湯，麦門冬湯，半夏瀉心湯に含有されている．
- 出現すると重篤なのが間質性肺炎である．オウゴンを含む柴朴湯にはこの副作用の可能性があるので，服用中は咳の出現に注意し，長期服用になってきたら胸部X線写真撮影が薦められる．
- マオウを含んだ漢方薬（麻黄附子細辛湯，葛根湯加川芎辛夷）はエフェドリンと類似の作用があるので，高血圧や循環器疾患のある患者への使用には特段の注意が必要である．

インフォームド・コンセント

　漢方使用の有無にかかわらず，咽喉頭異常感症の診療におけるインフォームド・コンセントの要点について以下に示す[15]．

① 咽喉頭異常感は原因が明確でない真性という病態があることを理解してもらう．
② 症候性では生命予後にかかわる局所悪性疾患を見逃さないことが重要であるため検査を繰り返すことがある．
③ 症候性では原因が種々あるので検査も治療も多岐にわたる．
④ 局所病変が明確であっても異常感の原因でないこともあるので，治療に入る前に説明が必要である．
⑤ 重篤な全身疾患（心不全，心筋梗塞，鉄欠乏性貧血など）や精神科疾患（統合失調症）が原因の場合は，それぞれ専門家の協力が必要となることがある．

〔内藤健晴〕

文献

1) 小池靖夫ほか．咽喉頭異常感症に対する診断的治療．耳鼻臨床 1979；72：1499-506.
2) 内藤健晴．咽喉頭異常感症の漢方療法．日本医事新報 2013；4641：51-4.
3) 内藤健晴．咽喉頭異常感症．総合臨牀 2007；56：157-8.
4) 中西泰夫．咽喉頭異常感症の臨床統計的観察．藤田学園医学会誌 1989；8：39-71.
5) 山際幹和ほか．咽喉頭異常感症の統計的観察．耳鼻臨床 1986；79：1823-40.
6) 内藤健晴．胃食道逆流症（GERD）と咽喉頭異常感症．日耳鼻 2007；110：252.
7) 内藤健晴．喉頭アレルギー患者における咽喉頭異常感．日気食会報 2001；52：120-4.
8) 藤井一省ほか．咽喉頭異常感症に対する「半夏厚朴湯」の臨床効果．耳鼻臨床 1987；80：987-97.
9) 荻野　敏ほか．咽喉頭異常感症に対する柴朴湯の使用経験．口腔・咽頭科 1994；6：103-11.
10) 荻野　敏．耳鼻咽喉科医が知っておきたい漢方薬のイロハ：咽喉頭異常感症．MB ENT 2010；110：43-6.
11) Tokashiki R, et al. Rikkunshito improves globus sensation in patients with proton-pump inhibitor-refractory laryngopharyngoeal reflux. World J Gastroenterol 2013；19：5118-24.
12) 内藤健晴ほか．麦門冬湯を使用した持続性咳嗽症例．漢方と免疫・アレルギー 2004；17：54-65.
13) 馬場　錬ほか．喉頭アレルギー症例に対する麻黄附子細辛湯の有用性について．アレルギーの臨床 2001；21：640-4.
14) 山際幹和．漢方薬の取り入れ方のコツ．鼻・副鼻腔炎．JOHNS 2010；26：585-8.
15) 内藤健晴．疾患からみたインフォームドコンセントの実際．咽喉頭異常感症．JOHNS 2010；26：1964-6.

17 — 咽喉頭酸逆流症

> **本項に出現する漢方薬**
> ● 六君子湯（リックンシトウ）㊸

はじめに

　胃の内容物の逆流によって不快な症状あるいは合併症を起した状態を胃食道逆流症（gastroesophageal reflux disease：GERD）といい，症状としては胸焼けや呑酸のような食道症状と食道外症状がある．この食道外症状のなかに咽喉頭異常感や慢性の咽頭痛，嗄声といった耳鼻咽喉科領域の症状が多く認められ，これら耳鼻咽喉科領域の症状を咽喉頭酸逆流症と呼ぶ．わが国においてGERDと診断され治療を受ける患者は増加しており，耳鼻咽喉科においても咽喉頭酸逆流症が注目されてきた．

　咽喉頭症状が発現する機序としては，酸が直接咽頭・喉頭の粘膜に曝露することで症状を起こす「直接障害説」と，下部食道へ逆流した酸が迷走神経反射を介して症状を起こす「反射説」，そして，その両方が関与しているという3つの考えがある．いずれの考え方においても胃酸が強く関与しており，治療では胃酸分泌を抑えることが大切となる．しかし，咽頭・喉頭領域の粘膜は酸曝露に対して弱く，食道症状よりも抵抗することが知られている．ここに漢方薬である六君子湯が導入されることで咽喉頭酸逆流症への対応力が広がった．

咽喉頭酸逆流症の治療の現状

　咽喉頭領域の症状を呈する症例で咽頭喉頭観察を行い，喉頭披裂部の粘膜の腫脹や発赤，声帯後方の肉芽形成など咽喉頭酸逆流症を疑うことができる所見があっても，確定診断に至ることは少なく，常にこの疾患と他の疾患を念頭におきながら治療を進めていくことが大切である．また，欧米に比べわが国の疾患例は咽喉頭所見が軽度のものが多いことも診断を難しくしている[1]．

　さらに食生活の欧米化などによりGERDが増加しているといわれており，薬物治療と並行して生活習慣の改善（不適切な食事習慣——過食，早食い，食べてすぐに寝る，など——の改善）についても指導していく必要がある．

　薬物治療には，胃酸の分泌を抑えるプロトンポンプ阻害薬（proton pump inhibitor：PPI）とH_2受容体拮抗薬があるが，GERDにはPPIのほうが効果的であり，現在はPPIが投薬の中心となっている．しかし，咽喉頭酸逆流症にはPPIでも効果不十分なことが多いことが知られている．その理由として，咽頭・喉頭領域は酸曝露の量も頻度も少ない場合でも症状が発現しやすいなどの

ことが考えられており，咽喉頭症状の改善には食道症状の改善よりも多くの PPI 投与量が必要なことがある．

　PPI 投与でも症状改善が乏しい場合に追加する薬剤として，胃腸管神経に働き胃腸の運動を活発にすることで胃排泄促進を促す消化管運動機能改善薬が用いられている．また，消化管運動亢進作用を示すグレリン分泌を促進，効果増強，分解阻害する生薬成分をもつ六君子湯は，PPI と併せて投薬することで咽喉頭酸逆流症の症状改善につながることが示されている[2,3]．

　GERD において薬物治療が奏効しない場合には手術治療が行われることがある．わが国における咽喉頭酸逆流症は軽症例が多いこともあって胃酸逆流抑制目的での手術治療の報告はほとんどない．しかし，咽喉頭酸逆流症の症状の一つに挙げられている喉頭肉芽腫に対する切除術は個々の症例の状況に応じて必要となることがある．

薬物療法のフローチャート（❶）

- 咽喉頭症状を認め，咽喉頭酸逆流症を疑った場合に最初に投与する薬剤としては PPI が最も効果的といわれている（診断のために 2 週間程度 PPI を投与することを PPI テストと呼ぶ）．
- PPI 通常量投与（PPI テスト）で症状改善を認めた場合には，継続投与，減量，中断などを患者と相談しながら行う．
- PPI の治療効果が認められなかった場合に大切なことは，他の疾患を考慮・除外することである．それでもなお咽喉頭酸逆流症を疑った場合には，PPI の倍量投与や消化管運動改善薬との併用が有用である．
- 六君子湯は胃腸運動促進作用を有し，食欲不振，悪心・嘔吐などの症状を呈する慢性消化管機能低下の症例に幅広く用いられている漢方薬である．咽喉頭酸逆流症に対する PPI との併用による臨床効果が認められている．

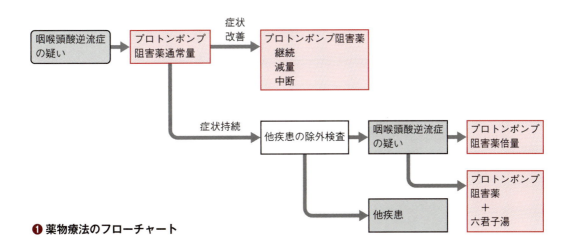

❶ 薬物療法のフローチャート

処方の実際

喉頭所見を伴う場合（1）

エソメプラゾール20 mg　1日1回
六君子湯2.5 g　1日3回：消化管運動亢進による胃排泄促進

症例：45歳男性（❷）

　約2か月前からのどの痛みを自覚し，抗生物質内服などでも症状が改善しないため当院を初診した．咽喉頭内視鏡検査では右声帯後方に肉芽組織を認め，さらに披裂部粘膜の発赤・腫脹が認められた．症状と喉頭所見より咽喉頭酸逆流症が疑われた．

　初診時にエソメプラゾール（20 mg　1日1回）を投与したが自覚症状も喉頭所見も変化なく，六君子湯（2.5 g　1日3回）を追加投与した．また上部消化管内視鏡検査も予定した．上部消化管内視鏡検査では軽度の逆流性食道炎（Grade M）を認める以外には異常所見を認めなかったため，同様の薬剤の継続使用を薦めた．2か月後から症状は徐々に改善し，それに伴い喉頭所見も改善し，声帯後方の肉芽組織は縮小してきた．5か月後には自覚症状もなく，肉芽組織も消失したため治療終了とした．

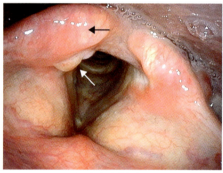
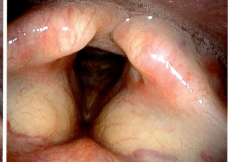

初診時喉頭所見　　　　　　治療後喉頭所見

❷ 症例：45歳男性
初診時には右声帯後方に肉芽組織が認められる（白矢印）．さらに披裂部（特に右側）の発赤・腫脹が認められる（黒矢印）．いずれの所見も治療後には消失している．

喉頭所見を伴う場合（2）

ラベプラゾール10 mg　1日1回
六君子湯2.5 g　1日3回

症例：45歳女性（❸）

　3か月前から嗄声と咽頭違和感を認め薬物治療を受けるも改善しないとのことで当院を初診した．初診時に右声帯後方の肉芽組織を認め，さらに後交連の発赤・腫脹が認められた．
　咽喉頭酸逆流症を疑い，ラベプラゾール（10 mg　1日1回）を投与したが症状の改善を認めず，六君子湯（2.5 g　1日3回）を追加投与した．また，治療と並行して行った上部消化管

内視鏡検査では逆流性食道炎は認めなかった．六君子湯の併用後から自覚症状の改善を認め，4か月後には肉芽組織も消失し後交連所見も改善した．

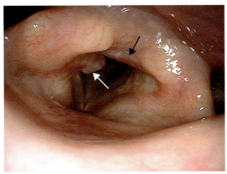
初診時喉頭所見

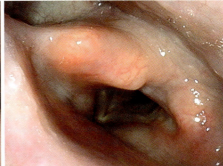
治療後喉頭所見

❸ 症例：45歳女性
初診時には右声帯後方に肉芽組織が認められる（白矢印）．さらに後交連部の粘膜の発赤・腫脹・凹凸が認められる（黒矢印）．いずれの所見も治療後には消失している．

咽頭・喉頭所見を伴わない場合

ランソプラゾール 30 mg　1日1回
六君子湯 2.5 g　1日3回

症例：49歳女性

2か月前から嗄声と咽頭の絞扼感があり近医で抗生物質などの投与を受け嗄声は改善したものの，絞扼感のみ残存し改善しないため当院を紹介された．当院初診時にも咽頭・喉頭に特に異常所見を認めなかったため，上部消化管内視鏡検査などを行った．上部消化管内視鏡検査の結果，胃底腺ポリープを認める以外に逆流性食道炎などの所見は認めなかった．検査所見を説明し，経過観察とした．

しかし症状が改善されず再来したため，ランソプラゾール（30 mg　1日1回）を処方した．2週間後も自覚症状の改善なく，消化管運動促進効果を期待し六君子湯（2.5 g　1日3回）を追加処方した．六君子湯の処方後に症状は徐々に改善してきた．その後ランソプラゾールは15 mgに減量できた．

副作用，注意事項

- 六君子湯による副作用は少ないが，軽度なものとして皮膚の発疹・発赤・かゆみなどが認められることがある．多くの薬剤同様，肝機能障害などが起こることもあり，採血検査が必要な場合がある．
- 重大な副作用として，配合生薬のカンゾウにより偽アルドステロン症（浮腫や血圧上昇など）をきたす可能性がある．

- カンゾウ由来のグリチルリチン酸は尿細管でのカリウム排泄促進作用があるため，低カリウム血症の結果としてミオパチーが現れる可能性がある．

インフォームド・コンセント

① 咽喉頭酸逆流症を確定診断できる検査は今のところない．したがって，咽喉頭の異常感や痛みなどいろいろな症状に対して本疾患を念頭におきながら診断・治療することが必要である．
② 治療にあたり，薬物治療にのみ頼るのではなく，生活習慣の改善などについてもきちんと指導することが大切である．
③ 適切な薬物治療がなされていても使用薬剤の増減や異なる作用の薬剤を複数使用することもあり，これらにより治療期間が長期になることがある．これらのことを念頭においた説明を行うことが大切である．
④ 喉頭肉芽腫など，症状によっては手術治療を併せ行うことも必要なことがある．

（渡邉昭仁）

文献

1) Oridate N, et al. Endoscopic laryngeal findings in Japanese patients with laryngeopharyngeal reflux symptoms. Int J Otolaryngol 2012；2012：1-4.
2) Tokashiki R, et al. Rikkunshito improves globus sensation in patients with proton-pump inhibitor-refractory laryngopharyngeal reflux. World J Gastroenterol 2013；19：5118-24.
3) Tominaga K, et al. Rikkunshito improves symptoms in PPI-refractory GERD patients：a prospective, randomized, multicenter trial in Japan. J Gastroenterol 2012；47：284-92.

18 — 誤嚥

> **本項に出現する漢方薬**
> - 清肺湯（セイハイトウ）⑨⓪
> - 半夏厚朴湯（ハンゲコウボクトウ）⑯
> - 六君子湯（リックンシトウ）㊸

はじめに

　誤嚥とは，食べ物など本来消化管に入るものを誤って気管内に飲み込んでしまうことである．誤飲とは区別される．嚥下機構の障害や意識障害が原因である場合と，何かの拍子に口の中のものを誤って吸い込んでしまう場合とがある[1]．誤嚥は誤嚥性肺炎の原因ともなり，高齢者では特に予後に影響する場合もある．高齢者の死亡原因の上位に肺炎があり，今後さらに高齢者が増加するため，肺炎とその原因の一つである誤嚥に対する対応は重要な問題になると考えられ，軽視できない症候である．最近は誤嚥とその合併症の誤嚥性肺炎の発症予防では漢方薬の有効性を示すエビデンスも出ている．本項では，漢方以外の治療法も含めて紹介し，そのなかでの漢方薬の役割を紹介する．

誤嚥の症状

　誤嚥すると，むせる，あるいは咳き込むといった症状が出現するが，気道防御反射が低下している場合には，誤嚥をしてもむせないで誤嚥性肺炎を引き起こす場合がある[2]．水やお茶を飲む際によくむせるといった症状がある場合には，誤嚥している可能性もある（❶）[3]．

誤嚥の原因

　飲み込みの反射（嚥下反射）が障害され，飲み込む力が弱い，あるいは食道を通過できない，といった状態が誤嚥を引き起こす[2]．脳血管障害（脳梗塞・脳出血など）による麻痺や，神経筋疾患，また加齢による筋力の低下などが主な原因である．老化に伴って起きる生理的な変化に加え，神経筋疾患（脳血管障害やパーキンソン病など中枢神経変性疾患各種）や筋肉の病気の初期症状が複合する場合もある．また，食道の通過障害，咽喉頭・食道腫瘍（咽喉頭癌や食道癌など）でも誤嚥を生じることがある[2]．反回神経麻痺によっても起こることがあり，反回神経の経路の障害で生じる．筆者の経験したなかには，胸部大動脈瘤の拡大による左の反回神経麻痺により声帯麻痺によって誤嚥を起こした症例もある．また，さまざまな医療処置（気管切開，経鼻胃チュー

❶ 誤嚥を疑う自覚症状

- 食事中によくむせる（特にとろみのない水分でむせることが多い）
- 食事中でなくても突然むせる，咳込む（唾液でむせているもの）
- 飲み込んだ後も，口腔内に食物が残っている
- ご飯より麺類を好むようになったり，咀嚼力低下や歯科的問題で，噛まなくてよいものを好むようになる
- 食事の後，がらがら声になる
- 食べるとすぐ疲れて，全部食べられない
- 体重が徐々に減ってきた
- 毎日飲んでいた薬を飲みたがらない
- 水分をとりたがらない（尿量が減った）
- 発熱を繰り返す（誤嚥性肺炎の疑い）
- 夜間，咳込むことがある

（エルメッドエーザイ株式会社．摂食嚥下障害 Q & A. http://www.emec.co.jp/swallow/07.html[3]より）

ブの留置，胃瘻など）や，薬物（睡眠薬，精神安定薬，向精神薬）も原因になる．これらの薬剤の影響で唾液の分泌が低下し，飲み込みにくくなることが影響するなど，複雑に原因が絡み合う場合もある．

　このなかで脳血管障害は摂食・嚥下障害の大きな原因の一つで，約40％は脳卒中（脳血管障害）が原因といわれる．一方，脳卒中（脳血管障害）に罹患した患者のうち急性期には約30％に誤嚥が認められ，慢性期まで誤嚥が残存する患者は全体の約5％程度といわれる[4]．脳血管障害の予防は誤嚥の発症予防に大きく影響する．

誤嚥の診断検査

　前述したように，直接的には咽頭・喉頭部の精査が必須であるが，誤嚥はさまざまな疾患によって起こる境界領域の疾患で，単に耳鼻咽喉科の領域にとどまらないという特徴がある．誤嚥を専門とするのは気管食道科や耳鼻咽喉科などであるが，合併症の誤嚥性肺炎により内科で疑われ診断がつく場合もある．さらに，地域によっては神経内科やリハビリテーション科で誤嚥の検査を行っている場合もある．原因として咽頭癌や食道癌がある場合は，耳鼻咽喉科や消化器科で精査する．

　診断検査としては，誤嚥をスクリーニングする質問紙（❷）[5]の利用と，疑われる場合は種々のスクリーニング検査（❸）や，精密検査として内視鏡を使った嚥下機能検査（嚥下内視鏡検査）が行われる．

スクリーニング検査[3,6]

- 反復唾液飲みテスト（RSST）：唾液嚥下を30秒間繰り返してもらう．「できるだけ何回も飲み込んでください」と指示し，のどぼとけのあたりに指を当てて嚥下の有無を確認する．30秒間に2回以下の場合，嚥下開始困難，誤嚥が疑われる．3回以上の場合は，ほぼ問題なし．ただし，3回以上でも嚥下障害が疑われる場合は，可能ならばテスト食材を用いた摂食・嚥下機能検査を行い，テスト食材の残留部位を中心に診査を行う．

❷ 摂食・嚥下障害スクリーニングのための質問紙

		日時
氏名	年齢　　歳 身長　cm　体重　kg 回答者：本人・配偶者・(　　)	

あなたの嚥下（飲み込み，食べ物を口から食べて胃まで運ぶこと）の状態についていくつかの質問をいたします．ここ2,3年のことについてお答え下さい．
いずれも大切な症状ですので，よく読んでA，B，Cのいずれかに丸をつけて下さい．

1. 肺炎と診断されたことがありますか？	A. 繰り返す　B. 一度だけ　C. なし	
2. やせてきましたか？	A. 明らかに　B. わずかに　C. なし	
3. 物が飲み込みにくいと感じることがありますか？	A. しばしば　B. ときどき　C. なし	
4. 食事中にむせることがありますか？	A. しばしば　B. ときどき　C. なし	
5. お茶を飲むときにむせることがありますか？	A. しばしば　B. ときどき　C. なし	
6. 食事中や食後，それ以外の時にものどがゴロゴロ（痰がからんだ感じ）することがありますか？	A. しばしば　B. ときどき　C. なし	
7. のどに食べ物が残る感じがすることがありますか？	A. しばしば　B. ときどき　C. なし	
8. 食べるのが遅くなりましたか？	A. たいへん　B. わずかに　C. なし	
9. 硬いものが食べにくくなりましたか？	A. たいへん　B. わずかに　C. なし	
10. 口から食べ物がこぼれることがありますか？	A. しばしば　B. ときどき　C. なし	
11. 口の中に食べ物が残ることがありますか？	A. しばしば　B. ときどき　C. なし	
12. 食物や酸っぱい液が胃からのどに戻ってくることがありますか？	A. しばしば　B. ときどき　C. なし	
13. 胸に食べ物が残ったり，つまった感じがすることがありますか？	A. しばしば　B. ときどき　C. なし	
14. 夜，咳で眠れなかったり目覚めることがありますか？	A. しばしば　B. ときどき　C. なし	
15. 声がかすれてきましたか？（がらがら声，かすれ声など）	A. たいへん　B. わずかに　C. なし	

各問いに対し「A」と回答した場合を異常（嚥下障害あり），「B」「C」と回答した場合を正常（嚥下障害なし）と判定．「A」にひとつでも回答があった場合に「嚥下障害あり」と判定．

（大熊るりほか．日摂食嚥下リハ会誌 2002；6：3-8[5])より）

- 水飲みテスト：さらさらした水（30 mL）を飲んでもらい，うまく飲めるかどうかをチェックするものである．検出力が高い検査だが，「むせる」からといって必ず嚥下障害があるとはいえず，むせない誤嚥（不顕性誤嚥）を見逃すこともある．口腔ケア後であれば，たとえ誤嚥してもきれいな水であるため比較的安全性が高いと思われるが，誤嚥して激しくむせることもある．30 mLでは危険があることなどから次項の試験が考案された．
- 改訂水飲みテスト：冷水3 mLを口腔前庭に注ぎ，嚥下してもらう．以下の5段階で評価し，

❸ 嚥下障害のスクリーニング検査

- 反復唾液飲みテスト（RSST）
- 水飲みテスト
- 改訂水飲みテスト
- 聴診所見
- 血中酸素飽和度モニター

(1)～(3)の場合に，嚥下障害ありと判定する．
(1) 嚥下なし，むせる，および/または，呼吸切迫
(2) 嚥下あり，呼吸切迫（不顕性誤嚥の疑い）
(3) 嚥下あり，呼吸良好，むせる，および/または，湿性嗄声
(4) 嚥下あり，呼吸良好，むせない
(5) 上記（4）に加え，空嚥下の追加を指示し，30秒以内に2回空嚥下可能

- 聴診所見：まず，飲水や食事の前に肺か頸部の呼吸音を聴診器で聞いておき，食後の音と比較する．呼吸音に変化があれば誤嚥を疑う．
- 血中酸素飽和度モニター：パルスオキシメータを指に取り付け，酸素飽和度が3％以上低下するか，酸素飽和度が90％以下になれば誤嚥を疑う．

精密検査

上記のスクリーニング検査後の精密検査としては，嚥下造影検査と嚥下内視鏡検査（VE）がある．誤嚥を一番正確に評価できる手段は嚥下造影といわれている

- 嚥下造影検査[7]：X線透視下で造影剤を飲み込んでもらい，透視画像で嚥下状態をみる検査．利点は，口への取り込みから嚥下の終了までの過程を直接観察できることや，症状が伴わない少量の誤嚥を観察できることである．嚥下障害の重症度を確認したり，誤嚥しにくい食形態，姿勢を決めるために必要な情報が得られる．
- 嚥下内視鏡検査（VE）[3]：経鼻的に鼻咽腔喉頭ファイバースコープ（内視鏡）を挿入して，直視下で嚥下状態をみる検査．利点は，食物や唾液などの咽頭残留の状態を直視下で観察できることや，嚥下造影検査とちがい被曝がなく，手軽に在宅やベッドサイドなどで行えることである．また，咽喉頭や声帯の麻痺の診断ができる場合もある．

誤嚥の合併症──誤嚥性肺炎について

急性期に嘔吐した大量の胃内容物の誤嚥に起こるメンデルゾーン症候群がある．胃酸による酸性物質の吸引による化学的炎症の発生で著明な急性肺浮腫・気道の痙攣を生じる．症状としては著明な呼吸困難と多呼吸，低酸素血症に伴うチアノーゼがある．胸部X線検査でびまん性陰影の増強がみられることがある．誤嚥性肺炎は，口腔内容物（唾液を含む）や逆流した胃液が肺に流れ込むことで発症する．高齢者などに多く，加齢あるいは神経筋疾患（脳血管障害，パーキンソン病など）の神経機能障害により咽喉頭の神経反射が低下して発症する[8]．高齢者では予後に影響する合併症である．

誤嚥性肺炎の症状の特徴

症状としては食事中のむせを認めたり，咳・痰・発熱・呼吸困難感や喘息様の症状を生じる．肺炎のため発熱することも多いが，高齢者でははっきりしない場合がある（❹）．また，激しい咳と膿性痰を伴い，酸素分圧低下に伴う呼吸困難が出現する．数か月間ごとに発症しても治療によ

り改善するが，繰り返すことで摂取後に再発する特徴がある．聴診では肺雑音がある場合がある．高齢者で肺炎とは無関係のような症状（❹）がみられる場合には，誤嚥性肺炎の可能性がある[3]．再発を繰り返すと耐性菌が発生して抗生物質治療に抵抗性をもつため，高齢者の死亡原因にもなる．高齢者や神経筋疾患の患者の発熱の程度は軽度で，呼吸器症状も軽度であるのも特徴である．

❹ 肺炎の非典型的症状で高齢者の誤嚥性肺炎を疑わせる症状

- 元気がない
- 食事時間が長くなる
- 食後に疲れてぐったりする
- ぼーっとしていることが多い
- 失禁するようになった
- 口の中に食べ物をため込んで飲み込まない
- 体重が徐々に減ってきた
- 夜間に咳込む

（エルメッドエーザイ株式会社．摂食嚥下障害 Q & A. http://www.emec.co.jp/swallow/07.html[3] より）

誤嚥性肺炎の診断

　メンデルゾーン症候群のように大量の胃内容物を誤嚥するような場合は胸部 X 線でびまん性陰影を認めることがあるが，少量で持続的な食事・唾液・水分などの誤嚥では胸部 X 線像で肺炎像はそれほど重症でないにもかかわらず，画像に比較し酸素分画（SpO_2）が低値であること特徴的である．

誤嚥性肺炎の発症のメカニズム

　脳血管障害・パーキンソン病などによる中枢神経系のドパミン低下は，迷走神経知覚枝頸部神経節のサブスタンス P およびその逆行性の放出低下を招く．その結果として咳反射や嚥下反射などの咽喉頭の反射が低下する[4,9]．これら咳反射や嚥下反射が低下すると，気づかないうちに細菌が唾液とともに肺に流れ込み（不顕性誤嚥），または胃液などの消化液が食べ物とともに食道を逆流して肺に流れ込み，誤嚥性肺炎が起こることがある．

誤嚥性肺炎の薬物療法のフローチャート ❺

　急性期の治療と予防治療を分けて考える．漢方薬は主に予防治療に有用性が報告されている．

急性期治療

- 急性期の誤嚥性肺炎には現代医学での治療を行う．抗生物質が第一選択である．また，胃液を肺の中に吸い込んで肺炎になった場合には短期間ステロイドを用いることもある．さらに，酸素欠乏により呼吸不全になった場合，酸素吸入を行い，重症の呼吸不全では人工呼吸器などによる治療まで行う場合もある．
- 漢方薬は，誤嚥のため食事をとれないレベルの症例で用いるべきではない[7]．

予防治療

- 再発予防には，脳梗塞後遺症に使われるアマンタジンや，抗血小板作用をもつ脳梗塞予防薬（シ

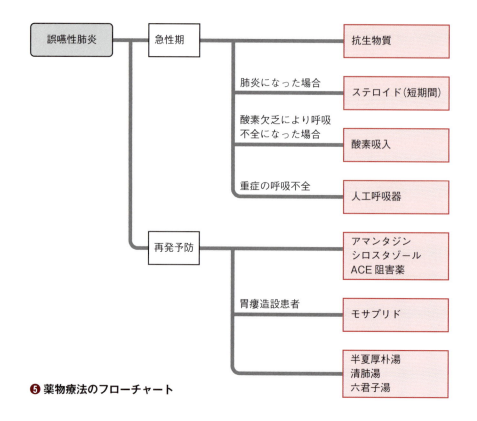

❺ 薬物療法のフローチャート

ロスタゾール）が有効である[10]．これらの治療薬は咳反射や嚥下反射を改善し，脳梗塞の発症・進行を予防し誤嚥性肺炎を予防する．エナラプリルなどの ACE 阻害薬は，ブラジキニンが上昇して咳反射が亢進することで予防効果を発揮する[9,11〜13]．いわば，副作用を用いた効果である．しかし ACE 阻害薬は，過度の血圧低下，血清クレアチニンの上昇，咽頭違和感などで，中止になる場合も多い[13,14]．また，胃瘻造設患者では，胃運動を改善し食物の胃食道逆流を予防するモサプリド（ガスモチン®）の有用性が報告されている[15]．

- 漢方治療について，どのような方剤を用いるかは議論がある．誤嚥は全身状態の低下を反映する場合が多く（漢方的には主に気虚），この場合は全身状態の改善を図る治療を優先する．全身状態が落ち着いている場合は，局所の治療を優先した治療が奏効する場合も多い[8]．半夏厚朴湯と清肺湯にエビデンスがある．六君子湯はモサプリドと同様に胃内停滞時間を減らすために消化管運動の改善を目的とした薬物療法となる[16]．

処方の実際

半夏厚朴湯[17]

- 処方構成：ハンゲ，コウボク，シソヨウ，ブクリョウ，ショウキョウ．
- 目標：全身状態が落ち着き咽喉頭異常感（痰がらみ感）があり，口腔乾燥の少ない患者．
- 漢方的運用法：咽喉頭異常感（梅核気，咽中炙臠）に対する処方として有名である．咽頭部異常感は，耳鼻科的に器質異常がないことが治療に用いる前提になる[6]．漢方的には咽頭部の気

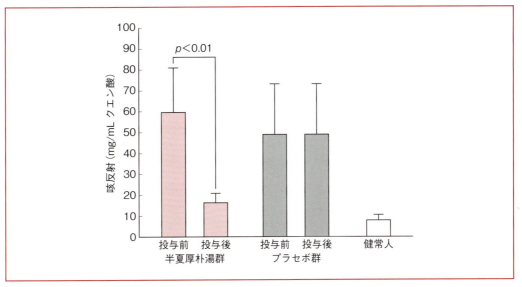

❻ 半夏厚朴湯による咳反射の改善
(Iwasaki K, et al. J Am Geriatr Soc 2002 ; 50 : 1751-2[18]より)

の停滞と考え気鬱として対応する．コウボク，シソヨウは気を巡らし，ハンゲは気を下す．またハンゲは水滞をブクリョウ，ショウキョウとともに動かす作用もある．そのため，乾燥傾向のある人はかえって症状が悪化することもあり注意を要する．病気の主座（病状の中心）は半表半裏であると考えているので，脈は浮いても沈んでもいない．また，ひどく弱くも強くもないことが多い．

● エビデンス：Iwasaki らは認知症高齢者 95 人を対象に誤嚥性肺炎および肺炎関連死に対する半夏厚朴湯の予防効果をランダム化試験で評価した．その結果，半夏厚朴湯は認知症高齢者の肺炎および肺炎関連死を減少させることが判明した．その試験では単に誤嚥性肺炎のみならず，半夏厚朴湯の使用は食事摂取量の増加や，有熱期間の短縮などの全身状態の改善に対しても良好な傾向が示唆された．別の報告では嚥下反射と咳反射の改善が報告されている（❻）[18,19]．機序としては，嚥下反射経路の神経でのサブスタンス P の増加が考えられている[9,20]．脳血管障害患者でエナラプリルを半夏厚朴湯に変更して，誤嚥性肺炎の回数の減少，むせの減少が報告されている[14]．ACE 阻害薬と異なり，血圧や腎機能にはなんら影響を認めず，きわめて安全に使用できる[14]．

経管栄養中の肺炎予防

症例：65 歳男性

現病歴：脳腫瘍の既往があり，寝たきり状態．意識は，はっきりする時間とやや混濁する時間がある．やや傾眠傾向．嚥下困難のため経管栄養をしている．全身状態の維持目的で X 年10 月に漢方治療を家族が希望して来院．顔色は良好．よだれを垂らしている．脈は弱くも強くもない．唾液の分泌も多いため誤嚥予防目的でツムラ半夏厚朴湯を開始（1 回 2.5 g　1 日

3回　食前）．X＋1年5月に誤嚥性肺炎で入院し，気管切開を受けた．翌月から半夏厚朴湯に加え，体力を補うために人参養栄湯（1回2.5g　1日3回　食直後）を開始．X＋2年2月に一度肺炎を起こしたが，数日間の抗生物質投与で改善．その後X＋3年2月に亡くなるまで肺炎は再発しなかった．

考察：半夏厚朴湯は誤嚥に対しエビデンスがある．古典的には，比較的元気で，脱水のない患者に用いる，となっている．寝たきりの患者で，体力が落ちている場合など，長期の半夏厚朴湯の投与に際しては，体力をつける漢方薬（補剤）を併用することで，より効果があがる場合がある．

清肺湯

- 処方構成：トウキ，バクモンドウ，ブクリョウ，オウゴン，キキョウ，キョウニン，サンシシ，ソウハクヒ，タイソウ，チンピ，チクジョ，テンモンドウ，バイモ，カンゾウ，ショウキョウ，ゴミシ（16種類）．
- 目標：慢性の病態になり，比較的粘性の痰を喀出し誤嚥を繰り返す患者．慢性肺疾患など基礎疾患を有することも多い．
- 漢方的運用法：解熱去痰の作用のある生薬が多数含まれ，慢性の下気道感染症に対しても使用可能である．慢性の呼吸器系の炎症を有する高齢者で，誤嚥を繰り返すような症例にも使用可能である[21]．
- エビデンス：嚥下反射は変化がみられていない[22]．抗炎症作用を有する生薬が多く含まれ，活性酸素のスカベンジャーの作用を有する[8]．基礎的研究でも気道の粘液線毛系とクリアランスを改善することで喀痰排出や鎮咳作用が認められた[23]．

（繰り返す）発熱，咳嗽，喀痰

症例：50歳男性[21]

既往歴：X−25年に頸部腫瘍（詳細不明）のため某病院で手術と放射線照射を受けた．以後，嗄声と摂食時のむせが出現．X−3年から年4～5回，咳嗽と発熱が出現し，抗生物質で軽快までに7日以上を要することが多かった．

現病歴：X年5月初め，肺炎で入院．抗生物質で改善したが，上腹部不快感の精査のための上部消化管造影で気道への造影剤流入を認め，誤嚥性肺炎が強く疑われた．耳鼻咽喉科で，両側反回神経麻痺による誤嚥があり，繰り返すなら気管切開の適応と診断された．X年5月末にアンブロキソールと半夏厚朴湯（1日7.5g）を処方したが，X年6月末に再び発熱，再入院し抗生物質投与で軽快．気管切開の同意が得られず，退院時に気管から咽頭にかけての乾燥感と嗄声などを目標にツムラ清肺湯（1日9.0g）を開始．抗生物質内服併用を漸減中止しても1年以上再燃を認めなかった．

考察：乾燥感と嗄声があるため，水分代謝を促進する半夏厚朴湯は無効であったと考えられる．

六君子湯

- 処方構成：ソウジュツまたはビャクジュツ，ブクリョウ，ニンジン，ハンゲ，チンピ，タイソウ，ショウキョウ，カンゾウ．
- 目標：全身状態の新陳代謝の低下（気虚）で逆流性食道炎などによる誤嚥が疑われる患者．
- 漢方的運用法：比較的体力の低下した人で胸焼け，胃もたれ，食後の膨満感，上腹部痛，悪心・嘔吐，食欲不振などの上腹部不定愁訴を伴う患者．比較的副作用は少ないので使用しやすい．舌苔が厚いことが多い．
- エビデンス：上述したように誤嚥および誤嚥性肺炎に対する報告は症例段階であるが，有用であるとする報告がある[24,25]．消化運動の改善については機能性胃腸症患者での適応性弛緩促進作用[26]や胃排出促進作用[27]の報告がある．

脳梗塞後の慢性誤嚥

症例：82歳女性[25]

既往歴：高血圧，うつ病．

現病歴：もともと冷え症や慢性的な無臭性下痢があり，食欲も低下していた．脳梗塞を発症し入院．発語は弱々しく聞き取ることは不可能であった．口腔内に絶えず唾液が貯留し頻回の唾液吸引が必要であった．唾液による誤嚥性肺炎を発症し，抗菌薬で改善後も幾度となく発熱を認めた．冷えと慢性の下痢に対し真武湯を開始したが，下痢と誤嚥が持続し胃瘻造設．造設時の上部消化管内視鏡では明らかな病変は認めなかったが，胃内容物の逆流が示唆された．オメプラゾールやモサプリドなどを投与するも改善が得られず，ツムラ六君子湯（1回2.5g　1日3回）を開始．開始翌日より口腔内の唾液貯留が著明に減少し，発語も明瞭になった．意欲や食欲も明らかに改善した．その後，発熱も認められなくなった．

考察：冷えて代謝が悪い状態（漢方でいう陰虚証）であるために，六君子湯が奏効した症例である．ただし，水分代謝を改善させる真武湯が効かなかったのと六君子湯で唾液の減少（水分代謝の改善）があったことから，気の不足（気虚）が病態の中心だったと考えられる．投与前にどちらの病態が主体かわからない場合も多く，投与により判断することも多い．

誤嚥性肺炎の薬物治療以外の予防法[2,3]

誤嚥性肺炎は，基礎疾患をもった全身状態の低下した患者に発生しやすく，いったん発症すると治療は困難で死亡率も高いため，発症の予防がたいへん重要となる．予防のためには，誤嚥を起こしやすい病態の改善が重要であり，それぞれの基礎疾患に対する治療，ならびに可能なかぎり機械的要因の除去が必要となる．

生活ケア

- 高齢者では，歯ぐきをマッサージすることで嚥下反射が改善して誤嚥性肺炎の予防に役立つ．

- 排便時には腹圧をかけないようにし，食物の逆流，嘔吐を防止する．
- 吸引器は万一の誤嚥に備えになる．痰の多い患者では，食事前に吸引しておくことも有用である．

口腔衛生
- 誤嚥性肺炎は高齢者がかかりやすく，特に脳梗塞を起こしたことのある人は，飲み込みや咳がうまくできなくなっているので要注意である．寝たきりの人では唾液や食べ物の誤嚥や胃液の逆流が起こりやすい．
- 虫歯や歯周病がある場合は，口腔内細菌が増加しているため誤嚥性肺炎を起こしやすくなる．歯科や歯科口腔外科などを中心に，口腔ケアの重要性が認識されており，誤嚥性肺炎を繰り返す人は口腔内の洗浄として歯磨きや入れ歯の手入れをする．食事をする人は食後3回と寝る前の計4回行う．胃瘻などがあり食事をしない場合でも，定期的に口腔内の洗浄を行う．また，虫歯や歯周病の治療にも留意する．

体位保持
- 食事時：食事介助では，起座位または上半身をやや高くした体位とし，患者の嚥下能力に合わせ少量ずつゆっくり時間をかける必要がある．食後の半座位の保持などの工夫により腹圧をかけないことが，食物残渣の胃食道逆流や嘔吐の防止に有効である．これらの体位は食道裂孔ヘルニアのある患者や腹満があり嘔吐をきたしやすい患者では特に重要である．
- 就寝時：誤嚥性肺炎の多くは睡眠時の誤嚥によるといわれる．睡眠中に胃液が食道を逆流して気管に入ったり，唾液を誤嚥したりすることもある．食事中の誤嚥はむせるので気がつくのに比べ，睡眠中は気がつきにくい．そのため睡眠中に胃液が逆流しないように，リクライニングのついたベッドでは上半身を15～20°くらい挙上して就寝する．頸部が伸展しないようにしたり，長時間の同じ姿勢は避けるようにし，食後すぐに寝かせないことも重要である．

飲食法や食事自体の工夫
- 喉頭流入や，ごく軽度の誤嚥であれば，十分に咀嚼を行うようにしたり，一口量を少なめにしたりする．
- パサパサした食べ物は，やわらかくなるよう煮込む．スープなど液体のものはとろみをつけると誤嚥しにくくなることがある．液体に増粘剤（とろみ剤）を添加調整する補助食品を使用するのもよい．

手術療法
- 誤嚥の程度が著しい場合には，専門病院でさらに高度な検査を行い，嚥下機能改善手術や誤嚥防止手術といった治療も考慮される．詳細は他書を参照されたい．

まとめ

　誤嚥は急性期には現代医学での治療が中心であるが，予防については生活ケア，口腔衛生，体位，食事などの対処法と並んで漢方療法も，エビデンスのある薬剤もあり選択肢の一つと考えられる．

（並木隆雄，巽　浩一郎，金子　達）

文献

1) 伊藤正男ほか総編集．医学書院　医学大辞典．医学書院；2003．p846.
2) 日本気管食道科学会．誤嚥．http://www.kishoku.gr.jp/public/disease05.html
3) エルメッド エーザイ株式会社．摂食嚥下障害 Q & A. http://www.emec.co.jp/swallow/07.html
4) 日本脳卒中協会．嚥下障害．http://www.jsa-web.org/jsanews/jn7/jn7a.html
5) 大熊るりほか．摂食・嚥下障害スクリーニングのための質問紙の開発．日摂食嚥下リハ会誌 2002；6：3-8.
6) サラヤ株式会社．嚥下とは．http://www.eiyoshi-web.com/enge/engetoha/hyokaho.html
7) 嚥下造影の標準的検査法（詳細版）日本摂食・嚥下リハビリテーション学会　医療検討委員会案　作成に当たって．日摂食嚥下リハ会誌 2004；8：71-86.
8) 巽　浩一郎，伊藤　隆．誤嚥性肺炎．水野修一総編集．漢方内科学．メディカルユーコン；2007．p138-40.
9) 岩崎　鋼．誤嚥性肺炎に対する半夏厚朴湯の咳反射改善メカニズム．漢方医学 2012；36：282-3.
10) Yamaya M, et al. Interventions to prevent pneumonia among adults. J Am Geriatr Soc 2001；49：85-90.
11) Okaish K, et al. Reduction of risk of pneumonia associated with use of angiotensin I converting enzyme inhibitors in elderly inpatients. Am J Hypertens 1999；12（8 Pt 1）：778-83.
12) Arai T, et al. Inhibitors and pneumonia in elderly people. Lancet 1998；352：1937-8.
13) Arai T, et al. ACE inhibitors and symptomless dysphagia. Lancet 1998；352：115-6.
14) 内藤真礼．脳血管障害に伴う誤嚥性肺炎に対する半夏厚朴湯の予防効果― ACE 阻害薬との比較．漢方と最新治療 2003；12：357-61.
15) He M, et al. Mosapride citrate prolongs survival in stroke patients with gastrostomy. J Am Geriatr Soc 2007；55：142-4.
16) 片桐伯真．非経口栄養患者では誤嚥をどのように予防しますか？　JOHNS 2012；28：1864-6.
17) 巽　浩一郎．呼吸器疾患　漢方治療の手引き　改訂版．協和企画；2010.
18) Iwasaki K, et al. A traditional Chinese herbal medicine, banxia houp tang, improves cough reflex of patients with aspiration pneumonia. J Am Geriatr Soc 2002；50：1751-2.
19) Iwasaki K, et al. A pilot study of banxia houpu tang, a traditional Chinese medicine, for reducing pneumonia risk in older adults with dementia. J Am Geriatr Soc 2007；55：2035-40.
20) Iwasaki K, et al. The traditional Chinese medicine banxia houpo tang improves swallowing reflex. Phytomedicine 1999；6：103-6.
21) 萬谷直樹ほか．反回神経麻痺により繰り返される下気道感染に対し清肺湯を試みた2例．日本東洋医学雑誌 1999；50：455-60.
22) Mantani N, et al. Effect of Seihai-to, a Kampo medicine, in relapsing aspiration pneumonia ― an open label pilot study. Phytomedicine 2002；9：195-201.
23) 山岡　稔，福地義之助．亜急性呼吸器感染症実験モデルにおける清肺湯の効果．漢方と免疫・アレルギー 1991；5：54-9.
24) 山崎真理．誤嚥性肺炎と漢方．日経メディカル 2007（別冊）：24-5.
25) 谷尻　力．繰り返す誤嚥に六君子とが奏功した例．漢方と診療 2012；3：205.
26) Kusunoki H, et al. Efficacy of Rikkunshito, a traditional Japanese medicine（Kampo）, in treating functional dyspepsia. Intern Med 2010；49：2195-202.
27) Tatsuta M, Iishi H. Effect of treatment with liu-jun-zi-tang（TJ-43）on gastric emptying and gastrointestinal symptoms in dyspeptic patients. Aliment Pharmacol Ther 1993；7：459-62.

19 ―癌の緩和

本項に出現する漢方薬

- 黄連解毒湯（オウレンゲドクトウ）⑮
- 桂枝茯苓丸（ケイシブクリョウガン）㉕
- 牛車腎気丸（ゴシャジンキガン）(107)
- 柴胡加竜骨牡蛎湯（サイコカリュウコツボレイトウ）⑫
- 柴胡桂枝乾姜湯（サイコケイシカンキョウトウ）⑪
- 柴胡桂枝湯（サイコケイシトウ）⑩
- 三黄瀉心湯（サンオウシャシントウ）(113)
- 紫雲膏（シウンコウ）(501)
- 四逆散（シギャクサン）㉟
- 芍薬甘草湯（シャクヤクカンゾウトウ）(68)
- 十全大補湯（ジュウゼンタイホトウ）(48)
- 小建中湯（ショウケンチュウトウ）(99)
- 小柴胡湯（ショウサイコトウ）⑨
- 大柴胡湯（ダイサイコトウ）⑧
- 桃核承気湯（トウカクジョウキトウ）(61)
- 当帰芍薬散（トウキシャクヤクサン）㉓
- 人参養栄湯（ニンジンヨウエイトウ）(108)
- 麦門冬湯（バクモンドウトウ）㉙
- 八味地黄丸（ハチミジオウガン）⑦
- 白虎加人参湯（ビャッコカニンジントウ）㉞
- 附子瀉心湯（ブシシャシントウ）
- ブシ末（ブシマツ）(3023) [01]*
- 補中益気湯（ホチュウエッキトウ）(41)
- 六味丸（ロクミガン）(87)

* 三和生薬株式会社.

はじめに（概説）

「がんの統計'13」（がん研究振興財団編）によれば，2012年のわが国の癌による死亡者総数360,963人のうち，耳鼻咽喉科領域の頭頸部癌による死亡者数は7,167人（2%）であり，そのうち死亡者1,000人以上の癌は下咽頭癌（1,538人），舌癌（1,272人），歯肉癌（1,217人）である．

近年頭頸部癌の治療は，手術，放射線，化学療法などを組み合わせて集学的に行われ，治療成績も向上している．しかし，頭頸部には聴覚，平衡覚，味覚，嗅覚，触覚などの感覚器に加え，発語・構音・呼吸・摂食・咀嚼・嚥下など生活のために重要な運動器が集合しているため，癌および治療によりその機能障害が生じれば，患者のQOLは大きく低下する．

本項では，頭頸部癌およびその治療に伴うさまざまな症状や機能障害を，《漢方薬＋α》を用いて改善する方法について解説する．

西洋薬治療の標準的な処方例

粘膜の疼痛，粘膜炎，粘膜潰瘍

口腔や咽喉頭の疼痛や炎症に対しては，局所治療と全身治療を併用する．局所治療ではステロイドや局所麻酔薬の外用よりも，レバミピド（ムコスタ®）の水溶液による含嗽が有効である．全

身治療では，非ステロイド性抗炎症薬（NSAID）やオピオイドが経口投与される．粘膜潰瘍を伴う高度の粘膜炎には，好中球の遊走を抑制するコルヒチンが有効な場合がある．

唾液分泌障害

放射線治療による唾液分泌障害に対しては，人工唾液（サリベート®）に加え，ピロカルピン（サラジェン®）が投与される．前者の有用性は低く，後者は発汗や下痢などの副作用が問題となる．OTC薬のヒアルロン酸水溶液（絹水®スプレー）が有用という報告がある．なお，唾液腺機能は，血液中の唾液腺型アミラーゼ〔（総アミラーゼ）－（膵型アミラーゼ）〕で評価できる．この値は，唾液分泌の改善とともに増加するが，始めから極端に低い場合，唾液分泌は改善しにくい．

味覚障害

味覚障害は口腔乾燥と味蕾中の亜鉛欠乏によって起きる．唾液分泌改善の治療に加え，ポラプレジンク（プロマック®）の常用量を投与する．数か月後に血清亜鉛を測定し，依然として低値の場合は市販の亜鉛サプリメントで補充する．

放射線皮膚炎

放射線による皮膚炎，粘膜炎，粘膜潰瘍に対してステロイド外用薬が用いられるが，その有用性は低い．

甲状腺機能低下

頭頸部腫瘍に対する放射線治療の晩期障害として，照射の数年後に甲状腺機能低下が起きる場合が少なくない．甲状腺機能（FT$_4$とTSH）を定期的にチェックし，FT$_4$の低下が確認されたら，レボチロキシン（チラーヂン®S）の至適量を投与する．

抑うつ，不眠，不安

口腔乾燥のため，呂律が回りにくくなり，他人とのコミュニケーションがとれずに，抑うつ・不眠・不安・緊張を訴える患者は多い．その際に抗不安薬・睡眠薬などの抗コリン作用のある薬剤を投与すると，さらに唾液は出にくくなるため，注意が必要である．

全身倦怠感，食欲不振，頻尿

放射線照射後の全身倦怠感と，口腔乾燥による嚥下障害の結果起きる食欲不振と体重減少，水分摂取の増加による頻尿に対しては，西洋薬で直接有効なものはない．放射線治療を受ける患者の多くは，治療中に摂食障害をきたす．予定通り治療を完遂するために，治療前に内視鏡的胃瘻造設術（PEG）を勧めるべきである．また，術後や放射線治療後の嚥下障害に対しては，言語聴覚士の指導によるリハビリテーションが有用である．

抗癌剤による手足のしびれ

頭頸部癌に対する化学療法によるさまざまな副作用や後遺症が問題となっている．そのうち

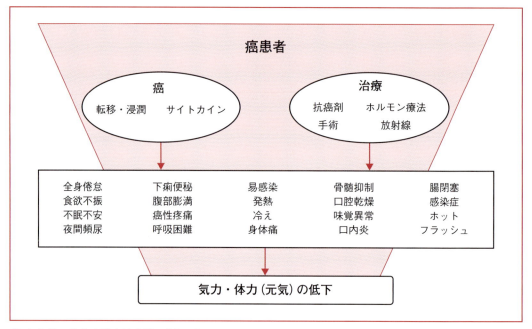

❶ 癌患者の呈する基本的病態＝「癌証」
癌患者は，癌と治療によるさまざまな症状により気力と体力が低下し，元気がなくなっている．このような病態を筆者は「癌証」と名づけた．

で，頭頸部の癌や悪性リンパ腫に用いられるプラチナ系，タキサン系，ビンカアルカロイド系抗癌剤による末梢神経障害は患者をひどく苦しめる．本症に対しては，プレガバリン（リリカ®）が適応となっているが，実際には副作用が多く，効果に乏しい．

漢方薬の適用法（漢方薬単独，漢方薬と西洋薬の併用）

耳鼻咽喉科領域の悪性腫瘍に対する漢方薬の投与目的は，患者の体力回復と癌の抑制，および治療の副作用の軽減である．

癌患者は，癌自体による症状に加え，治療による副作用や後遺症のため，気力・体力が低下し元気がない．このような状態を筆者は「癌証」と名づけたが，癌証の特効薬である補剤のいずれかを選択して投与すると，患者は元気を回復し，その QOL は向上する（❶）．

多くの癌患者は，親から受け継いだ生命エネルギー（「腎気」）が減少した「腎虚」と，血の巡りの悪い「瘀血」の状態にある．したがって，癌患者の漢方治療は，（1）「癌証」に対する「補剤」に加え，（2）「腎虚」に対する「補腎剤」，（3）「瘀血」に対する「駆瘀血剤」，を基本として用い，さらに（4）個別症状に対する漢方薬，を組み合わせて投与する（❷）．

「癌証」に対する「補剤」

「癌証」とは，癌および治療で生じたさまざまな症状により，気力や体力が低下した癌患者の状態であり，その特効薬が「補剤」である．

癌の緩和

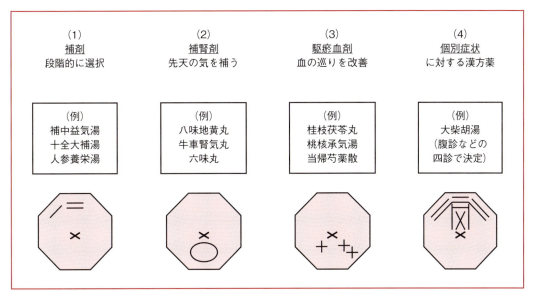

❷ 癌の漢方治療の原則
癌の漢方治療では，補剤，補腎剤，駆瘀血剤，個別症状に対する漢方薬，の4つのカテゴリーの漢方薬のいくつかを組み合わせて治療する．

補剤とは，気力や体力の低下した患者を元気にする一群の漢方薬であり，補中益気湯，十全大補湯，人参養栄湯を三大補剤と呼ぶ．

補中益気湯は，癌と診断された当初で，抑うつ・不眠・不安・易疲労などを呈した「気虚」の状態の患者に奏効する．精神状態および自律神経機能を正常化する力が強く，不眠や抑うつなどに加え，胃もたれ・下痢・便秘などの消化器症状も改善する．

十全大補湯は，癌の進行と治療によって気力と体力の低下した「気虚＋血虚」の状態を改善し，食欲不振や全身倦怠感が強くなり，皮膚が乾燥した患者に奏効する．

人参養栄湯は，さらに体力が低下して，食欲不振・全身倦怠感が著しく，特に咳・痰・息切れなどの呼吸器症状がみられる患者に奏効する．

「腎虚」に対する「補腎剤」

親から受け継いだ生命エネルギーを「先天の気」と称し，その減少した状態を「腎虚」と呼ぶ．癌患者は程度の差こそあれ，ほぼ全例が腎虚を呈しているため，通常補剤と同時に牛車腎気丸を投与する．

「瘀血」に対する「駆瘀血剤」

駆瘀血剤とは，癌患者の多くにみられる血の巡りを改善する漢方薬である．桂枝茯苓丸，桃核承気湯，当帰芍薬散を「三大駆瘀血剤」と呼び，通常眠前に投与される．桂枝茯苓丸は，眠前に服用するとよく眠れる場合が多いため，筆者は「漢方睡眠薬」と呼んでいる．桃核承気湯は癌患者の便秘にしばしば著効する．当帰芍薬散は冷え・便秘・浮腫の改善を目的に用いられる．

癌患者の全身状態を改善する定番処方を示す（補剤の使い分けは前述）．
a.（補中益気湯1包＋牛車腎気丸1包）×3回
b.（十全大補湯1包＋牛車腎気丸1包）×3回
c.（人参養栄湯1包＋牛車腎気丸1包）×3回
※便秘があれば，上記に〔d. 桃核承気湯1〜2包×1回　眠前〕を加える．
※不眠があれば，上記に〔e. 桂枝茯苓丸1〜2包×1回　眠前〕を加える．

個別症状に対する漢方薬

　頭頸部癌の西洋医学的治療（手術・放射線治療・化学療法）の副作用や後遺症の改善のためには，前述の西洋医学的方法に加え，漢方治療を併用するのが有用である．

　ここでは，頭頸部癌の治療後に問題となる症状として，A. 放射線治療による唾液分泌障害，B. 化学療法による末梢神経障害，C. 放射線皮膚炎，に対する漢方治療について解説する．

A　放射線治療による唾液分泌障害

　放射線治療による唾液分泌障害・口腔乾燥に対しては，麦門冬湯を基本とする漢方薬の組み合わせ《麦門冬湯＋α》が有用である．麦門冬湯は『金匱要略』を出典とし，バクモンドウ，ハンゲ，コウベイ，ニンジン，タイソウ，カンゾウの6生薬で構成され，サブスタンスPを介する唾液分泌促進，鎮咳，去痰，体力回復の作用がある漢方薬である．

　麦門冬湯の効能として，『金匱要略』には「大逆上気，咽喉不利，逆を止め，気を下す」とあり，百日咳のように真っ赤な顔をして咳き込む患者に奏効するが，放射線治療による口腔乾燥は「咽喉不利」と解釈できる．

　麦門冬湯と併用する漢方薬 α の選択は，腹診により決定した腹候（腹壁パターン，❸）に基づいて決定するが，α としては，補中益気湯，柴胡桂枝乾姜湯，白虎加人参湯，などが多い．
a. だるさが強いとき：（麦門冬湯1包＋補中益気湯1包）×3回
b. 精神症状が強いとき：（麦門冬湯1包＋柴胡桂枝乾姜湯1包）×3回
c. 飲水量が多いとき：（麦門冬湯1包＋白虎加人参湯1包）×3回

B　化学療法による末梢神経障害

　頭頸部腫瘍に頻用されるプラチナ系（シスプラチンなど），タキサン系（パクリタキセルなど），ビンカアルカロイド系（ビンクリスチン）などの抗癌剤の副作用や後遺症として，手足のしびれや麻痺が起きる．

　本症に対する定番処方を以下に示す（ブシ末は0.5g/回で開始し，冷えがなくなるまで漸増する）．なお，副作用として，ブシ末による動悸・口唇のしびれ・味覚異常と，芍薬甘草湯中のカンゾウによる偽アルドステロン症（浮腫・高血圧・体重増加・脱力）に注意する．
a.（牛車腎気丸1包＋ブシ末0.5〜1.5g）×3回
b.（芍薬甘草湯1包＋ブシ末0.5〜1.5g）×3回
c.（牛車腎気丸1包＋芍薬甘草湯1包＋ブシ末0.5〜1.5g）×3回
※便秘があれば，上記に〔d. 桃核承気湯1〜2包×1回　眠前〕を加える．
※不眠があれば，上記に〔e. 桂枝茯苓丸1〜2包×1回　眠前〕を加える．

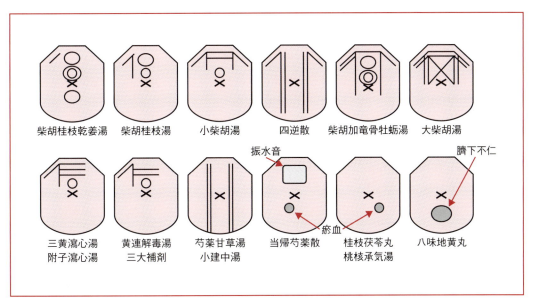

❸ 頻用漢方薬の腹候
腹壁のパターンをシェーマとして描いたものが腹候である．腹候が決定されれば，有効な漢方薬はおのずと決まることが多い．

C 放射線皮膚炎

　放射線照射による皮膚障害に対しては，薬価収載されている唯一の漢方外用薬である紫雲膏の塗布が著効する．1日1〜2回，皮膚に擦り込むように塗布する．急性期の熱傷に限らず，照射後長期経過後のピリピリした違和感に対しても有効である．

症例提示

　西洋薬と漢方薬を駆使した3症例の治療経過を示す．症例を通じて，頭頸部癌に対しては統合医療による治療が有用であることをご理解いただきたい．

症例1：63歳男性　中咽頭癌，食道癌

　6年前に中咽頭癌で，また2年前に食道癌で，それぞれ放射線化学療法を受けた．2011年，口腔乾燥，全身倦怠感，口渇（飲水3L），味覚障害，不眠，夜間頻尿（5回）を主訴に当科を受診した．
　〔(補中益気湯1包＋麦門冬湯1包)×3回，牛車腎気丸2包×1回　眠前〕を投与した日から夜間尿は1回に減り，よく眠れるようになった．3か月後には味覚が回復し，唾液は出るようになり，夜間に口渇のために起きて水を飲むことはなくなった．また，10年前からあった湿疹がほとんど消えた．

症例2：65歳男性　原発不明扁平上皮癌の頸部リンパ節転移

1年前に頸部の転移リンパ節を切除し，原発不明の扁平上皮癌と診断され，術後放射線化学療法を受けた．2010年，唾液分泌障害による口腔乾燥，味覚低下，体重減少15kg，構音障害，夜間頻尿3回，肩こりを主訴に受診した．

〔(白虎加人参湯1包＋麦門冬湯1包)×3回　毎食前，牛車腎気丸2包×1回　眠前〕を投与した．味覚障害と血清亜鉛低値のため，プロマック®2錠を併用した．4か月後，味覚は回復し，体重は2kg増えた．話すのが楽になり，肩こりはなくなり，夜間尿は2回に減った．

8か月後，体重は5kg増えた．2年後，唾液腺アミラーゼ〔(総アミラーゼ)－(膵型アミラーゼ)〕は初診時の8U/Lから22U/Lに増加した．2年8か月後，甲状腺機能が低下したため（FT_4=0.72 ng/mL，TSH=57.5 μIU/mL），チラーヂン®S（0.5μg）を投与した．

症例3：32歳女性　高度進行舌根部腺様嚢胞癌

1年半前に舌根部腺様嚢胞癌の診断で，化学療法を受け，半年前に陽子線照射併用で抗癌剤（シスプラチン＋ドセタキセル）動注療法を受けた．舌根部の癌はほぼ治癒したが，癌の崩壊部分が潰瘍を形成し，肺転移もあった．2010年，口腔乾燥，味覚低下，冷え症，便秘，不眠，月経痛を主訴に受診した．

〔(補中益気湯1包＋麦門冬湯1包)×3回　毎食前，桃核承気湯1包×1回　眠前〕を投与し，味覚障害と血清亜鉛低値と鉄欠乏性貧血に対し，プロマック®2錠とフェロミア®1錠を併用した．3週間後，熟睡でき，便通がよくなり，味覚はやや改善した．2か月後，月経痛がなくなり，冷えが改善して体温が1℃上昇した．6か月後，唾液が出るようになり，体重が4kg増えた．肺転移が増大したため，樹状細胞療法を開始し，中国で薬価収載されている抗癌生薬「カイジ顆粒」（わが国では健康食品）の併用を開始した．

1年後，CTで肺転移は徐々に増大しているが，呼吸器症状はない．2年後，唾液は出て，味覚はほぼ回復した．2年半後，肺の多発転移が増大したため（❹），腫瘍の新生血管を破壊する血管内治療を間欠的に受けている．唾液分泌は回復し，呼吸器症状が出現したため，補剤は補中益気湯を人参養栄湯に変更し，麦門冬湯を牛車腎気丸に変更し，〔(人参養栄湯1包＋牛車腎気丸1包)×3回　毎食前，桃核承気湯1包×1回　眠前〕を投与した．3年半後の現在も，ほぼ平常の生活ができている．

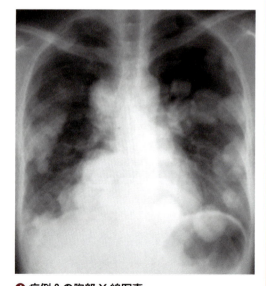

❹ 症例3の胸部X線写真
両肺野に最大径5cmまでの転移巣が多発している．

おわりに

　頭頸部癌の治療に西洋医学的なさまざまな治療法を駆使した集学治療は有用であるが，それらの副作用や後遺症に患者は苦しんでいる．しかし西洋薬に漢方薬をうまく併用すれば，症例1や2のようにそれらの症状の多くは軽快する．また，症例3のように多発肺転移を呈する高度進行癌であっても，《漢方薬＋α》を用いることにより，患者は癌と共存し，価値ある延命が可能となることも多い．

　頭頸部癌の治療には，古今東西の叡智を集めた，真の集学的治療が必要である．詳しくは文献をご参照いただきたい．

（星野惠津夫，福元　晃）

参考文献
1) 星野惠津夫．症例から学ぶがんの漢方サポート．南山堂；2014．
2) 星野惠津夫．がん研有明病院で今起きている，漢方によるがん治療の奇蹟．海竜社；2013．
3) 星野惠津夫．漢方で劇的に変わるがん治療．明治書院；2010．
4) 星野惠津夫．漢方医学的視点からみたがん患者が呈する基本的病態．北島政樹監修，今津嘉宏編．がん漢方．南山堂；2012．p26-35．

Lecture　2章　漢方薬処方の実際

放射線・抗癌薬治療に伴う口腔咽頭粘膜炎への漢方薬処方

本項に出現する漢方薬
- 温清飲（ウンセイイン）㊸
- 黄連解毒湯（オウレンゲドクトウ）⑮
- 黄連湯（オウレントウ）⑳
- 小柴胡湯（ショウサイコトウ）⑨
- 半夏瀉心湯（ハンゲシャシントウ）⑭

はじめに

現在，頭頸部癌治療において化学療法，放射線療法，あるいは化学放射線同時併用療法（CCRT）が多く用いられている．標準的化学療法であるドセタキセル＋シスプラチン＋5-FU療法（TPF療法）では約30％，近年わが国でも頭頸部癌に対して承認された分子標的薬セツキシマブでは約50％，CCRTでは程度の強弱はあるが100％の症例で口腔咽頭粘膜炎（以下，口内炎）が生じることが知られている．特にCCRTにおいて，口内炎は最も頻度の高い急性期合併症であり，疼痛，嚥下障害などを引き起こし重大なQOL低下を招く．さらにCCRT中の口内炎により，併用化学療法の中止や減量，放射線の中断を余儀なくされることも少なくない．したがってCCRTに伴う口内炎の制御は，頭頸部癌患者のQOL改善のみならず，腫瘍の治療成績をも左右する重要な課題である．本項では，癌治療に伴う口内炎に対する漢方薬の導入について概説する．

癌治療に伴う口内炎治療の現状

癌治療に伴う口内炎に対して一般的には，積極的な口腔ケアや含嗽薬，ステロイド含有軟膏の局所塗布，クライオセラピーなどが行われている．疼痛が強い場合は消炎鎮痛薬（NSAID），局所麻酔薬，オピオイドなどが使用される．しかしその効果は限定的であり十分なコントロールができているとは言いがたい．アメリカではケラチノサイト成長因子であるpaliferaminの静脈内投与による口内炎の予防・治療効果が期待されている．しかし，①わが国ではまだ承認されていないこと，②薬剤が高価であること，③悪性腫瘍に対して成長因子を用いることに対する安全性の検証が不十分であること，が欠点として挙げられる．

漢方薬はきわめて安価であり，かつわが国において長期間使用されてきた薬剤であり安全性も高い．口内炎に対する漢方治療では，半夏瀉心湯，黄連湯，小柴胡湯，黄連解毒湯，温清飲などが使われる．なかでも半夏瀉心湯は，卵巣癌や大腸癌の化学療法中に発生した口内炎に対する有効性が遡及的検討ながら示されている[1,2]．頭頸部癌に関してはまだまとまった報告はないが，筆者らが行った遡及的検討では，Grade 3以上の放射線性口内炎が有意に抑制されるとともに，シスプラチン併用CCRTの治療完遂率の向上に寄与することが示唆された．

漢方薬の作用機序

口内炎の発生機序としては，放射線や抗癌薬による粘膜上皮細胞のDNA切断ないし合成阻害，活性酸素産生によるDNA損傷，サイトカインによるアポトーシス誘導が知られている．また低栄養，骨髄抑制などの免疫低下による口腔内の二次感染により症状の増悪がみられる．疼痛は炎症性プロスタグランジン類による神経刺激により認められる．

口内炎に用いられる代表的漢方薬である半夏瀉心湯は，7種の生薬（ハンゲ，オウゴン，カンキョウ，ニンジン，カンゾウ，タイソウ，オウレン）を含有する．口内炎に対する作用機序としては，①カンキ

ョウによる，疼痛誘発物質プロスタグランジンE_2の産生抑制効果，②オウレンの主成分ベルベリンの強力な抗菌作用による，細菌性細胞障害抑制に伴う口内炎増悪の予防効果，③カンゾウに含まれるサポニンやグリチルリチンによる，強い抗炎症作用，④オウゴンの抗酸化作用による，粘膜障害の要因となる活性酸素の不活化作用，などが知られている．

ほかに口内炎に用いられている漢方薬も，類似した生薬構成となっている．黄連湯は半夏瀉心湯を構成する生薬のうちオウゴンがケイシに変わったものであり，小柴胡湯はオウレンとカンキョウがサイコとショウキョウに変化したものである．黄連解毒湯や温清飲も口内炎への作用機序として重要なオウレン，オウゴンを含む処方となっている．

漢方薬治療の実際

具体的な投与方法は，まず100 mL程度の白湯あるいはやや熱めのお湯に半夏瀉心湯をよく溶解し，冷ました後に2～3回に分け投与する．半夏瀉心湯は口内炎局所での薬剤接触による効果が認められるため，10秒以上は口腔内をゆすいだり，含嗽したりしてから内服するように指導する．これを毎食後ないし食間に1回2.5g投与し，その後30分は飲食を禁ずる．

口内炎に対する半夏瀉心湯処方例

半夏瀉心湯　1回2.5g　1日3回（毎食後ないし食間）
　100 mL程度の白湯に溶かし，10秒以上口腔咽頭を含嗽後に内服する．その後30分は飲食を禁ずる．

症例：44歳男性

上咽頭癌に対し，シスプラチン併用CCRT 70 Gyを行った．30 Gyおよびシスプラチン75 mg/m²を1コース終了時にGrade 3の口内炎を生じたため半夏瀉心湯治療を開始した．その後放射線，化学療法ともに中断なく継続したにもかかわらず，口内炎は一時Grade 1にまで改善．食事量も増え，血清蛋白値，血清アルブミン値もそれぞれ改善した．化学放射線治療時の栄養状態の維持やQOL向上のみならず，治療完遂にも有効であった．

副作用

- カンゾウを含む半夏瀉心湯，黄連湯，小柴胡湯などの長期内服，カンゾウを含む他の漢方薬との併用，グリチルリチン，グリチロンを含む薬剤との併用などでは，偽アルドステロン症をきたすことがあり，定期的な血清電解質の検査を行う必要がある．

- 頻度はまれであるが，半夏瀉心湯，小柴胡湯などで間質性肺炎の報告がある．重篤な副作用であり，発熱，咳嗽，呼吸困難，肺音の異常（捻髪音）が現れた場合は，直ちに使用を中止する．

インフォームド・コンセント

- CCRTに伴う口内炎対策としては，治療前から予防的に口腔ケア・含嗽を行うことが望ましい．漢方薬を用いた治療について，口内炎出現後に使用しても効果は期待できるが，放射線照射開始時から使用することで，より効果を期待できる．

- 半夏瀉心湯をはじめとする漢方治療では，口内炎局所における直接作用が大きいことから，まず水溶液にして口腔内を含嗽することが重要である．その後に内服することを基本とするが，嚥下困難が存在する場合は吐き出しても効果は期待できる．また少量の水に溶いた濃厚液を患部に綿棒などで直接塗布しても効果が期待できる．

（山下　拓，塩谷彰浩）

文献

1) Kono T, et al. Topical application of Hangeshashinto in the treatment of chemotherapy-induced oral mucositis. World J Oncol 2010；1：232-5.
2) 武市和之ほか．卵巣癌に対するドキソルビシン塩酸塩療法による口内炎発症に対するツムラ"半夏瀉心湯"の効果．産婦人科漢方研究のあゆみ 2012；29：66-70.

20 —子どもへの処方

本項に出現する漢方薬

- 越婢加朮湯（エッピカジュツトウ）㉘
- 黄耆建中湯（オウギケンチュウトウ）(98)
- 黄連解毒湯（オウレンゲドクトウ）⑮
- 葛根湯（カッコントウ）①
- 葛根湯加川芎辛夷（カッコントウカセンキュウシンイ）②
- 甘麦大棗湯（カンバクタイソウトウ）(72)
- 荊芥連翹湯（ケイガイレンギョウトウ）㊿
- 五虎湯（ゴコトウ）(95)
- 五苓散（ゴレイサン）⑰
- 柴胡桂枝湯（サイコケイシトウ）⑩
- 柴胡清肝湯（サイコセイカントウ）(80)
- 柴朴湯（サイボクトウ）(96)
- 柴苓湯（サイレイトウ）(114)
- 三黄瀉心湯（サンオウシャシントウ）(113)
- 十全大補湯（ジュウゼンタイホトウ）㊽
- 小柴胡湯加桔梗石膏（ショウサイコトウカキキョウセッコウ）(109)
- 小青竜湯（ショウセイリュウトウ）⑲
- 辛夷清肺湯（シンイセイハイトウ）(104)
- 麦門冬湯（バクモンドウトウ）㉙
- 麻黄湯（マオウトウ）㉗
- 抑肝散（ヨクカンサン）(54)
- 苓桂朮甘湯（リョウケイジュツカントウ）㊴

はじめに

漢方薬が有効な小児耳鼻咽喉科疾患は，たいへん多い．

① 起立性調節障害および自律神経失調による聴覚・平衡障害：苓桂朮甘湯，柴胡桂枝湯，抑肝散，甘麦大棗湯などを使い分ける．

② 通院が長引きやすい滲出性中耳炎，慢性副鼻腔炎，アレルギー性鼻炎

③ 花粉症：個人個人に合わせたオーダメイドの対症療法のほか，予防，体質改善も計画できる．

④ 長引く咳（慢性咳嗽，遷延性咳嗽，咳喘息），気管支喘息

⑤ 体質改善を要する状態：かぜをひきやすい，疲れやすい，冷え性，アレルギー体質，慢性扁桃炎などに対応できる．

⑥ 西洋医学的治療が確立されているが，漢方薬との併用で相乗・相加効果が期待できる疾患（感冒，急性中耳炎，急性副鼻腔炎，急性咽喉頭炎，頸部リンパ節炎）

小児耳鼻咽喉科疾患における頻用 15 処方

外来でぜひ運用して頂きたい方剤を列挙し，それぞれの特徴と処方のコツについて述べる．

1 日 2 回の服用で，満足な効果が得られることが多い．例外は後述する．小児の用量は❶に示した．また，錠剤で処方できるものは方剤名に＊を付した．

❶ 小児の用量

15歳未満7歳以上：成人用量の2/3
7歳未満4歳以上：成人用量の1/2
4歳未満2歳以上：成人用量の1/3
2歳未満：　　　成人用量の1/4以下
体重換算
　　成人の1日量7.5gの方剤であれば　0.15g/kg/日
　　　　1日量9gの方剤であれば　　　0.18g/kg/日
　　ただし，黄耆建中湯（成人1日量18g）は　0.36g/kg/日となる

（厚生省薬務局監修）

❷ 発汗療法の要点

- お湯に溶かして服用すると発汗効果が得られやすいが，無理な場合は白湯もしくは水でそのまま服用する．小児では，ゼリーやジュースに混ぜてでもよいから，とにかく服用してもらうよう指導する．
- 初日は2時間おきに体温を測定し，38℃以下になるまでそのつど追加服用する．1日に5～6回服用してもよい．ただし，患者が眠ってしまった場合は，無理に起こして服用させることはしない．37℃台に下がったら，平熱になるまで1日3回で服用させる．平熱に戻り，全く元気なら服用を中止させる．
- 漢方薬を服用後，いったん体温が上昇してから解熱に向かうことは少なからず起こるので，あわてないようにあらかじめ指導する．
- うどんに生姜を入れて食べる，布団にくるまるなど，体を温めることも大切である．汗が出て，シャツを1～2回着替えるといった感じが理想的である．

……葛根湯＊

感冒の初期で，急な発熱への基本処方となる．頭痛はもとより，腹痛を伴う場合でも使いやすい．37℃台の場合，分2で処方してよいが，38℃以上の発熱を認める場合，分3で処方して，発汗療法の要点（❷）に従って服用させると効果的である．最初は説明が面倒であるが，すぐに保護者がマスターしてくれる．

……葛根湯加川芎辛夷＊

感冒の初期で，粘液性～膿性の鼻汁を伴うものに使う．通鼻の作用と排膿作用があり，しばらく続けて処方してもよい．

……柴胡桂枝湯＊

感冒の罹患から数日を経て，すっきりしない場合の基本処方となる．熱が上がったり下がったり（往来寒熱），食欲の低下などがみられる場合によい．舌所見としての白苔や黄白苔もヒントとなる．柴胡剤には，抗炎症作用や免疫調節作用が期待できる．

柴胡剤には自律神経調節作用や抗ストレス作用もある．試験前に頭痛や腹痛を訴える小児に有用である．機能性難聴や耳鳴を認める場合に，試しておきたい方剤である．五苓散との併用も考慮したい．

小学校高学年以降では，アレルギー性鼻炎や気管支喘息の本治としての役割を期待できる．

「保育所に通いだしたら，発熱を繰り返すようになった」という場合にも効果的である．1か月

黄連解毒湯＊，三黄瀉心湯＊

　小児の鼻出血は鼻疾患による刺激で鼻をほじることによって生じる指性鼻出血が多く，原因疾患の治療が肝要であるが，それとは異なり，春〜夏にかけてよくみられる「のぼせ」による場合に有効である．苦くて飲みにくいが，小太郎漢方製薬株式会社からカプセル製剤が出ており，黄連解毒湯2カプセル・1日2回や三黄瀉心湯1カプセル・1日2回は，たいへん重宝する．電気凝固で痛い思いをさせる前に試しておきたい．三黄瀉心湯には瀉下剤としてダイオウが含まれており下痢をきたすこともあるが，効果を重視し，こちらを優先的に処方するとよい．

五苓散＊

　小児は，全般的に水滞（水毒）に陥りやすい傾向がある．感冒時の浮腫，悪心，嘔吐，頭痛などに驚くべき即効性が期待できる．50mLのお湯に溶かして，氷片か50mLの水を足して冷やしてから，スプーンですくってゆっくり飲ませる．ただし，胃に未消化物があると，途中，激しく嘔吐することがある．しかし，15分後に再度服用させると嘔吐しない．したがって，外来で試飲させることをお勧めする．それまでぐったりしていた患児が，10分もすると目に生気が戻り，急に動きが活発になる．本剤は分2で処方するより，頓服で3回分を処方するケースが多い．
　乗り物酔いにも効果的である．予防的に服用させてもよい．

小青竜湯＊

　感冒の初期で，水様性鼻汁を認める場合に用いる．水っぽい痰を伴う咳嗽にも有効である．通年性アレルギー性鼻炎や花粉症の場合の基本処方となる．

麻黄湯

　インフルエンザの初期の基本処方となる．感冒に用いてもよい．発汗療法の要点（❷）に従って服用させると効果的である．

越婢加朮湯

　炎症性浮腫を制御できる．アレルギー性鼻炎や花粉症の鼻閉に用いる．また，乳児の鼻閉に有用である．鼻部や顔面の湿疹にも同時に効果を発揮してくれる．アデノイド腫大によるいびきにも，対症療法として応用できる．

麦門冬湯

　乾性咳嗽の特効薬である．西洋薬で代用できない滋潤作用がある．錠剤タイプはないが，味が甘く，溶かしても飲みやすい．

苓桂朮甘湯

　めまい，身体動揺感，立ちくらみなどを訴える場合に用いる．味がとても甘く，思春期の学生

や小児のめまいにも使用しやすい．起立性調節障害にもたいへん効果がある．

荊芥連翹湯

　本当によく効く抗アレルギー薬，いつも鼻が悪いというすべての人に一度は試したい薬，とイメージすればよい．17の生薬から構成されるため即効性はないが，抗炎症作用を12の生薬が，抗アレルギー作用を8つの生薬が，抗菌作用を4つの生薬が，鎮咳・去痰作用を2つの生薬が，免疫賦活作用を3つの生薬が，それぞれ有している．森道伯の考えた見事な約束処方である．

　したがって，アレルギーの関与した慢性副鼻腔炎に有効である．もちろん，通年性アレルギー性鼻炎や季節性花粉症のマルチタイプの本治にも用いられる．柴胡清肝湯と同様に慢性扁桃炎，リンパ節炎を繰り返すなどの腺病体質を改善する作用がある．また，アトピー，ニキビなどの皮膚疾患が同時に治る．肌荒れ，にきびなどが目立っていたり，肌が浅黒かったり，あるいは扁桃に炎症を起こしやすい場合に用いるとよい．小学校高学年ぐらいから適応がある．

　欠点は，非常に苦いうえに，錠剤タイプがないことである．しかも即効性がなく，数か月単位の服用が必要である．

五虎湯＊

　麻杏甘石湯にソウハクヒを加えたものであり，ソウハクヒによって消炎・利水作用が増強されている．抗炎症作用に優れた鎮咳薬として，痰を伴った咳嗽にたいへん効果的である．感冒のほか，喘息発作にも用いられる．花粉症の鼻閉や咽頭症状には，小青竜湯と併用するとよい（虎龍湯）．優れた即効性がある．

辛夷清肺湯

　清熱作用や排膿作用のほかに滋潤作用も有している．単剤で用いても優れた臨床効果が得られるが，マクロライド少量長期療法との併用により相乗・相加効果が期待できる．本当にパワーのある消炎酵素薬とイメージして頂きたい．ただ，胃もたれや食欲不振，軟便，下痢などの胃腸障害がみられることがある．小児では，黄耆建中湯を併用すると胃腸障害が予防できる．苦みがあるため，ゼリーでマスクするなど服薬のための指導が肝要である．辛夷清肺湯の活用法を❸に示す．

❸ 清肺瀉熱・潤燥滋陰の妙薬である辛夷清肺湯の活用術

- 本当にパワーのある消炎酵素薬のイメージでOK
- 粘液性・膿性鼻漏に有効，また鼻閉にも有効
- 急性炎症に使いやすい
  　　急性副鼻腔炎：葛根湯加川芎辛夷＋辛夷清肺湯
  　　上気道炎：五虎湯＋辛夷清肺湯
- 慢性副鼻腔炎：マクロライド少量長期投与と併用
- 難治性疾患にも併用で使うと効果的（標本同治）
  　　好酸球性副鼻腔炎：柴苓湯＋辛夷清肺湯
  　　副鼻腔気管支炎：柴朴湯＋辛夷清肺湯
  　　年中鼻炎：黄耆建中湯＋辛夷清肺湯

お子さんへの服用のさせ方①

[はじめに]

2歳以下の子は、苦味に対する味覚が発達していないので、意外と服用させやすい。
例えば、赤ちゃんの鼻づまりに、とてもよく効く漢方薬がある。(そう、赤ちゃんでも飲める。)
反対に、医院から処方される甘い抗生物質のドライシロップに慣れてしまった4、5歳の子が、漢方薬に抵抗を示すことがある。しかし、工夫次第ですぐに飲めるようになる。

生後2ヵ月～10歳のお子さん100名(平均年齢:4歳)にアンケートをとってみたところ、90名の子供は服用可能で、10名の子供はどうしても服用できなかった。
漢方薬を服用できなくても、問題はない。その場合、当院でも世間一般の耳鼻咽喉科医が処方するごく当たり前の西洋薬だけで治療する。 が、しかし、留意しておいて欲しい。
いつまでも良くならず通っている子供は、総じて漢方薬を飲んでくれない子である。
インフルエンザであろうと、ウイルス性胃腸炎であろうと、どんなにこじれた風邪であろうと、漢方薬を飲める子は本当にすばやく治る。翌日にはケロッとしていることが多い。

例えば、手足口病にかかり、熱が出て口中に口内炎が出来て泣き叫んでいるとする。
小児科医は、「特効薬はありませんが一週間もすれば自然に治ります」などと普通に言います。
耳鼻科医も1、2個の口内炎であれば薬を塗ったりしますが、口中だとお手上げです。
ところが漢方薬をアイスクリームに溶かしてでも服用させると3倍の速さで治ります。
他に、当院のロゴマークであるトラの名を冠した五虎湯(ゴコトウ)は、咳に対してすぐに効く特効薬です。 お母さん、どうかほんの少し頑張って、漢方薬を服用させて下さい。
お子さんを丈夫にするのはお母さんの努力にかかっています。

[生後2カ月～7ヵ月の場合]

1. スプーンの背で粉末をすりつぶします。

2. 少量のお湯を落とし、ドロ状に溶かします。

  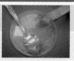

3. 手をきれいに洗った後、ドロ状になった漢方薬を赤ちゃんの頬(口の中)に塗りつけます。

4. 赤ちゃんが、ねむねむなめなめしてくれれば、多少吐き出したとしても体には吸収されるので、それでも大丈夫です。すかさず、母乳やミルクを与えるとさらに良いでしょう。

5. 哺乳びんに入れて服用させてもかまいませんが、ミルクと同時に服用させることは、ミルク嫌いになってしまう心配があります。

6. 溶かしたものをスポイトで服用させてもかまいません。

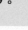

※鼻炎に用いる辛夷清肺湯(シンイセイハイトウ)は、苦い味のお薬で、
小青竜湯(ショウセイリュウトウ)は、酸っぱ苦い味のお薬です。
一方、黄耆建中湯(オウギケンチュウトウ)は甘く、五虎湯も飲みやすい味です。
葛根湯(カッコントウ)や柴胡桂枝湯(サイコケイシトウ)は、中間ぐらいです。

❹ 当院で説明用に渡している服薬指導の手引き

お子さんへの服用のさせ方②

[生後8カ月～6歳の場合]

発熱している時はなるべくお湯に溶かして服用させ、体を温めて発汗をうながすことが基本です。葛根湯や麻黄湯（マオウトウ）を用いることが多いです。「一時、びっしょり汗をかいて、シャツを着替えてサッパリしてから眠ったら、すぐに風邪が治ったよ」という経験はよく聞きますよね。しかし、お湯に溶かして飲めない場合は、以下のような工夫をして服用させればOKです。

①まずは、「お薬飲めたねゼリー」で服用します。このゼリーは砂糖不使用です。4種類あるのでお好きなものを選んで下さい。

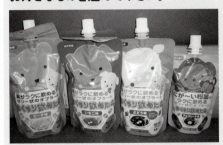

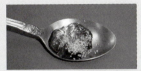

ゼリーは、かき混ぜてはいけません。
あくまで、顆粒を包み込むだけにして下さいね！

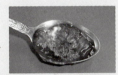

チョコレート味が最も苦みを隠しますが、ぶどう味が一番人気です。

②お好みのジュースなどと一緒に服用させてみる。
　アップルジュース、ココア、ミロ（麦芽飲料）、サイダー、コーラ、何でもOKです。

③チョコレートペーストに包み込む。あるいは、ピーナッツバターに包み込む。

④お気に入りのアイスクリームに混ぜる。あるいは、シャーベットやヨーグルトに混ぜる。

⑤イチゴジャムに混ぜる。あるいはマヨネーズに混ぜる。

⑥つまり、飲んでくれれば何でもOKです。せっかく良薬をもらっても、飲まないと全く効きません。
　サツマイモをつぶしてペースト状にしたものと混ぜると飲めるという子もいましたよ。
　みなさんも、何か良い方法を見つけたら、教えて下さい。

[7歳以上の場合]

粉末をそのまま口に放り込んで水を服用させて下さい。オブラートでもOKです。
お湯に溶かした方が良い場合は、別に指示します。
錠剤が飲めるのであれば、錠剤の漢方薬もありますので、ご相談下さい。
ただし、錠剤の数はかなり多いです。例えば10歳だと五虎湯は朝夕3錠ずつ、
小青竜湯は朝夕6錠ずつになります。
咳が激しい子は、五虎湯を錠剤でも良いですから、頑張って飲みましょう。

黄耆建中湯

　長引く鼻炎・副鼻腔炎に用いる．これらが遷延することは肺気虚，すなわち呼吸器の機能の未発達によるものと考えられる．五臓論（五行学説と同義）における補土生金（補脾は補肺につながる）の考えに基づき，脾（脾臓ではなく，消化機能を意味する）を補うのである．現代医学的に言えば，消化管免疫を整え，全身の免疫能を高めるという考えに通じる．抗菌薬により下痢・軟便の副作用がみられる患児にも使いやすい．構成生薬のコウイは，マルトース（＝オリゴ糖）であるため，腸内細菌の栄養となり腸内細菌叢の調整にも作用する．すなわち，prebiotics の働きをする．そして黄耆建中湯は甘いシナモンティーのような味でたいへん飲みやすい．小児特に乳幼児では血虚を伴うことは少ないはずであり，やや苦味のある十全大補湯の必要性を感じない．

　ただし，黄耆建中湯と十全大補湯はともに表虚を補うオウギとケイヒを構成生薬にもつという共通点がある．オウギには補気昇陽，固表止汗，托毒生肌，利水消腫の作用がある．多紀元簡の『薬性提要』に「表を固めて汗を止め，中を補いて元気を益し，膿を排して内托す」と表現された「托毒」なる排膿作用がある．西洋薬理学的には末梢血管拡張作用，抗アレルギー作用，腸管収縮作用，利尿作用，性周期に対する作用，強壮作用，インターフェロン誘起作用，免疫賦活作用が報告されている．したがって，小建中湯ではなく，オウギが加味された黄耆建中湯を用いる．黄耆建中湯を辛抱強く1〜3か月服用させることにより，薬剤耐性菌の増加や *Moraxella catarrhalis* の間接的病原性にも対処できる．反対に膿性耳漏が長引く場合や成人に慢性中耳炎の反復がみられる場合には，十全大補湯の優れた免疫調整作用が必要である．

小柴胡湯加桔梗石膏

　咽喉頭部や頸部は胸部と同じく少陽の部位（半表半裏）に位置し，小柴胡湯など柴胡剤が適している．本剤は，咽喉頭部の疼痛に重宝する．また，夏場の「寒気はほとんどなく，咽頭痛や咳嗽が強い急性熱性疾患」（温病）には，本来，銀翹散を処方すべきであるが，保険適応がないため，葛根湯＋小柴胡湯加桔梗石膏で代用する．

　扁桃炎では，急性期を抗菌薬＋小柴胡湯加桔梗石膏で対処し，慢性化している場合は柴胡清肝湯を数か月〜半年間服用させる．口蓋扁桃摘出術やアデノイド切除術を回避できることがあり，この場合，血清 ASLO 値も正常化する．やや苦い本剤や苦い柴胡清肝湯がどうしても服用できない場合は，錠剤の柴胡桂枝湯や甘い黄耆建中湯でも効果が得られる症例がある．

服薬アドヒアランス

　漢方薬では服薬アドヒアランスの問題は避けて通ることができない．筆者は初めて漢方薬を飲む小児には，必ず保護者を巻き込んで服薬指導している．アンケートをとったところ，約9割の患児が飲めると答えてくれた．それでも実地診療をしていると，「どうしても粉薬が苦手」「苦くてだめ」と言う患者に出会う．お湯に溶かして，電子レンジ（500W）で20〜30秒加熱すれば，完全な液体になるが，味までは変化させることができない．その場合の工夫などを含め，当院で説明用に渡している服薬指導の手引きを❹に提示する．

処方の実際

症例：4歳7か月女児（体重16 kg）

主訴：長引く鼻漏．

現病歴：2012年6月4日に，急性中耳炎にて当院を受診し，21日間通院した．11月20日からも2週間通院した．今回は，2013年1月7日（5歳2か月時）に，急性中耳炎で受診した．1月9日には，激しい頭痛と頬部痛を訴えるようになった．副鼻腔Ｘ線では，両側篩骨洞に混濁，両側上顎洞に著しい混濁を認めた．抗菌薬を2日間点滴し，いったん軽快していたが，2月1日に再燃し，3日間点滴した．この点滴により耳所見は著明に改善したが，鼻漏は停止せず，マクロライド系抗菌薬の長期投与を計画した．しかし，2週後には急性増悪し，セフジトレンピボキシル（メイアクトMS®）5〜7日間の内服により膿性鼻漏は治まるが，しばらくすると膿性鼻漏が再燃するという経過を毎月のように繰り返した．何度となく漢方薬の内服を勧めるも本人が強く拒否していた．

検査所見：血液検査でRAST陰性．鼻腔分泌物細菌検査（2013年12月24日施行）で肺炎球菌2+，*Branhamella catarrhalis* 2+．薬剤感受性検査ではペニシリン系とマクロライド系抗菌薬に耐性（+）．

臨床経過：延々と通院は続いていたが，12月2日，突然，母親から「お友達はみんな治ってしまった．うちの子にもどうか漢方薬を出して下さい」との申し入れがあり，体重18 kgになっていたので，ツムラ黄耆建中湯6 g・分2，クラシエ辛夷清肺湯2.7 g・分2で処方した．プリンカップでお湯に溶かして，鼻をつまんで服用しているとのことだった．漢方薬投与開始6週後，ついに鼻漏を認めなくなり，辛夷清肺湯を中止，処方を黄耆建中湯のみとした．2014年3月7日（漢方薬投与開始12週間後），副鼻腔Ｘ線所見の正常化を確認し，加療を終了した．

ポイント：本症例のように本治薬として黄耆建中湯を数か月続けつつ，標治薬として辛夷清肺湯をしばらく併用することは「長引く粘液性鼻漏」に対する必勝パターンである．

辛夷清肺湯が苦くて飲めない子が，4人に1人ぐらいいる．その場合は，炎症制御がなしえず，多少遠回りの感は否めないが，根気よく黄耆建中湯だけ続けても値打ちがある．母親から「なんだか，うちの子，鼻ものども丈夫になった気がします」という感想が得られるのは，漢方治療ならではだろう．

（今中政支）

21 —老化への対応

本項に出現する漢方薬

- 温清飲（ウンセイイン）(57)
- 越婢加朮湯（エッピカジュツトウ）㉘
- 黄連解毒湯（オウレンゲドクトウ）⑮
- 加味帰脾湯（カミキヒトウ）(137)
- 牛車腎気丸（ゴシャジンキガン）(107)
- 五苓散（ゴレイサン）⑰
- 酸棗仁湯（サンソウニントウ）(103)
- 七物降下湯（シチモツコウカトウ）㊻
- 四物湯（シモツトウ）(71)
- 十全大補湯（ジュウゼンタイホトウ）㊽
- 真武湯（シンブトウ）㉚
- 疎経活血湯（ソケイカッケツトウ）(53)
- 釣藤散（チョウトウサン）㊼
- 当帰飲子（トウキインシ）(86)
- 人参養栄湯（ニンジンヨウエイトウ）(108)
- 麦門冬湯（バクモンドウトウ）㉙
- 八味地黄丸（ハチミジオウガン）⑦
- 半夏厚朴湯（ハンゲコウボクトウ）⑯
- 半夏白朮天麻湯（ハンゲビャクジュツテンマトウ）㊲
- 補中益気湯（ホチュウエッキトウ）㊶
- 麻黄湯（マオウトウ）㉗
- 麻黄附子細辛湯（マオウブシサイシントウ）(127)
- 六君子湯（リックンシトウ）㊸
- 苓甘姜味辛夏仁湯（リョウカンキョウミシンゲニントウ）(119)
- 苓桂朮甘湯（リョウケイジュツカントウ）㊴
- 六味丸（ロクミガン）(87)

はじめに

漢方による加齢への対応として，消化管機能や免疫力の低下した状態の高齢者に対する治療は古くから中医学でも重要視され，高齢者専用ともいうべき処方がいくつか考えられてきた．本項では老化現象に対する漢方の考え方につき紹介する．

腎虚について

前漢の時代に書かれた中国最古の医学書である『黄帝内経（こうていだいけい）』では，加齢による変化を「腎虚」という考え方で説明している．ここでいう「腎」とは西洋医学の腎臓を指すわけではない．漢方の腎を理解しやすく説明するならば，人の「気」のエネルギーの貯蔵庫であり，「腎は精を蔵し，生長・発育・生殖を司る」とされている．西洋医学的な内臓機能に当てはめるならば，内分泌系，泌尿器・生殖器系，免疫系，中枢神経の一部の機能を指す．さらに腎は耳に密接に関係していると考えられ，「腎気は耳に通じ，腎和すればよく五音を聞く」とも述べられている．「腎気」とは腎にある精気をいい，人の一生をその盛衰で表し，加齢が進むと腎気が衰え次第に「腎虚」と呼ばれる状態になる．腎虚は，疲れやすく，腰がだるくなり，骨の痛みを生じ，四肢に力がなくな

り，性欲が減退し，思考が鈍り，健忘・めまいを訴え，耳鳴，視力低下，白髪・脱毛が現れる，といった老化現象を表す．

　腎虚をさらに詳説すると，腎陽と腎陰のバランスが崩れた状態には，相対的に腎陽が不足した腎陽虚と，相対的に腎陰が不足した腎陰虚とがある．腎陽とは体を温め，機能させるエネルギーのことで，腎陽虚では足腰の冷え，倦怠感，耳鳴，難聴，夜間頻尿，排尿の切れが悪いなどの症状が出現する．腎陰とは体を潤い，栄養するエネルギーのことで，腎陰虚ではのぼせ，目が疲れやすい，かすみ目などの症状が出現する．

　高齢者の老化現象つまり腎虚に対して最も多く処方されているのが八味地黄丸で，単に八味丸，腎気丸，あるいは八味腎気丸[1]とも呼ばれる．現代風にいうならば，アンチエイジングのために作られた処方である．江戸幕府初代将軍の徳川家康は，自ら生薬を調合して八味地黄丸の変法を服用していたといわれ，平均寿命40数歳の江戸時代に75歳まで長生きした．この逸話は漢方による体調維持が大きく影響しているといわれている．

補腎剤が目標とする症状

　腎陰虚を補う処方が六味丸で，手足のほてり，のぼせ，眼精疲労などが処方の目標になる．六味丸に体を温めるブシ，ケイシを配合したものが，腎陽虚を補う八味地黄丸であり，腰や足の冷え，耳鳴，難聴，排尿障害，夜間頻尿の訴えが目標となる．ブシは腎陽を温め寒邪を去り，ケイシは腎陽を温め腎気を鼓舞するとされ，ともに高齢者の腎を温めることを狙った処方で頻用される．さらに腎陽虚の症状が強くなった場合，つまり下肢のしびれ，寒がり，冷えて下痢をしやすい，などを訴えるケースには牛車腎気丸が適応になる．牛車腎気丸は八味地黄丸にゴシツ，シャゼンシを加えた強化処方である．

　これらの補腎剤を処方する際の鑑別ポイントとしては，体が疲れやすい，倦怠感といった症状が腎虚に起因することが前提で，「のぼせ，ほてりがあれば六味丸」，「冷え，排尿障害があれば八味地黄丸」と大まかに考えて処方してよい．冷えが強く，下肢のしびれやむくみ，下痢傾向があり，八味地黄丸でも効果が薄ければ牛車腎気丸を選択する．特に耳鼻咽喉科を受診する患者では，のぼせ，ほてりをめまい感，微熱として受診するケースがあるので，耳鼻咽喉科的に明らかな診断根拠となる所見がない場合に六味丸の証に合致するか一考するとよい．難聴・耳鳴を訴える症例のなかには夜間頻尿による不眠を合併している例があり，八味地黄丸が夜間頻尿と耳鳴に著効する場合がある．したがって老人性難聴に伴う耳鳴と診断した場合にも，耳鳴症状以外の不眠，冷え，目のかすみなど一見単なる老化現象ととらえられがちな症状の問診が，漢方処方決定には重要である．

　補腎剤を処方するときの注意点としては，ジュクジオウが胃腸障害をきたすことがあるので，胃腸症状が出る場合には平胃散との合法で処方するとよい．基礎代謝の低下した超高齢者に対しては漢方の常用量ではなく，2/3程度に減量して処方を行うほうがよい．

耳鳴

　耳鳴は漢方的な考え方では気逆，水滞，瘀血によって起こると考えられているが，高齢者では

水毒，瘀血・血虚の症候として生じやすい．また高齢者の高血圧症の付随症状として頭痛・耳鳴の訴えがある場合には釣藤散がよい適応である．斎藤ら[2)]の症例集積研究によると，頭痛・高血圧のない A 群，頭痛・高血圧のいずれかを有する B 群，釣藤散による随証治療を行った C 群に対して釣藤散（7.5 g/日）投与後 1 か月の経過観察を行い，耳鳴の改善率が A 群 46.2%，B 群 50%，C 群 76.5% であり，全体での改善率が 60.0% であった．頭痛・高血圧の有無で治療効果に有意差を認めなかった．70 歳以上と 70 歳未満とで比較すると，改善以上がそれぞれ 84.7%，48.1% で，70 歳以上の高齢者において有意な効果が示され，高齢であるほど改善効果が期待できるようである．

腎虚が疑われる耳鳴では八味地黄丸，牛車腎気丸に効果が期待でき，その他の老化現象に対しても老化の進行を遅らせる効果が期待できる．

高齢者では睡眠障害が合併した耳鳴を訴える症例が多い．睡眠障害の原因が夜間頻尿であれば前述の八味丸または牛車腎気丸でよいが，頻尿によらない睡眠障害すなわち入眠障害や中途覚醒がある場合には西洋薬の睡眠導入薬をまず併用し，酸棗仁湯または加味帰脾湯処方がよい．

いずれにしても耳鳴の症状だけで処方を決めることはせずに，付随症状により補剤を選び，身体の変調を修正することが耳鳴症状軽減につながると考えられる．

白髪，脱毛

『黄帝内経』の「素問：上古天真論篇」には，女子では 35 歳になると白髪が進行し，49 歳で月経が停止するとあり，男子では 40 歳で脱毛が始まると髪の毛に関する記述がある．16 世紀に李時珍によってまとめられた薬草学の大書である『本草綱目』のジュクジオウの項には，血脈を通じ鬚髪（ひげと髪の毛）を黒くすると書かれている．

白髪に効果がある生薬としてはジュクジオウとカシュウ（ドクダミ）が知られている．カシュウが含まれているのは，エキス製剤では当帰飲子だけで，血虚，血燥を治す四物湯の加味法である．ジュクジオウのほかにも補腎，補血，気血両補，滋潤作用のある漢方が白髪を改善して黒髪が生えてくる効果があったとの報告がある．白髪に対する黒髪増加の報告は多くないが，わずかな文献によると効果が確認できるまでに少なくとも 2～3 か月の期間を要している．自験例の最高齢は 94 歳の女性で，脾虚，気虚症状に対して補中益気湯を処方したところ 1 か月後には自力で経口摂取できるようになり，3 か月目頃から真っ白な頭髪から黒髪が増加してきた．中医学では髪の毛は血液の余りからできると考えられ，白髪や脱毛症は補血剤の処方で症状の軽減が期待できる．

白髪，脱毛に効果があった処方の例としては八味地黄丸，六味丸，当帰飲子，補中益気湯，疎経活血湯，麦門冬湯，四物湯の加味法の報告がある．

アレルギー性鼻炎，血管運動性鼻炎

中高齢者の水様性鼻汁に対して，麻黄湯，越婢加朮湯はマオウのエフェドリン様作用が強く，心悸亢進や急性の尿閉をきたすことがあるため高齢者に処方する場合は麻黄附子細辛湯を第一選択に考える．麻黄附子細辛湯ではマオウの量を抑え，高齢者のような虚証に対する温剤としてケイシ，ブシが配合されており，副作用の発現頻度は他のマオウ剤に比べて少ない．高齢者の鼻炎

症状として食事の際の水様性鼻汁を訴えるケースには点鼻ステロイドや抗ヒスタミン薬はあまり効果がなく，麻黄附子細辛湯が鼻汁症状に対する即効性が高い．

麻黄附子細辛湯でも動悸などのマオウの副作用がある場合には，苓甘姜味辛夏仁湯が適応になることがある．冷え症の水様性鼻汁に対してカンキョウ，サイシンが体を温める生薬として働いている．

高齢者の鼻症状のうちアレルゲンが明らかでなく，温かいものを飲食したときの水様性鼻汁は温度に対する鼻過敏症と考えられ，麻黄附子細辛湯，苓甘姜味辛夏仁湯がよい適応となる．

めまい

めまいの原因は水滞，水毒で説明され，代表的方剤は五苓散と苓桂朮甘湯である．特に高齢者のめまいに高血圧を合併している場合は釣藤散または七物降下湯の効果が期待できる．七物降下湯は日本漢方の大家である大塚敬節が考案した処方である．

高齢者のふらつき，立ちくらみは気虚，脾虚がベースになっていることもあり，補中益気湯や六君子湯といった補気剤が著効する場合も多い．六君子湯の変法ともいうべき半夏白朮天麻湯はめまいと胃腸症状があれば広く適応でき，高齢者にも使いやすい．

高齢者のめまいで冷えを伴う場合には真武湯がよい．新陳代謝が低下して冷えて軟便傾向や下痢を訴えるめまいの場合，真武湯が著効する場合がある．

めまい症状に加えて，何となく元気がないとか食欲不振，冷えの有無などの問診を丁寧に行うと処方を選択しやすくなる．

老人性皮膚瘙痒症

高齢者で外耳道のかゆみを訴える場合，その原因が血虚，腎虚のような虚証であるのか，それとも炎症による熱証であるのかを鑑別する必要がある．

血虚を示す場合には掻痒により滲出液を認めれば温清飲を，乾燥症状のみであれば当帰飲子が適証となる．下肢の冷え，夜間頻尿を伴う腎虚を示す場合には八味地黄丸，牛車腎気丸が適応になる．のぼせや局所の熱感があるような熱証では黄連解毒湯がよい．

老人性皮膚瘙痒症に対する多施設ランダム化比較試験[3]では，牛車腎気丸の全般改善度は72.0%，抗ヒスタミン薬の全般改善度は55.2%であった．

老化現象としての嚥下障害

一般に咽喉頭機能は高齢者になると低下する．特に嚥下では嚥下に必要な筋力が低下し咽喉頭の知覚閾値が下がることが知られている．岩崎らは，半夏厚朴湯を投与することによって嚥下反射が改善し[4]，肺炎罹患率が低下する[5]ことを報告している．自験例では嚥下反射改善効果が発現するまでに2～4週間かかっていた．ただし，嚥下障害が進んで経口摂取に危険性のある症例に対して漢方を内服させる治療はなるべく控えるべきで，経管投与とするなど投与方法に留意する．機能補助の目的で軽症例に対して半夏厚朴湯を処方することをお勧めする．

❶ 気虚スコア

症状	点	症状	点
身体がだるい	10	眼光,音声に力がない	6
気力がない	10	舌が淡白紅,腫大	8
疲れやすい	10	脈が弱い	8
日中の眠気	6	腹力が軟弱	8
食欲不振	4	内臓のアトニー症状	10
かぜをひきやすい	8	小腹不仁＊	6
物事に驚きやすい	4	下痢傾向	4

判定基準：総計 30 点以上を気虚とする．
＊：臍下部の腹壁トーヌスの低下をいう．
(寺澤捷年．症例から学ぶ和漢診療学．第 2 版．医学書院；1998．pp5-56[6]) より)

❷ 血虚スコア

症状	点	症状	点
集中力低下	6	顔色不良	10
不眠,睡眠障害	6	頭髪が抜けやすい	8
眼精疲労	12	皮膚の乾燥と荒れ,あかぎれ	14
めまい感	8	爪の異常	8
こむらがえり	10	知覚障害	6
過少月経,月経不順	6	腹直筋攣急	6

判定基準：総計 30 点以上を血虚とする．
(寺澤捷年．症例から学ぶ和漢診療学．第 2 版．医学書院；1998．pp5-56[6]) より)

老化への対応で留意するポイント

問診のポイント

　老化現象と考えられるような症状を訴えて受診する患者に対しては，十分な問診を行い，主訴が生じる原因となっている病態を推測することが非常に重要である．高齢者は基本的に虚証であるので，虚証の治療ができるということは高齢者の老化現象にも対応できるということである．有名な気血水論は古代中国の哲学から日本漢方に伝わってきたものだが，虚実を判定する際に気血水の異常を推定する問診をルーチンにするとよい．寺澤[6]の気血水の診断基準から抜粋したものを❶〜❸に示すので問診の参考にしていただきたい．

　気虚を示唆する問診としては，身体がだるい，気力がない，疲れやすいなどの自覚症状に加え，他覚症状も参考にする．

　血虚を示唆する問診としては，集中力低下，目が疲れやすい，不眠/睡眠障害などの自覚症状のほかに，他覚症状として，顔色が悪い，頭髪が抜けやすい，爪がもろい・ひび割れるなども血虚の症状である．

　水滞を示唆する問診としては，拍動性頭痛，めまい，立ちくらみなどが自覚症状であるが，水様性鼻汁，唾液分泌過多，泡沫状喀痰などは鼻咽喉の診察時に他覚所見として確認できる．

処方選択のポイント

　大まかに気血水のうち，どの症状が出ているか傾向を把握できれば，第一に処方すべき漢方がおのずと決まってくる．

❸ 水滞スコア

身体が重い感じ	3	悪心/嘔吐	3
拍動性の頭痛	4	腸のグル音の亢進	3
頭重感	3	朝のこわばり	7
車酔いしやすい	5	浮腫傾向，胃部振水音	15
めまい	5	胸水，心嚢水，腹水	15
立ちくらみ	5	臍上悸*	5
水様性鼻汁	3	水様性下痢	5
唾液分泌過多	3	尿量減少	7
泡沫状の喀痰	4	多量	5

判定基準：総計 13 点以上を水滞とする．
注：程度の軽いものは当該スコアの 1/2 を与える．
＊：腹部を軽按して触知する腹部大動脈の拍動亢進．
(寺澤捷年．症例から学ぶ和漢診療学．第 2 版．医学書院；1998．pp5-56[6])より)

　気虚に対する第一選択は補中益気湯で異論がないと思われる．処方名から説明すると中（中焦＝消化管機能）を補うことによって，気を益す処方である．第二選択としては六君子湯が使いやすい．六君子湯は四君子湯を基本骨格とした補気剤で，嘔吐・下痢など痰飲症状にも対応できる汎用性の高い処方である．

　高齢者の血虚に対する第一選択は十全大補湯で，第二選択は人参養栄湯である．これら 2 剤は気血両補剤といわれ，気血両虚の病態に対応する．2 剤の使い分けは，痰（上気道症状）や不眠（精神症状）があれば人参養栄湯を選択する．十全大補湯の併用で抗癌剤投与患者の白血球減少予防効果が報告されている[7]．

　水滞，水毒に対する第一選択は五苓散である．五苓散は天候の変化するときに生じる頭痛や頭重感などを合併している例に効果がある．めまい症状に加えて腹部の冷えによる下痢や，体が重いなどの症状があれば，ブシが含まれた真武湯がよい．めまい症状にのぼせ，動悸の症状があれば苓桂朮甘湯を第一選択としてもよい．

漢方の副反応とその対応

副作用

　腎機能が低下した高齢者がカンゾウを含む方剤を内服すると下腿浮腫を生じることがある．カンゾウによる足のむくみは長期投与しても改善することはないため，減量するよりも中止するべきである．下腿浮腫の悪化を避けるためにも，カンゾウの含まれない処方に速やかに切り替える必要がある．

　ほかにジオウやマオウなど胃腸障害をきたしやすい生薬があるので，高齢の虚弱者では注意する．胃腸障害がある症例で代替処方がない場合は，平胃散や人参湯との合方での処方がよい．

瞑眩（めんげん）

　他方，副作用と取り違えてしまうような副反応として，瞑眩が知られており，漢方独特の反応

といってよい．ある症状に対して漢方治療を行うと，症例によっては一時的に症状が悪化し，その後急速に回復する現象がみられることがある．これが瞑眩である．わかりやすくいうと好転反応である．本来の臓器のもつ機能が正常化する際に，病因となる物質やサイトカインなどが一気に排出・放出される際にみられるといわれている．副作用と瞑眩の大きな違いは，目標とする症状のある臓器に副反応が生じるかどうかである．

瞑眩が強い場合は漢方の減量を検討してもよいが，内服継続するとさらなる症状の改善が期待できるので中止してはならない．

(陣内自治)

文献

1) 小曽戸洋．漢方一話：処方のいわれ6：八味地黄丸（八味腎気丸）．漢方診療 1994；13：37．
2) 斎藤　晶．頭痛・高血圧を指標とした釣藤散の耳名治療．耳鼻臨床 1998；補98：28-30．
3) 五大学共同研究班．老人性皮膚掻痒症に対するTJ-15，TJ-107の使用経験．西日皮膚 1991；53：1234-41．
4) Iwasaki K, et al. The traditional Chinese medicine banxia houpo tang improves swallowing reflex. Phytomedicine 1999；6：103-6．
5) Iwasaki K, et al. A pilot study of Banxia Houpu Tang, a traditional Chinese medicine, for reducing pneumonia risk in older adults with dementia. J Am Geriatr Soc 2007；55：2035-40．
6) 寺澤捷年．症例から学ぶ和漢診療学．第2版．医学書院；1998. p5-56．
7) 藤原道久，河本義之．婦人科癌化学療法における骨髄抑制に対する十全大補湯の有用性．産婦中四会誌 1999；47：153-7．

22 —合併症・併存症のある患者への処方

本項に出現する漢方薬

- 安中散（アンチュウサン）⑤
- 胃風湯（イフウトウ）
- 胃苓湯（イレイトウ）(115)
- 越婢加朮湯（エッピカジュツトウ）㉘
- 黄耆建中湯（オウギケンチュウトウ）(98)
- 黄芩湯（オウゴントウ）[35]*
- 黄連解毒湯（オウレンゲドクトウ）⑮
- 葛根加朮附湯（カッコンカジュツブトウ）[07]*
- 葛根湯（カッコントウ）①
- 葛根湯加川芎辛夷（カッコントウカセンキュウシンイ）②
- 加味帰脾湯（カミキヒトウ）(137)
- 加味逍遙散（カミショウヨウサン）㉔
- 甘草瀉心湯（カンゾウシャシントウ）
- 甘麦大棗湯（カンバクダイソウトウ）(72)
- 帰脾湯（キヒトウ）(65)
- 荊芥連翹湯（ケイガイレンギョウトウ）㊿
- 桂枝加芍薬大黄湯（ケイシカシャクヤクダイオウトウ）(134)
- 桂枝加芍薬湯（ケイシカシャクヤクトウ）(60)
- 桂枝加朮附湯（ケイシカジュツブトウ）⑱
- 桂枝人参湯（ケイシニンジントウ）(82)
- 桂枝茯苓丸（ケイシブクリョウガン）㉕
- 啓脾湯（ケイヒトウ）(128)
- 香蘇散（コウソサン）(70)
- 五虎湯（ゴコトウ）(95)
- 五積散（ゴシャクサン）(63)
- 牛車腎気丸（ゴシャジンキガン）(107)
- 呉茱萸湯（ゴシュユトウ）㉛
- 五苓散（ゴレイサン）⑰
- 柴胡加竜骨牡蛎湯（サイコカリュウコツボレイトウ）⑫
- 柴胡桂枝乾姜湯（サイコケイシカンキョウトウ）⑪
- 柴胡桂枝湯（サイコケイシトウ）⑩
- 柴胡清肝湯（サイコセイカントウ）(80)
- 柴朴湯（サイボクトウ）(96)
- 柴苓湯（サイレイトウ）(114)
- 三黄瀉心湯（サンオウシャシントウ）(113)
- 酸棗仁湯（サンソウニントウ）(103)
- 滋陰降火湯（ジインコウカトウ）(93)
- 四逆散（シギャクサン）㉟
- 四君子湯（シクンシトウ）(75)
- 七物降下湯（シチモツコウカトウ）㊻
- 四物湯（シモツトウ）(71)
- 芍薬甘草湯（シャクヤクカンゾウトウ）(68)
- 十全大補湯（ジュウゼンタイホトウ）㊽
- 修治ブシ末（シュウチブシマツ）
- 潤腸湯（ジュンチョウトウ）(51)
- 小建中湯（ショウケンチュウトウ）(99)
- 小柴胡湯（ショウサイコトウ）⑨
- 小承気湯（ショウジョウキトウ）
- 小青竜湯（ショウセイリュウトウ）⑲
- 辛夷清肺湯（シンイセイハイトウ）(104)
- 神秘湯（シンピトウ）(85)
- 真武湯（シンブトウ）㉚
- 清肺湯（セイハイトウ）(90)
- 川芎茶調散（センキュウチャチョウサン）(124)
- 疎経活血湯（ソケイカッケツトウ）(53)
- 大黄甘草湯（ダイオウカンゾウトウ）(84)
- 大建中湯（ダイケンチュウトウ）(100)
- 大柴胡湯（ダイサイコトウ）⑧
- 大承気湯（ダイジョウキトウ）(133)
- 大青竜湯（ダイセイリュウトウ）
- 竹筎温胆湯（チクジョウンタントウ）(91)
- 調胃承気湯（チョウイジョウキトウ）(74)
- 釣藤散（チョウトウサン）㊼

- 通導散（ツウドウサン）(105)
- 桃核承気湯（トウカクジョウキトウ）(61)
- 当帰建中湯（トウキケンチュウトウ）(123)
- 当帰四逆加呉茱萸生姜湯（トウキシギャクカゴシュユショウキョウトウ）㊳
- 当帰芍薬散（トウキシャクヤクサン）㉓
- 当帰湯（トウキトウ）(102)
- 二朮湯（ニジュツトウ）(88)
- 女神散（ニョシンサン）(67)
- 人参湯（ニンジントウ）㉜
- 人参養栄湯（ニンジンヨウエイトウ）(108)
- 麦門冬湯（バクモンドウトウ）㉙
- 八味地黄丸（ハチミジオウガン）⑦
- 半夏厚朴湯（ハンゲコウボクトウ）⑯
- 半夏瀉心湯（ハンゲシャシントウ）⑭
- 半夏白朮天麻湯（ハンゲビャクジュツテンマトウ）㊲
- 白虎加人参湯（ビャッコカニンジントウ）㉞
- 茯苓飲合半夏厚朴湯（ブクリョウインゴウハンゲコウボクトウ）(116)
- 茯苓四逆湯（ブクリョウシギャクトウ）
- 附子理中湯（ブシリチュウトウ）[410]*
- 防已黄耆湯（ボウイオウギトウ）⑳
- 防風通聖散（ボウフウツウショウサン）(62)
- 補中益気湯（ホチュウエッキトウ）㊶
- 麻黄湯（マオウトウ）㉗
- 麻黄附子細辛湯（マオウブシサイシントウ）(127)
- 麻杏甘石湯（マキョウカンセキトウ）(55)
- 麻杏薏甘湯（マキョウヨクカントウ）(78)
- 麻子仁丸（マシニンガン）(126)
- 木防已湯（モクボウイトウ）㊱
- 薏苡仁湯（ヨクイニントウ）(52)
- 抑肝散（ヨクカンサン）(54)
- 抑肝散加陳皮半夏（ヨクカンサンカチンピハンゲ）(83)
- 六君子湯（リックンシトウ）㊸
- 立効散（リッコウサン）(110)
- 竜胆瀉肝湯（リュウタンシャカントウ）(76)
- 苓甘姜味辛夏仁湯（リョウカンキョウミシンゲニントウ）(119)
- 苓姜朮甘湯（リョウキョウジュツカントウ）(118)
- 苓桂朮甘湯（リョウケイジュツカントウ）㊴
- 六味丸（ロクミガン）(87)

* 三和生薬株式会社.

はじめに

耳鼻咽喉科領域の漢方治療といっても，漢方の基本は体の状態により漢方薬の証を考えて治療する必要がある．つまり，耳にだけ効く漢方はない．鼻にだけ効く漢方もない．実はこれは西洋薬においても言えることなのだが，西洋薬ではあまり言われていない．

たとえば，疾患の概念との関係もあるが，腰痛や下肢の冷えなどの腎虚による耳鳴を考えて治療する場合，たとえば牛車腎気丸を使って耳鳴改善とともに腰痛まで改善することなども非常に多く経験するパターンである．

つまりは漢方的疾患概念の把握と現代医学的耳鼻咽喉科領域の病気との関連を知る必要がある．その後に使用方剤の効果や問題点や起こる可能性が高い重篤性のある副作用などを考えなければならない．

病院勤務の耳鼻咽喉科医で漢方の勉強をしようと考えても，周囲に漢方の大家（専門医・指導医など）がいて詳細に教えてもらえる環境はまずない．特に筆者が漢方の勉強を始めた頃はそのような環境はほとんどなかった．開業してからのほうが逆に勉強する機会が多くあった．そういったなかで耳鼻咽喉科医として漢方に取り組んだときに困ることや参考になることなどを，本項ではいくつかの項目に分けて解説していきたい．

循環の障害をもつ患者

循環障害の漢方医学的疾患概念

　循環器疾患は西洋医学が発達していて，治療の基本が確立されている領域なので，東洋医学の参加する場面は少ないかもしれない．疾患としては高血圧や心疾患，不整脈などが代表である．

　高血圧なども随伴症状を軽減するためには漢方が役立つが，数値的に高血圧を改善させる点では西洋薬に勝ることはできない．

　東洋医学的には，動脈硬化病変，虚血病変は瘀血や血虚が関連してくるし，病状が悪化して心不全などになれば，浮腫などから水の異常も関連してくるし，心臓神経症などと関連する不整脈などや胸痛は気逆や気鬱などの気の病変も関連してくると考えられる．中枢性ではこのようなとらえ方でよいのではないかと考える．

　心臓神経症とは，検査異常が乏しい胸痛や動悸などの不整脈などを起こす状態をいうが，漢方のよい適応であるといわれている．気剤を中心として必要に応じて駆瘀血剤などを併用したりする．実証の場合は柴胡加竜骨牡蛎湯が多く用いられる．やや虚証で冷えが強い場合は柴胡桂枝乾姜湯などが多く使用される[1]．耳鼻咽喉科領域で咽喉頭異常感などによく使用される半夏厚朴湯などは，梅核気や咽中炙臠などといった咽喉頭部の違和感などの症状があれば考慮される処方である．逆流性食道炎なども心臓神経症の原因の一つではないかと考える．

　低血圧症もめまい，立ちくらみなどの耳鼻咽喉科疾患と関連があるが，方剤は後述する．

　漢方は，末梢血管の循環障害についても少なからず効果があるといわれており，閉塞性動脈硬化症に対しては循環改善を目指して当帰四逆加呉茱萸生姜湯や駆瘀血剤の桂枝茯苓丸など，あるいは便秘があれば桃核承気湯なども応用される．末梢循環障害という分野には，「冷え」という西洋医学的には解決しにくい部分があり，これは漢方の非常によい適応であるので後述する．

循環障害と耳鼻咽喉科との関連

　循環障害との関連において，耳鼻咽喉科領域でよく遭遇する疾患として血圧変動によるめまい，立ちくらみ，難聴，耳鳴などが挙げられる．

A 高血圧

　前述したように，西洋薬の降圧薬のように数値的に血圧を下げることを漢方に求めるのは難しいので，高血圧による症状の軽減や血圧変動を減らす意味で漢方の使用を考える．漢方薬と降圧薬との併用は一般的に問題ない．ちなみに降圧薬のほとんどは添付文書に副作用としてめまいが記載されているので注意が必要である．急な血圧変動がめまいを惹起するためであるとも考えられる．ちなみに，以前筆者は，めまい発作時は副交感神経の抑制がかかってくることを日本めまい学会で発表した．

- 実証の高血圧症に多く使用する方剤
  - 黄連解毒湯：少陽病期，気血水病変があり，のぼせぎみで，顔面紅潮，目の充血，口乾があり，イライラする傾向がある，めまいや頭痛，耳鳴なども起こすことがある，という場合に使用する．

❶ 低血圧症・立ちくらみの漢方治療

方剤名	使用目標
苓桂朮甘湯	立ちくらみを主訴として，めまいがあるが，胃腸障害は少ない
半夏白朮天麻湯	中間〜虚証で，食欲低下，胃腸障害，頭痛などがある
補中益気湯	食欲不振，胃腸障害，疲れやすさなどの気虚が前面にある
真武湯	体力が低下，全身の冷えが強い，新陳代謝が低下，下痢など

- 三黄瀉心湯：少陽病期，気血主体の気血水，黄連解毒湯とほぼ同じ症状を呈する，という場合に使用する．黄連解毒湯証で，やや便秘傾向があるものに適している．
- 虚証（中間証）の高血圧症に多く使用する方剤
  - 釣藤散：少陽病期，気水主体の気血水，慢性頭痛（頭重感，頭冒感），高血圧，めまい，難聴，耳鳴，目の充血，肩こり，不眠，手足のふるえなど，全身の湿痰にからむ中枢神経系の失調を改善する薬である．
  - 七物降下湯：少陽病，気血主体の気血水，疲れやすくて最低血圧が高いもの，肩こり，耳鳴，頭重感，目の充血，腎障害，蛋白尿，止血と循環改善の効果がある．

B 低血圧

起立性低血圧でふらつきやめまいを起こすことは多いが，このような場合は漢方の非常によい適応である．筆者はミドドリン（メトリジン®）などと同等の効果があるのではないかと考えている．使用方剤の特徴を❶に示す．

効果は早ければ数日で現れることもあり，改善したら適宜減量するが，すぐに止める必要はなく，しばらく続けていてもよいし，減らすにしても少しずつ減量したほうがよい．

C ACE 阻害薬と咳

ACE 阻害薬で必ずしも咳嗽が出現するわけではないが，もともと咽喉頭異常感があるような患者には多い．もちろん，ACE 阻害薬を他薬に変更することで軽快するが，原因がはっきりしない時期には，半夏厚朴湯などの使用も考慮されてよい．

D 冷え症について

漢方を使用している医師で，冷え症を治療していない医師は少ないのではないかと思う．耳鼻咽喉科領域の疾患との関連もあり，頭痛なども冷えと密接に関係する．冷えに関しては，漢方初心者あるいは耳鼻咽喉科医でも漢方を使用していきたい．

また，基本的に漢方を選ぶ際に，冷やしたほうがよいか，温めたほうがよいかを，日頃から考えるようにすべきである．

閉塞性動脈硬化症やバージャー病，膠原病などの器質的疾患を除いたいわゆる冷え症について少し述べるが，器質的疾患でも同じように西洋薬と漢方薬を併用することができる．

この冷えという病態について柴原らは，患者からのアンケートによる解析から，「冷え性とは，通常の人が苦痛を感じない程度の温度環境下において，腰背部，四肢末梢，両下肢，片身，ある

いは全身に異常な冷感を自覚し，この異常を一般的には年余にわたって持ち続ける病態をいう．多くの場合，この異常に関する病識を有する」と定義している[2]．また安井らは，冷え，ほてり，のぼせは血管運動症状で女性ホルモンが変動する時期，すなわち思春期，更年期などに多くみられることから，エストロゲン，プロゲステロンの減少が原因の一つであり，更年期症状には一般的にホルモン補充療法（HRT）を用いるが，HRT禁忌の例やHRT以外の治療を希望する例には漢方治療を行うとしている[3]．

冷えで虚証の症例には当帰芍薬散，当帰四逆加呉茱萸生姜湯，人参養栄湯を用いて，実証の症例には桂枝茯苓丸を用いるとし，冷えでは当帰四逆加呉茱萸生姜湯の効果が高かったと報告されている[4]．末梢循環障害による冷えに主に用いる方剤は当帰四逆加呉茱萸生姜湯，当帰芍薬散，桂枝茯苓丸などであるが，これらは漢方では瘀血という病態に用いられる方剤である．瘀血とは鬱血，末梢循環障害，微小循環障害，および随伴する血液流動性の変化，凝固線溶系および血小板機能の変化などを包含した病態と推定される[4]．

冷え症の症例で代謝が低下していたり，低体温傾向がある場合は陰証のことが多いが，こういうときには生薬のブシを用いたほうがよく，真武湯，八味地黄丸，牛車腎気丸などを用いる．

「冷え症」の分け方についてはもう一つ考え方がある．柴原らは，主として四肢末梢部に冷えを呈し躯幹部に異常のみられないタイプは当帰芍薬散，当帰四逆加呉茱萸生姜湯，加味逍遙散，桂枝茯苓丸を用いるとよく，下半身に冷えを呈するタイプには苓姜朮甘湯や八味地黄丸がよいとしている[2]．

いずれにせよ冷え症は漢方治療で軽快することが多く，患者から感謝されることが多い病態である．

E 漢方生薬の副作用としての循環器障害

副作用として循環器障害を起こす生薬には，耳鼻咽喉科領域でもよく使用されるマオウやブシがある．

マオウは，心臓がドキドキする，脈が速い，脈が乱れる（不整脈），悪心・嘔吐，不眠，イライラ感，多量の発汗，排尿障害など，循環器症状を中心とした副作用を起こす可能性がある．これらの副作用の多くは，交感神経興奮作用をもつエフェドリンに由来する．交感神経が興奮状態であったり，喘息で交感神経刺激薬，キサンチン誘導体，抗コリン薬を服用中の患者に起こりやすい．狭心症，心筋梗塞などの既往歴がある場合にも慎重に用いる必要がある．西洋薬でも，フェキソフェナジンとプソイドエフェドリンの配合剤であるディレグラ®も同じような副作用が起こる可能性がある．

ブシは猛毒として知られるトリカブトの根を修治（加工）して弱毒化して用い，その主成分はアコニチンである．鎮痛，温熱作用を有し，副作用は動悸，のぼせ，舌や口周囲のしびれ，悪心・嘔吐，呼吸困難などである．分量を守り，炎症性疾患など熱のある患者への使用は避けたほうがよい．

呼吸の障害をもつ患者

呼吸障害の漢方医学的疾患概念

呼吸に関しては，「気」という概念が強くかかわっているが，漢方医学においては気は空気の気でもあるが，気持ちの気でもある．

気が滞ると，気鬱，気滞という状態となり，いわゆる気持ちが落ち込んで鬱的な症状を示す場合と，目に見えない気体のような物の停滞感，閉塞感として現れる場合がある．耳鼻咽喉科領域では，気にかかわる多くの関連症候がみられる．たとえば，咽中炙臠（梅核気；喉の違和感，異常感），喘息，耳閉感，腹満感などである．

気が逆流するのを気逆，気の上衝という．いわゆる「のぼせ」である．赤ら顔になり，足は冷えてめまいなどを起こす．

気の機能低下は気虚という状態となり，元気がなくなり，やる気がなくなる感じである．同時に消化機能も低下し，脾虚という状態を併せもつことが多い．つまり漢方では脾気虚という状態である．

呼吸障害と耳鼻咽喉科との関連

呼吸障害といっても範囲が広く，慢性咳嗽は他項（「15．遷延性・慢性咳嗽」）で取り上げられているので，ここでは呼吸苦がある疾患を中心に考え，咳嗽は少しふれる程度とする．呼吸障害の究極には肺癌などもあるが，ここでは気管支喘息と慢性閉塞性肺疾患（COPD）などを中心として解説する．さらに，老人性の誤嚥性肺炎についても漢方治療の有用性があるので述べる．

A 気管支喘息とアレルギー性鼻炎

吸入ステロイドやロイコトリエン受容体拮抗薬が気管支喘息の基本治療薬であるが，発作が少なく漢方治療を希望する患者や，吸入ステロイドがあまり有効でない症例（たとえばCOPD合併例でピークフロー低値例），アレルギー性鼻炎合併例，発作を繰り返す症例などに漢方治療を行う．

基本は喘息の治療ガイドラインに示されているように（❷），発作期にはマオウ剤や，乾いた咳の強いときに麦門冬湯，慢性期はサイコ剤あるいは補剤をそれぞれ用いる．マオウ剤はさらに，暑がり，汗かきの熱証には麻杏甘石湯を，寒がり，くしゃみの寒証には小青竜湯を用いる．補剤は脾虚に対しては補中益気湯，腎虚に対しては八味地黄丸を用いる[5]．

鼻炎については，その程度により方剤選択も変化してくる．❸に示すように，鼻炎に対するマオウの量と虚実の関係は相関している[5]．難治性の鼻炎によく使用するマオウ剤として，マオウ量が多い越婢加朮湯があるが，適応がないので蕁麻疹やアトピー性皮膚炎が病名として必要となる．喘息と鼻炎で神経質な人に咳と鼻炎ともに著効がみられる神秘湯も有用な薬剤である．

また喘息の維持期には筆者は一般的に柴朴湯を使用する．半夏厚朴湯と小柴胡湯の合方であり，半夏厚朴湯の作用に抗炎症，抗アレルギーの作用が追加される．発作期は五虎湯を用いることが多い．五虎湯は麻杏甘石湯にソウハクヒが追加されているが，筆者はこちらのほうが咳止めの効果が強い感じがして，よく使用する．要は日常的には柴朴湯，発作期は五虎湯で管理し，増悪時はステロイドと気管支拡張薬の合剤を吸入させる．これも発作が軽快してきたらステロイド

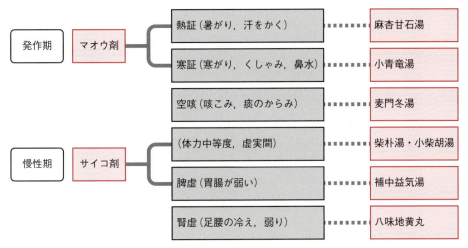

❷ 喘息への漢方薬の投与指針
(牧野荘平ほか監修．喘息予防・管理ガイドライン1998．協和企画通信；1998．p72をもとに作成)

❸ 鼻炎に用いる漢方薬におけるマオウの量と虚実との関係

証	←より実証			より虚証→
方剤	大青竜湯 ＞	越婢加朮湯 ＞	小青竜湯 ＞	苓甘姜味辛夏仁湯
マオウ	多い	多い	少ない	なし

単独の吸入にすることが望ましい．

呼吸苦は耳鼻咽喉科はあまり関与しないが，循環器系の疾患などにも用いる木防已湯を使用すると改善することがある．心因性が主である場合は，抑肝散や抑肝散加陳皮半夏も考えられる．

咳なども含めた鼻副鼻腔炎に対する漢方治療の選択について❹に示すので参考にされたい．

B 高齢者の呼吸器疾患

厚生労働省の人口動態統計（2012年の年間推計）によると，日本人の死因別の死亡数は，がんがトップで，次いで心疾患，肺炎，脳血管疾患の順である．この上位4疾患で全死亡数の6割強を占める．肺炎は高齢化を反映して2011年から死因のトップ3に浮上し，感染症対策が遅れていた1951年以来，60年ぶりに第3位となった．最近では，肺炎のなかでも誤嚥性肺炎の占める割合が高齢者の場合は特に多くなってきている．

誤嚥性肺炎は口腔内ケアで予防することも重要である．飲み込み訓練（リハビリテーション）も重要である．誤嚥性肺炎の漢方治療は半夏厚朴湯，ジンギ剤（補中益気湯，十全大補湯，人参養栄湯など），補腎剤（八味地黄丸，六味丸など）が有効であるとされている[6]．誤嚥性肺炎の詳細は「18．誤嚥」を参照されたい．

喫煙高齢者に多いCOPDにおける漢方治療は，初期には咳・痰をコントロールする麦門冬湯，清肺湯，滋陰降火湯などが用いられる．中期〜進行期のCOPDには補剤による補気（四君子湯，六君子湯，補中益気湯など），補腎（六味丸，八味丸，八味地黄丸など）が必要となってくる．これらの補剤の治療目的は食欲改善，免疫力の回復など全身状態の改善である．

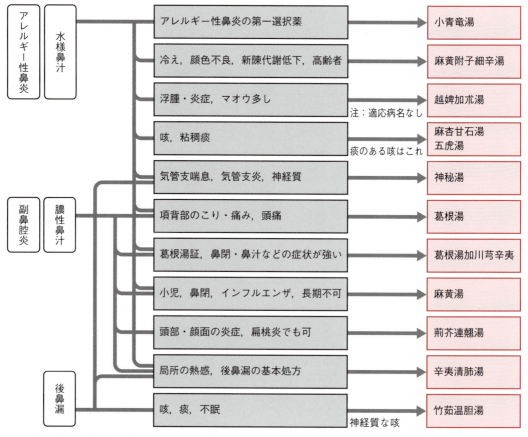

❹ アレルギー性鼻炎・副鼻腔炎の漢方治療フローチャート

C びまん性汎細気管支炎

　副鼻腔炎との関連でびまん性汎細気管支炎（diffuse panbronchiolitis：DPB）という疾患があるが，これは副鼻腔気管支症候群の一つの病態である．典型例の特徴は，慢性副鼻腔炎，数年から十数年以上にわたる咳・痰・息切れ，寒冷凝集素価の持続的高値，胸部X線写真上の特徴あるびまん性粒状影，閉塞性（時に拘束性も合併）の呼吸障害，である．

　DPBは細菌性感染を繰り返し悪化して難治化し，最終的には呼吸不全で死亡する例が多かった．しかし工藤らにより，エリスロマイシン少量長期投与で予後は著しく改善された[7]．その後この方法は一般化し，さらにマクロライド系抗菌薬のクラリスロマイシンなどに引き継がれていった．この治療に漢方を併用すると，より良好な治療効果をあげられる．

　主に使用される漢方薬として補中益気湯，柴朴湯，清肺湯，葛根湯加川芎辛夷などが報告されている．これらの処方の目的は，体力増強による病態改善，去痰作用，抗炎症・抗菌作用の増強などであるが，なかでも元気がない患者には補中益気湯で[8]，症状が強くマオウ剤が使用できる体力があれば葛根湯加川芎辛夷の併用[8]がよいと筆者は考える．葛根湯加川芎辛夷は筆者の考える副鼻腔炎の第一選択薬であるし，多少類似点のあるDPBにも有効である可能性が高いと考える．

❺ **小柴胡湯による間質性肺炎の患者背景**
- 基礎疾患として，慢性肝炎，肝硬変が大多数（C型肝炎ウイルス抗体陽性約76％）
- 肺疾患の併発や既往歴のある患者が多い
- 投与開始2か月以内の発症が多い（平均79日）
- 年齢層は50～70歳代に多い（平均64.5歳，男女比69対31）

（木村容子．漢方と最新治療 2013；22：281-4[10]）より）

❻ **間質性肺炎の予後不良因子**
- 特発性肺線維症などの既存の肺疾患を有する
- 低酸素血症が高度である
- 抗HCV抗体陽性
- 非代償性肝硬変（死亡例は50％が肝硬変）

（木村容子．漢方と最新治療 2013；22：281-4[10]）より）

D 睡眠時無呼吸症候群

　睡眠時無呼吸症候群は耳鼻咽喉科と内科の両方で診る機会のある疾患である．耳鼻咽喉科的には上気道の閉塞を改善することで，いびきを含めた症状を改善することを考える．そのため，炎症を取り，鼻閉改善などの作用のある葛根湯加川芎辛夷などを検討するが，内科的には肥満がその原因の大きな要因として考えられている．一般に睡眠時無呼吸症候群の危険因子として，男性，加齢，肥満，アルコール摂取などが考えられる．そのなかでもBMI 25以上の肥満で起こりやすいが，高齢者の場合は必ずしも肥満がかかわらないともいわれている．

　睡眠時無呼吸を起こすような肥満に対する漢方薬は，堅太りタイプには防風通聖散（便秘があることが必須）や大柴胡湯，瘀血タイプには桃核承気湯（便秘があることが必須）や桂枝茯苓丸，水太りタイプには防已黄耆湯を，それぞれ用いる．

E 間質性肺炎と漢方

　漢方薬の副作用としての間質性肺炎は，1990年代に肝庇護作用で多量に使用されていた小柴胡湯の副作用として最初に報告され（p.127 Column「小柴胡湯と漢方の副作用」参照），漢方薬にも重篤な副作用のあることが広く認識されるようになった．漢方を多く使用する医師間では可能性について話の出る副作用の一つであるが，幸い筆者はまだ遭遇していない（あるいは気がついていないのかもしれないが）．

　間質性肺炎は，空咳（乾性咳嗽），発熱，労作時の息切れ，呼吸困難などの症状が現れる．息切れは感冒などではみられにくいので，この場合は聴診をすることと，パルスオキシメーターで経皮的動脈血酸素飽和度の低下がないか調べる必要がある．これらの症状は間質性肺炎の初期にみられ，進行すると呼吸不全で死亡することがある．血液検査では白血球の増加，血清CRP高値，LDH上昇，KL-6上昇などがみられる．胸部X線写真も撮る必要がある．間質性肺炎が疑われるときは漢方薬を直ちに中止し，適切な治療が急務となる．

　小柴胡湯による間質性肺炎（❺）では100例中90例が後遺症なく改善したが，10例は呼吸不全で死亡している．また，薬剤中止までの期間が長い（死亡例約16日，改善例6日）と報告されているため，早期発見・早期治療が重要であるといわれている．インターフェロン投与中，肝硬変・肝癌の患者，肝疾患で血小板数が10万/mm^{3}以下の患者の小柴胡湯服用は禁忌とされている（❻）．

　従来，間質性肺炎を起こす生薬はオウゴンではないかといわれてきた．しかし寺田らは，推定された漢方薬35例中の33例はオウゴンを含む処方であったが，間質性肺炎と生薬との間に特定

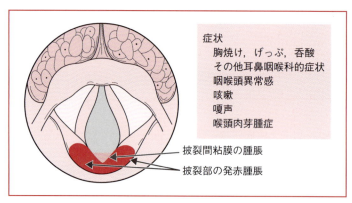

❼ 逆流性食道炎の代表的症状と間接喉頭鏡のチェックポイント

の傾向は認められなかったと報告している[11]．

多くの間質性肺炎症例で多数の薬剤を併用しており，相互作用なども考えに入れておかなければならない．小柴胡湯以外で間質性肺炎の報告があった処方は，黄連解毒湯，乙字湯，温清飲，荊芥連翹湯，牛車腎気丸，五淋散，柴胡加竜骨牡蛎湯，柴胡桂枝湯，柴胡桂枝乾姜湯，三黄瀉心湯，三物黄芩湯，柴朴湯，柴苓湯，芍薬甘草湯，潤腸湯，小青竜湯，小柴胡湯，辛夷清肺湯，清心蓮子飲，清肺湯，大建中湯，大柴胡湯，二朮湯，半夏瀉心湯，防已黄耆湯，防風通聖散，補中益気湯，麦門冬湯，抑肝散，竜胆瀉肝湯，六君子湯などである（2014年4月現在）．このほかにも可能性のある薬剤はあるが，確認されていないので省略する．

消化の障害をもつ患者

消化障害の漢方医学的疾患概念

漢方医学において消化機能は非常に重要な役目を帯びている．漢方医学の古典には次のような記載がある．『黄帝内経素問』には「脾胃を補うことで虚弱な筋肉の質と量が改善する」と記され，また明の時代の金元四大家の一人の李東垣によって書かれた『脾胃論』には「人をして，百病は皆，脾胃の衰えるに由りて生ずることを知らしめんと欲してなり」と記載されており，脾胃の虚は万病の源だと書かれている．また，消化器疾患は癌も多いが，主に機能的な疾患が多い傾向にある．逆流性食道炎，便秘，下痢などもその一つである．

消化障害と耳鼻咽喉科領域との関連

A 逆流性食道炎（「17．咽喉頭酸逆流症」参照）

基本的には，逆流性食道炎を考えた場合は西洋薬のプロトンポンプ阻害薬（PPI）が第一選択となり，第二選択には H_2 受容体拮抗薬が考えられる．現在のところ，これらの薬剤が使用できない場合や効果不十分の場合に漢方治療を選択する．筆者の患者のなかにもPPIや H_2 受容体拮抗薬で軟便などの症状が出て使用できず，六君子湯でコントロールしている患者が数名いる．ほかには症状軽快のために漢方を使用している．❼に逆流性食道炎の代表的症状と間接喉頭鏡のチェックポイントを示し，❽に漢方の頻用処方を示す．

❽ 逆流性食道炎に対する漢方の頻用処方

PPIの代わりや補助療法として併用で行う場合	六君子湯（虚中）（これが多い），半夏瀉心湯（実）
咳やイライラ感が強い場合	半夏厚朴湯：気鬱で咳が出る，咽喉頭異常感 柴朴湯：半夏厚朴湯＋小柴胡湯，胸脇苦満，炎症やアレルギー関与 茯苓飲合半夏厚朴湯：げっぷが多く，胃が弱く，舌白苔
精神的内容があり「呼吸苦」の訴えがある場合	抑肝散，抑肝散加陳皮半夏
症状虚実から（流れを良くするなど） 　胸焼け・げっぷ 　胸焼け・げっぷ＋下部食道弛緩改善	半夏瀉心湯（中），安中散（虚） 補中益気湯（虚）
その他（補剤など）	補中益気湯，人参養栄湯

PPI：プロトンポンプ阻害薬．

B 腹部膨満感

日常臨床で意外と多い訴えに腹部膨満感がある．同時に腹痛を訴える患者もいる．この場合，実証では大承気湯や小承気湯で下すとよいが，虚証の患者も多く，その場合は腹部の外科手術後に多く使用される大建中湯や小建中湯，桂枝加芍薬湯，いずれも個別で不十分な場合は中建中湯（大建中湯＋桂枝加芍薬湯）などを使用すると有効性が高い．

C 便秘，下痢

やせ薬として防風通聖散の処方を求めて来院する患者も比較的多いが，便秘傾向があれば非常に有用な薬であるものの，下痢傾向や軟便傾向がある人に処方してはならない．防風通聖散という薬剤はもともと便を出やすくするものなので，しぶり腹のようになり軟便で困ることがある．これは当たり前のことで，漢方の副作用というよりも明らかな誤使用である．このように，瘀血の治療剤（駆瘀血剤）とされているものは一般的に便秘を治す成分が入っている処方が多いので注意が必要である．

センノシド（プルゼニド®）を便秘の患者に使用する医師も多いと思うが，これは生薬のセンナを使用した漢方薬と考えてもよい．習慣性があり，効果の減弱もあるので注意が必要である．後述するが，子宮収縮作用があるため妊娠中は使用は避けなければならない．

便秘の漢方治療は，新井[12]作成の図（❾）にほとんど網羅されている．実証の便秘以外の，症状が特にない便秘の第一選択は大黄甘草湯で，効果が不十分な場合は瀉下作用のある調胃承気湯を用いる．他の合併症状をもつ場合は他の薬剤を考慮する．虚証の場合は，便秘以外の症状がなければ麻子仁丸を用いるが，このような患者の便は兎糞様の便が目標となる．やや乾燥の程度が強い場合は潤腸湯を用いる．より虚証が強い場合はダイオウを含まない大建中湯を用いるとよい．ガスによる腹部膨満や冷えが強い症例には有効例が多い．その他の場合もガスの有無などを考えて薬剤を選択すると有効性が増してくる．

現代は便秘を起こす人も多いが下痢を起こす人も多い．下痢には慢性の下痢と細菌やウイルスによる急性の下痢がある．慢性の下痢では水様性の便を頻回に排泄する．多くはしぶり腹を伴わないものであり，裏寒証で水毒を伴うと考えると，ニンジン，カンキョウ，ブシ，ジュツなどが

実証の便秘

- 便秘以外に特別な症状がない場合

  大黄甘草湯 → **調胃承気湯**
  （ダイオウ，カンゾウ）（ダイオウ，カンゾウ，ボウショウ）

- 便秘以外に他の症状を伴っている場合

  実証に用いる代表処方（ダイオウ剤）

大柴胡湯	胸脇苦満，高血圧，胆石，肥満，脂肪肝などが基礎疾患
桃核承気湯	瘀血症状，精神症状，小腹急結
通導散	激しい精神症状
防風通聖散	臍を中心にした腹力の充実，太鼓腹

虚証の便秘

- 便秘以外に特別な症状がない場合

  麻子仁丸 → **潤腸湯**
  （ダイオウ，キジツ，キョウニン，コウボク，シャクヤク，マシニン）（ジオウ，トウキ，オウゴン，キジツ，キョウニン，コウボク，ダイオウ，トウニン，カンゾウ，マシニン）

- 便秘以外に他の症状を伴っている場合

  虚証に用いる代表処方（ダイオウ剤）

桂枝加芍薬大黄湯	腹満，腹痛，裏急後重（しぶり腹）

極虚（甚だしい虚証）の便秘

大建中湯（ニンジン，サンショウ，カンキョウ，コウイ）

- サンショウ→ガスを取る作用
- カンキョウ→腹部を強力に暖める作用

附子理中湯	食欲低下，ガス貯留なし
小建中湯	腹直筋の緊張，腹満感，腹痛
加味逍遙散	発作的灼熱感・発汗，不定愁訴，更年期障害

＊虚証の便秘では補助的な生活指導：腹巻きやズボン下で腹部を温める

❾ **便秘に対する漢方治療**
（新井　信．消化器領域と漢方医学．ラジオ NIKKEI 漢方トゥデイ．2008．p13-5[12])より一部改変）

慢性水様性下痢の第一選択薬

真武湯　腹部軟弱，脈が弱い　冷え性，血色が悪い　排便後に倦怠感　鶏鳴瀉，五更瀉

人参湯　食欲不振，胃もたれ　喜唾

第二選択薬

附子理中湯（人参湯＋ブシ）	悪寒，手足厥冷
茯苓四逆湯（人参湯＋真武湯）	激しい下痢，脈微弱，顔色不良，手足厥冷

その他の処方

啓脾湯	真武湯，人参湯が無効な場合
桂枝人参湯	人参湯証で悪寒，発熱がある
半夏瀉心湯	心下痞鞕，腹中雷鳴
甘草瀉心湯	半夏瀉心湯の適応で下痢の回数が多い
桂枝加芍薬湯	過敏性腸症候群の第一選択薬，腹痛，下痢，裏急後重
胃風湯	虚弱体質の慢性下痢，直腸炎，潰瘍性大腸炎

❿ **陰の下痢に対する漢方治療**
（新井　信．消化器領域と漢方医学．ラジオ NIKKEI 漢方トゥデイ．2008．p13-5[12])より一部改変）

水逆（嘔吐と口渇）を伴う場合　**五苓散**

五苓散のバリエーション
　胃苓湯　腹痛，下痢を伴う
　柴苓湯　発熱など感冒様症状を伴う

下痢が主体の場合　**黄芩湯**

⓫ **急性ウイルス性胃腸炎に対する漢方治療**
（新井　信．消化器領域と漢方医学．ラジオ NIKKEI 漢方トゥデイ．2008．p13-5[12])より一部改変）

配合された処方の適応となる．つまりこれらの下痢の第一選択薬は真武湯や人参湯がよい．明け方の下痢（鶏鳴瀉，五更瀉）があれば，胃症状が弱ければ真武湯，強ければ人参湯を用いる．真武湯で下痢治療をするときは，特に温かくして飲む温服がよいとされている．第二選択薬は，新陳代謝がより低下した状態を考えた処方となる．各種合併症状を考えて処方を考えるとよい．新井の処方選択法を❿，⓫に提示する[12]．

⓬ 気血水の異常に関して起こりえる神経関連症状

気血水	神経関連症状
気虚	倦怠感，気力低下，易疲労，眼光・音声に力がない，易驚愕性
気鬱	抑鬱傾向，頭重感，頭冒感，咽喉頭違和感，残尿感，げっぷが多い
気逆	のぼせ感，動悸，頭痛，失神発作，易驚愕性，焦燥感，顔面紅潮
血虚	睡眠障害，めまい，こむら返り，知覚障害，しびれ，筋攣縮
瘀血	頭痛，肩こり，不眠，精神不安，筋痛，腰痛，月経痛，月経障害
水滞	倦怠感，拍動性頭痛，めまい，立ちくらみ，耳鳴，尿減少，多尿

D 口内炎（「10. 口内炎・舌痛症」参照）

　口内炎はいろいろな疾患や刺激によって起こるが，精神的な原因あるいは誘因が多いと考えられる．以前，昭和大学耳鼻咽喉科を受診した患者に気血水のアンケートを取ったところ，気が最もかかわっている疾患は口内炎であった．そのために口内炎を治すあるいは再発を防ぐためには，気，つまり精神的に安定させることが重要である．

神経の障害をもつ患者

神経障害の漢方医学的疾患概念

　気血水は円滑に体内を巡る必要があり，巡るべきものが足らないとき（気虚，血虚），巡り方に停滞や不順があるとき（気鬱，気逆，瘀血，水滞）に病気が起こる．気血水の巡りが悪くなって停滞すると，その部位に神経症状として痛み，しびれ，痙攣などが生じると考える．『黄帝内経素問』の挙痛論には「不通則痛，通則不痛」と記載されて，これらが基本的理論とされている．⓬に代表的な関連症状を示す．

神経障害と耳鼻咽喉科領域との関連

A めまい（「5. めまい」参照）

　めまいは耳鼻咽喉科との関連で最も多いと思うが，漢方的には水毒のみではなく気の関与も強い．以前，昭和大学耳鼻咽喉科を受診した患者において，めまい患者の気血水についてアンケートをとったところ，水のみでなく，気水の両方が関与する疾患パターンが最も多かった．

B 頭痛（「6. 頭痛」参照）

　耳鼻咽喉科は頭痛がよく関係してくるが，漢方医学的には頭痛はかぜなどの外邪が体の中に入り込んで，場合により奥深く浸透して，胃腸虚弱（脾虚）や冷え（裏寒）などを起こし，気血水の流れがうまくいかなくなり「不通則痛」となって頭痛が起こると考えられている．原因が外感（外からの影響）が主の場合は葛根湯や川芎茶調散などがよく効き，脾虚などの内部異常からの場合は，釣藤散，桂枝人参湯，半夏白朮天麻湯，呉茱萸湯などが有効である[13]．

C 肩こり・首こり

漢方では標治の肩こりを取るだけではなく，原因を考えながら治療する必要がある．肩こりだけを診るのではなく，意外と腹症も重要なことがある．気血水では水の関与が最も多いが，気血の関与もかなり多い．冷えが原因であることも多く，この場合は葛根湯が第一選択であるが，以前に筆者は温感タイプの湿布が効く人は葛根湯類でも葛根加朮附湯が効くことが多い．これはブシが温める作用をもつからだと考える．気虚などの関与した肩こりには補中益気湯や桂枝人参湯などの投薬も考えられる．ストレスがらみや振戦がある場合などは加味逍遙散や抑肝散なども考慮される．こり以上に痛みも出るような五十肩などには二朮湯も非常に有効な手段である．

D 腰痛

耳鼻咽喉科でも難聴などを訴える高齢者は腰痛を合併することも多い．腰痛も漢方治療における重要な症状である．腰痛を起こす主な漢方的要因は，風寒湿，腎虚，瘀血などが考えられる[12]．

風寒湿による腰痛は，寒冷や湿度が高い状況で，外邪が腰部に浸透して気血水が滞ることが原因である．あちこちが痛くて重だるい腰痛の場合は薏苡仁湯などが用いられ，冷えが特に強く頻尿を伴う場合は苓姜朮甘湯，全身がひどく冷えて腹痛まであるような場合は当帰四逆加呉茱萸生姜湯，上半身がのぼせて下半身は冷えが強い場合で脾虚などがある場合は五積散なども使用する．

腎虚による腰痛は耳鼻咽喉科領域の難聴・耳鳴などを合併することが多い．腰痛に四肢の冷えがあり特に下肢の冷えが強く，夜間頻尿や口渇，下肢の浮腫などがある場合は，八味地黄丸や牛車腎気丸などを用いる．耳鳴や難聴の患者に対し腎虚が原因と考えた場合は，しびれなどを取る作用が強い八味地黄丸にゴシツとシャゼンシを加えた牛車腎気丸を多用する．手足のほてりやのぼせなどが追加される場合には六味丸も考慮する．

瘀血による腰痛は同じ場所が痛むことが多く，日中は軽く夜間に重くなる傾向がある．耳鼻咽喉科領域でみられやすい瘀血所見である舌下の静脈（舌深静脈）の鬱血，怒張や舌裏の赤黒い点状の瘀点などを確認する．当然腹診でも瘀血所見がみられることが多い．便秘傾向があまりない場合は桂枝茯苓丸，便秘傾向がある場合は桃核承気湯などが用いられる．その他，一般的に夜間痛が強く貧血や浮腫が強い場合は疎経活血湯を用いることも多い．

一般的に，より冷えが強い場合はブシ末を追加したり，腰痛や月経痛など痛みが強い場合は芍薬甘草湯が有効なことも多い．しかし，芍薬甘草湯はカンゾウの配合量が多いので偽アルドステロン症の発症が想定され，連用には注意が必要である．頓用ないしは数日，あるいは夜のみの服用が限度と考えたほうが安全である．

E 脳血管障害や認知症

脳血管障害において実証から虚証への順によく使用されるのは，下記のような循環改善作用がある薬剤である．黄連解毒湯（実証），桂枝茯苓丸，釣藤散，八味地黄丸，当帰芍薬散，真武湯（虚証）．

認知症は肝の失調からくることが多い，また異常行動も同様と考えてよい．これには抑肝散，胃腸障害（脾虚など）があれば抑肝散加陳皮半夏がよい．軽度な手のふるえなどはこれらの方剤でふるえが取れることがある．また釣藤散も認知症によく使用される．循環改善作用が認知症の

改善に貢献しているようである．いずれもチョウトウコウという生薬が含まれており，これは漢方的には平肝，止痙などの効能があり，高血圧に伴う症状や興奮，痙攣，めまい，不眠などに用いられる．

F 三叉神経痛

三叉神経痛は，外因として風寒熱，内因として気血両虚，痰湿，瘀血，肝胆の鬱熱などによる気血の疎通障害で起こると考えられる．

外因による痛みは一般的に発作性に強い痛みがある．また寒冷刺激により悪化して，温めると軽快することが多い．この場合は頭痛に頻用する川芎茶調散を用いるとよい．ほかに悪寒，発熱，頸部痛，頭痛，温めることで軽快する症状などを伴うときは，葛根加朮附湯が有効なことが多い．筆者も，温湿布が有効であった肩こり・首こりの患者に葛根加朮附湯の有効性が高いことを日本東洋医学会栃木県部会総会で発表した．単純に冷え症で感冒様症状の強い場合は麻黄附子細辛湯などの選択もある．また胃腸症状が強く前二者が使用できない場合は桂枝加朮附湯という選択もある．

内因が問題で湿痰や手足の冷えなどがあるときは五苓散が用いられることもある．肝胆の鬱血，発作性の灼熱性顔面疼痛などの場合は竜胆瀉肝湯も用いる．長期化した三叉神経痛は補中益気湯に四物湯などを追加したり，痛みが強い場合はブシ末を加えたりすることもある．

意外に三叉神経痛に効果がある処方として，抜歯後の疼痛を適応症とする立効散がある．立効散は歯科領域でよく使用されるが，口腔顎顔面領域の急性疼痛，歯痛，抜歯後疼痛，舌痛，三叉神経痛，舌咽神経痛まで応用範囲の広い処方である．使用目標は表寒虚実証で虚実はあまり関係してこない．生薬内容から鎮痛，抗炎症作用，抗アレルギー作用などが推測される．効果は比較的早めに出るようである．歯からの神経に沿う痛みなどには特に有効性が高いと考えられる．少しの間，口に薬を含んでいると歯関係の痛みにより有効である．

G 帯状疱疹後神経痛

帯状疱疹後神経痛は帯状疱疹ウイルスの外邪が外因となり，内因として脾胃の失調や湿熱，肝胆の問題が考えられる．この場合，実証タイプと虚証タイプに分けて考えるとよい[14]．

(1) 病因別の漢方治療
- 実証タイプの帯状疱疹後神経痛の治法
    - 清潔瀉火：竜胆瀉肝湯
    - 疏肝解鬱：四逆散（＋桂枝茯苓丸）
            柴胡清肝湯（四逆散＋香蘇散＋四物湯）
    - 滋陰（補陰）：六味丸，麦門冬湯
    - 活血化：桃核承気湯，通導散，桂枝茯苓丸
- 虚証タイプの帯状疱疹後神経痛の治法
    - 散寒除湿：桂枝加朮附湯，当帰四逆加呉茱萸生姜湯
    - 疏肝理気解鬱：加味逍遙散，加味帰脾湯，香蘇散

- 気血両虚：人参養栄湯
- 活血化：当帰芍薬散
- 滋陰補気：麦門冬湯

(2) ステージ別の漢方治療[15]
● 帯状疱疹発症時の痛みの治療
- 五苓散：可能なかぎり早期に投与することで神経痛の増悪が避けられる．
- 柴苓湯：鎮痛薬を使用しなくても有効で，顔面や腰部など各部位に報告があり，部位を問わずに有効性が高い．
- 黄連解毒湯：頭頸部から胸部にかけての帯状疱疹に有効である．夜間不眠などにも有効である．
- 麻黄附子細辛湯：冷えで増悪する神経痛などに効くとされ，腕神経叢領域の帯状疱疹などで有効性の報告がある．

● 帯状疱疹後神経痛への移行防止を目的とした漢方治療
- 柴苓湯：抗ウイルス薬との併用で約90％の予防効果がみられる．上半身や下半身より顔面の予防効果が高いといわれる．
- 八味地黄丸：抗ウイルス薬との併用で約82％の予防効果が，下肢の帯状疱疹を中心に認められている．
- 葛根湯：肩こりがある頭頸部の帯状疱疹に対して約66％の予防効果を示した．
- 釣藤散：高血圧で頭痛のある頭頸部の帯状疱疹に効果が期待できる．
- 補中益気湯：単独で有意に予防効果が認められ，プレドニゾロンとの併用も予防効果が高いといわれている．
- 越婢加朮湯：抗ウイルス作用があり，やはり予防効果が認められている．

● 帯状疱疹後神経痛に対する漢方治療
- 柴苓湯：ほぼ第一選択でよいという意見がある．ある程度時間が経っても有効であるという報告もある．少陽病期，幼少で水滞がある場合に有効性が高い．
- 桂枝加朮附湯：これも柴苓湯と同等に有効な処方である．これに修治ブシ末を追加する場合も有効性が高いといわれている．虚証で水滞が強い場合に有効性が高い．
- 五苓散：浮腫を伴った帯状疱疹後神経痛に有効といわれる．
- 麻黄附子細辛湯：温浴で疼痛が軽快する肩の帯状疱疹後神経痛に対して有効である．
- 麻杏薏甘湯：胸椎レベルの帯状疱疹後神経痛に有効であるといわれる．皮膚乾燥と無汗，疼痛の正午以後の増強などの特徴がみられると有効性が高い．
- 当帰四逆加呉茱萸生姜湯：知覚障害としてしびれが残存するが入浴で症状が軽減し，寒い日に症状の悪化がみられるような場合．
- 当帰湯：仮性狭心症の胸背部痛に有効で，胸部の帯状疱疹後神経痛にも有効である．
- 補中益気湯：抗炎症薬で効果がない症例でも有効なことが多い．全身症状の軽快も考えられる．
- 十全大補湯：虚証の帯状疱疹後神経痛において，疼痛以外にADLの改善がみられた．また

⓭ 帯状疱疹の罹患部位別にみた漢方治療

顔面	麻黄附子細辛湯，柴胡桂枝湯，柴苓湯
三叉神経（第1枝・頭痛を伴う）	麻黄附子細辛湯
頭頸部（頭痛を伴う）	釣藤散
頭頸部・上半身（肩こりを伴う）	葛根湯
四肢末梢（寒湿性）	桂枝加朮附湯，当帰四逆加呉茱萸生姜湯
躯幹部（胸神経領域）	当帰湯，桂枝加朮附湯，麻杏薏甘湯
下半身	八味地黄丸

（濱口眞輔．ペインクリニック 2009；30：S445-52[15]より）

ブシとの併用も有効である．

(3) 罹患部位別の漢方治療

罹患部位別の漢方治療を⓭に示した[15]．

このほかに抑肝散なども，精神神経系に影響を与えることで疼痛を軽快させることができ，イライラ感などの合併症のある神経障害性疼痛に有効な場合もある．また同様に三叉神経痛や帯状疱疹後神経痛にも有効なこともある．

精神の障害をもつ患者

精神の障害の漢方医学的疾患概念

耳鼻咽喉科は感覚器を扱う診療科なので，漢方でいう気がかかわることが非常に多い．抑鬱的な気分になる気鬱や，頭痛・めまい・のぼせなどの気の上衝，意欲障害の気虚などがその代表例である．

血の異常としては，瘀血では鬱状態・頭痛などがあり，血虚では健忘・不安感，血熱では不安・焦燥感，易怒性，水毒ではめまい，頭痛，動悸などが起こる．

特に最近では向精神薬や抗不安薬などの副作用の問題などから漢方が必要となることもある．

精神科領域の漢方の適応としては，統合失調症や躁病などは原則的に難しいが，他の疾患では，タイミングもあるが漢方が有効なことも多い．漢方薬は1日2〜3回投与が原則であるが，不眠症については，改善してきたら就寝前1回に減量しても効く場合が多い．また，漢方薬に変更するために急に西洋薬を中止することはしないほうがよい．

精神の障害と耳鼻咽喉科領域との関連
A 不眠症と漢方

耳鼻咽喉科を受診する患者のなかにも不眠を訴える例は多い．耳鳴などの患者でもこれで困ることがある．西洋薬の睡眠薬には朝起床後もボーッとするなどの副作用があるので漢方を利用することも多い．

⓮ 不眠症の型と漢方医学的分類とその処方

不眠症の型	漢方医学的分類	漢方処方
入眠障害	心熱（興奮）	虚〜中：抑肝散，抑肝散加陳皮半夏，加味逍遙散，甘麦大棗湯，酸棗仁湯 中〜実：黄連解毒湯，女神散，大柴胡湯
中途覚醒・熟眠障害	胆虚（不安）	虚〜中：抑肝散，抑肝散加陳皮半夏，帰脾湯，柴胡桂枝乾姜湯，竹筎温胆湯（胆を温める） 中〜実：黄連解毒湯，柴胡加竜骨牡蛎湯
入眠障害・中途覚醒	虚労（心身疲労）	酸棗仁湯（一般的不眠）

（杵渕 彰．精神科領域と漢方医学．ラジオ NIKKEI 漢方トゥデイ．2005．p4-5[16]）より）

⓯ 向精神薬の副作用軽減に役立つ漢方

副作用	処方
三環系・四環系抗うつ薬による口渇	白虎加人参湯，五苓散
三環系・四環系抗うつ薬による便秘	大建中湯
スルピリドによる高プロラクチン血症	芍薬甘草湯（量に要注意）
SSRI・SNRI による吐気・胃部不快感	六君子湯，半夏瀉心湯
抗うつ薬・向精神薬による起立性低血圧・めまい	半夏白朮天麻湯，苓桂朮甘湯

SSRI：選択的セロトニン再取り込み阻害薬，SNRI：セロトニン・ノルアドレナリン再取り込み阻害薬．

　精神病性不眠（統合失調症，躁病，鬱病）や身体因性不眠（体の痛みやかゆみなどによる）などでは効果が出にくいが，神経質性不眠（神経質）や神経症的不眠（不安障害）などの心理的不眠や原因不明の不眠などでは有効なことが多い（⓮）．

　漢方には西洋薬の睡眠薬に相当するようなものはない．速効性は期待しにくいことが多い．数週間程度連用して効果が出ることがある．また，減量するときも1日2〜3回から就寝前1回などに少しずつ減量したほうがよいことが多い．

　高齢者の不眠症の多くは難治であり，昼寝などを長くとっていることも要注意事項で，加味帰脾湯，帰脾湯，酸棗仁湯，抑肝散，抑肝散加陳皮半夏などを使用することが多い．

B 向精神薬と漢方薬の併用についての注意

　多くの漢方生薬がチトクローム P450（CYP3A4，CYP2D6）などに対して阻害作用をもつことが知られている．CYP が阻害されると，精神科領域で多用されるベンゾジアゼピン系抗不安薬の血中濃度が上昇する可能性があり要注意である．

　例として，強い阻害作用がある生薬にはボタンピやケイヒなどがある．この2つの組み合わせは，桂枝茯苓丸や八味地黄丸などに含まれている．その他に加味逍遙散も要注意である．

　逆に，向精神薬の副作用軽減に役立つ漢方処方を⓯に示す．

⓰ 補剤

補剤の種類	身体に力をつける	方剤名
補気剤	気虚の改善	ニンジン剤：人参湯，四君子湯，六君子湯 ジンギ剤：補中益気湯 建中湯類：小建中湯，当帰建中湯，黄耆建中湯 補腎剤：六味丸，八味地黄丸，牛車腎気丸
補血剤	血虚の改善	四物湯，七物降下湯
気血双補剤	気血両虚の改善	ジンギ剤：十全大補湯，人参養栄湯

(今津嘉宏．外科領域と漢方医学．ラジオ NIKKEI 漢方トゥデイ．2007．p4-5[17]）より）

⓱ 補中益気湯，十全大補湯と人参養栄湯との使い分け

補中益気湯	病後の体力回復に用いる．食欲・意欲低下，微熱，寝汗，倦怠感
十全大補湯	顔色が優れず，体力が消耗し，皮膚が乾燥する
人参養栄湯	気血両虚で空咳・不安・不眠などがある

(今津嘉宏．外科領域と漢方医学．ラジオ NIKKEI 漢方トゥデイ．2007．p4-5[17]）より）

術後患者への処方

漢方医学的疾患概念

　術後に多愁訴を訴える場合，また感染症予防や術後の体力低下の改善を目的とした場合に，漢方の使用が考えられる．耳鼻咽喉科において他の外科以上に問題となってくる術後の瘢痕形成予防などにも漢方が使用される．

　消化器外科では上部消化管は六君子湯を中心とした処方が使用され，腹部（特に大腸）の手術後は蠕動運動を改善していくうえで重要な役割を果たしている．便秘傾向の場合は大建中湯や第二選択として十全大補湯などがあり，下痢の場合は真武湯や人参湯，半夏瀉心湯，桂枝加芍薬湯などが用いられる．

耳鼻咽喉科領域との関連

　体力増強が重要である場合は主に補剤を用いる．補剤は西洋医学にはない概念で，脾虚（消化機能）を改善して栄養状態や免疫機能をも回復し，最終的には生体防御機能を正常化して，病気の改善治癒を目指す漢方方剤である（⓰，⓱）．

　術後以外でも癌などで補腎剤（牛車腎気丸など）と気血双補剤（十全大補湯など）のコンビネーションなどで維持や改善ができる場合がある．ちなみに，筆者が大学病院で腫瘍外来を担当していたときは補剤の使用が最も多かった．

A 頭頸部領域の術後瘢痕治療

　柴苓湯が有効であるという報告が多い．瘢痕にはトラニラスト（リザベン®）が多く使用されているが，この領域では柴苓湯も同等かそれ以上の効果をあげることが報告されている[18]．

⓲ 産婦人科疾患における気血水の異常により最初に用いる漢方薬

気血水異常	代表的症状	漢方処方
気虚	疲れやすい，眠気，何となく力がない	補中益気湯
気鬱	のどのつかえ，腹部膨満，鬱，頭重感	半夏厚朴湯，女神散
気逆	冷えのぼせ，動悸，イライラ，悪心	加味逍遙散
血虚	めまい，顔色の悪さ，集中力なし，皮膚乾燥	当帰芍薬散
瘀血	冷えのぼせ，性器出血，肩こり，頭痛，便秘	桂枝茯苓丸，桃核承気湯
水毒	めまい，頭痛，悪心，浮腫，何となく体が重い	当帰芍薬散，五苓散

（石野尚吾．MB ENT 2013：151：79-87[3]）より）

B その他の術後における漢方利用について

術後の精神安定作用目的（特に高齢者などの術後の譫妄など）に抑肝散が使用され効果があるという報告もある[19]．

また，インフルエンザやヘルペスなどの感染予防や増悪予防に補中益気湯が利用されることもある[20]．

更年期障害をもつ患者

更年期障害は，「そういう疾患だから治りにくい」と一言で済まされることも多いのではないかと考える．しかし，漢方にとっては非常によい治療対象になる．そして耳鼻咽喉科疾患との関連が強い領域でもある．

更年期障害の特徴

更年期障害とは，50歳前後の閉経期に起こる，器質的疾患がはっきりしない不定愁訴を主体とする症候群である．内因性因子として卵巣機能低下，エストロゲン分泌量の減少などがあり，外因性因子としては家庭環境の変化など社会文化的要因も絡んでくるようである．

更年期障害の特徴として，不定愁訴，多愁訴，天候や家庭環境などの変化に影響を受けやすい，愁訴が変わりやすい，などがある．婦人科的には，内分泌変動との相関が明らかな場合や症状が強く短期間に形成される症状の場合はホルモン補充療法（HRT）が一般的に行われる．

漢方医学的考え方や適応

更年期障害の病態は，気血水の概念で考えやすく，比較的長期内服でも副作用が起こりにくく，多彩な愁訴に対して単一処方で対応することも可能である，などの理由で漢方がよく使用される（⓲）．更年期障害に使用される三大漢方薬は当帰芍薬散，加味逍遙散，桂枝茯苓丸である．

当帰芍薬散は妊娠中にも使用できるため，安全な妊娠中の第一選択の処方として考えてよい．血虚，水毒傾向であり，八綱弁証で裏寒虚証で冷えがあり虚証でも問題なく使用できる．四肢が冷えて，めまい，頭痛，倦怠感，易疲労感，月経不順，月経痛などが適応症である．

動悸，不安症状，多彩な不定愁訴，イライラ，易怒性，肩こり，不眠症などを訴えることが多く，加味逍遙散は，八綱弁証では裏熱虚証であり中間証から虚証まで使用できる．瘀血症状があり，サイコが含まれることから，サイコ剤の腹証である胸脇苦満なども投与目標となる．適応症は，虚弱体質，冷え症，頭痛，のぼせ，肩こり，めまい，月経不順，月経困難などである．

桂枝茯苓丸は，上半身ののぼせ症状と下半身の冷え（冷えのぼせ症状）があるタイプで駆瘀血剤の最も基準の処方である．八綱弁証では裏熱実証であり中間証から実証の場合に使用する．適応症はめまい，頭痛，肩こり，月経不順，月経困難，冷え症，子宮内膜症などである．舌下の静脈（舌深静脈）の鬱血，怒張や瘀点がみられることもある．

いずれの処方も女性のみでなく男性に処方してもよく，特に加味逍遙散は男性の更年期や不定愁訴の治療に用いられ，中枢性や嗅粘膜性の嗅覚障害などには当帰芍薬散なども用いられる．

更年期障害における西洋薬と漢方薬の併用における注意点

更年期障害で抗不安薬などが使用されている場合は，急に西洋薬を中止すると漢方だけでは症状のコントロールができない場合もあり，そのような場合は少しずつ減量していくほうがよい．

おわりに

耳鼻咽喉科・漢方医として筆者の思いつくままの内容を記載したので，多岐に及んでいるが，日頃あまりふれることのない分野や，耳鼻咽喉科医にはわかりにくい分野について解説したつもりである．最後に当科では，日常の耳鼻咽喉科外来でも抵抗感がない座位や立位で漢方の腹診を行う．仰臥位ではないのでわかりにくい診断もあるが，心下痞やサイコ剤の腹証である胸脇苦満は意外にわかりやすい．かなり個人的な意見も入っているが，少しでも役立てばと思い，ありのまま述べた．

（金子　達）

文献

1) 並木隆雄．生活習慣病による循環器疾患での漢方治療の現状．漢方と最新治療 2013；22：205-11．
2) 柴原直利ほか．冷え症と末梢循環障害．漢方と最新治療 1999；8：317-23．
3) 石野尚吾．耳鼻咽喉科疾患と更年期障害―めまい，耳鳴，頭痛に対する漢方治療のタイミング・コツ．MB ENT 2013；151：79-87．
4) 稲木一元．いわゆる冷え症．医事新報 2012；4625：46-51．
5) 伊藤　隆．症候からみる漢方2．胸部：喘鳴・呼吸困難．日本東洋医学会学術教育委員会．専門医のための漢方医学テキスト．南江堂；2010. p163-7.
6) 加藤士郎．呼吸器疾患．漢方と最新治療 2012；21：285-92．
7) 工藤翔二ほか．びまん性汎細気管支炎に対するエリスロマイシン少量長期投与の臨床効果―4年間の治療成績．日胸疾会誌 1987；25：632-42．
8) 杉山幸比古ほか．びまん性汎細気管支炎（DPB）に対する補中益気湯の効果．漢方と免疫アレルギー 1992；6：125-31．
9) 江頭洋祐ほか．副鼻腔気管支症候群（SBS），特にびまん性汎細気管支炎に対する葛根湯加川芎辛夷の併用効果について．漢方と免疫アレルギー 1990；4：33-42．
10) 木村容子．間質性肺炎（DLSTの問題点）．漢方と最新治療 2013；22：281-4．

11) 寺田真紀子. 漢方薬による間質性肺炎と肝障害に関する薬剤疫学的検討. 医療薬学 2002；28：425-34.
12) 新井　信. 消化器領域と漢方医学. ラジオ NIKKEI 漢方トゥデイ. 2008. p13-5.
13) 世良田和幸. ペインクリニック領域と漢方医学. ラジオ NIKKEI 漢方トゥデイ. 2008. p5-10.
14) 世良田和幸. 帯状疱疹後神経痛の漢方治療. ペインクリニック 2009；30：S437-44.
15) 濱口眞輔. 帯状疱疹の痛みと帯状疱疹後神経痛に対する漢方薬. ペインクリニック 2009；30：S445-52.
16) 杵渕　彰. 精神科領域と漢方医学. ラジオ NIKKEI 漢方トゥデイ. 2005. p4-5.
17) 今津嘉宏. 外科領域と漢方医学. ラジオ NIKKEI 漢方トゥデイ. 2007. p4-5.
18) 馬場　奨ほか. 頭頸部外科領域手術後の肥厚性瘢痕発生に対する柴苓湯の予防効果. Progress in Medicine 2008；28：149-53.
19) 高瀬信弥ほか. 術後せん妄―抑肝散　心臓大血管手術後せん妄の予防効果. 臨外 2013；68：1314-8.
20) 岩垣博巳ほか. 外科医のための Kampo EBM UP TO DATE　術後感染症と漢方. 日外会誌 2013；114：241-5.

付録

漢方薬資料集

証の簡易チャートとその解説

　西洋医学を学んだ者にとって，和漢診療学はなじみのない医学体系だが，理解したうえで日常診療に生かすことにより治療の幅を広げることができる．

　和漢診療学における最終診断は『証』といわれる．漢方薬を検索しているとこの証という言葉に多く行き当たる．『証』とは「患者が現時点で現している症状を和漢診療学の基本的概念を通して整理・解析して得られる診断であり，治療の指示である」．「現時点」とするのは，疾病状態は常に流動するものとしてこの医学体系では考えるからである．「診断であり，治療の指示である」とする理由は，❶のように，和漢診療学では正常をゆがみのない状態（原点）と想定し，患者の病態を正常（原点）からの偏位と認識する．治療は，この偏位を正常（原点）に戻すベクトルの方向に行うのである．各種の漢方薬は『証』と相対した偏位を想定して構成されており，各々作用ベクトルを保有している．漢方薬がもつこのベクトル方向の力を利用して患者を正常（ゆがみの無い状態）に戻していく．これを和漢診療学では，随証治療という．和漢診療学の詳細な概念については成書を是非ひもとかれたい．

　漢方薬のベクトル論的位置づけの一例として，陰陽虚実をx軸・y軸で表現し，"瘀血"を改善する漢方薬を配すと❷のようになる．桂枝茯苓丸と当帰芍薬散は逆方向のベクトルをもつ．したがって，当帰芍薬散が効果を出す病態の患者に桂枝茯苓丸を処方すると，生体はさらに陰性で虚性の方向に向かって偏位し，下痢・冷え・倦怠感が引き起こされる．逆に桃核承気湯を用いるべき人に当帰芍薬散を用いると，身体の熱感・のぼせ感・倦怠感などが現れて疾病は治癒しない．

　さて，耳鼻科医があわただしい日常診療のなかで，和漢診療学的な『証』を診断することは難

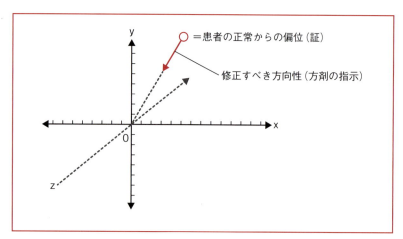

❶ 病態の空間認識
（寺澤捷年．症例から学ぶ和漢診療学．第1版．医学書院；1990[1]．p3 より）

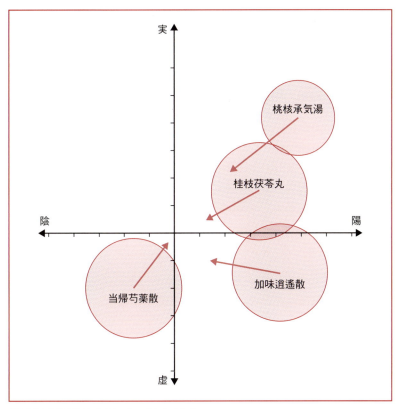

❷ 陰陽論的位置づけとその作用ベクトル
(寺澤捷年．症例から学ぶ和漢診療学．第1版．医学書院；1990[1]．p203 より)

❸ 虚・実・虚実間証の簡易チャート

		虚	間	実
1.	体格	やせている	普通	がっちりしている
2.	姿勢	前かがみ	普通	シャンとしている
3.	皮膚	乾燥，ひび割れ 青白い	普通	光沢があり，血色が良い 脂ぎっている
4.	爪	カサカサ波うっている 縦または横にスジが走っている	普通	表面がなめらか，光沢あり 美しいピンク色
5.	声	小さく，かすれがち	普通	声が大きい 張りがあって，つややか
6.	舌	湿潤	普通	乾燥

しい．そこで，富山大学耳鼻咽喉科では，和漢診療科に虚実の簡易チャート（❸）を作成していただき，日常診療に応用している．「虚・実」は，普段の体力や病気に対する抵抗力や反応の程度を示す概念である．虚証は，体力がなく，病気に対する抵抗力や反応が弱い状態，実証は，体力があり，病気に対する抵抗力や反応が強い状態，体力が中程度で虚証と実証の中間のタイプを虚実間証と分類する．

漢方薬の選択にあたっては虚実の簡易チャートを参考に体格，姿勢，皮膚，爪，声を観察し，やせて筋肉が薄弱で胃腸の虚弱な虚証と，体格が頑丈で筋肉が発達し胃腸の丈夫な実証に分類する．また，自覚症状（全身倦怠感，手足の冷え，頭重感，不眠，のぼせ，動悸，尿，便通）の確認も，処方を選択する際に有用である．

（安村佐都紀，將積日出夫）

文献

1) 寺澤捷年．症例から学ぶ和漢診療学．第1版．医学書院；1990．
2) 水越鉄理．めまい．澤木修二編．耳鼻咽喉科漢方の手引き．金芳堂；1994．pp48-59．

耳鼻咽喉科汎用漢方薬の保険適応疾患一覧

No	方剤名	効能・効果（保険適応疾患・症状）	臨床的に効果が期待できる疾患・症状
①	カッコントウ 葛根湯	感冒，鼻かぜ，熱性疾患の初期，炎症性疾患（結膜炎，角膜炎，中耳炎，扁桃炎，乳腺炎，リンパ節炎），肩こり，上半身の神経痛，蕁麻疹	鼻炎，アレルギー性鼻炎，副鼻腔炎，上気道炎，気管支喘息 筋緊張性頭痛，顔面神経麻痺，筋肉痛，関節痛，肩関節周囲炎，頸肩腕症候群，皮膚炎，湿疹，蕁麻疹，感染性胃腸炎
②	カッコントウカセンキュウシンイ 葛根湯加川芎辛夷	鼻づまり，蓄膿症，慢性鼻炎	急・慢性鼻炎，肥厚性鼻炎，アレルギー性鼻炎，慢性副鼻腔炎
⑤	アンチュウサン 安中散	神経性胃炎，慢性胃炎，胃アトニー	上部消化管機能異常，急・慢性胃炎，胃・十二指腸潰瘍（陳旧性）
⑥	ジュウミハイドクトウ 十味敗毒湯	化膿性皮膚疾患・急性皮膚疾患の初期，蕁麻疹，急性湿疹，水虫	外耳炎，外耳道真菌症，慢性中耳炎，鼻炎，副鼻腔炎，扁桃炎
⑦	ハチミジオウガン 八味地黄丸	腎炎，糖尿病，陰萎，坐骨神経痛，腰痛，脚気，膀胱カタル，前立腺肥大，高血圧	耳鳴 脳血管障害後遺症，肩こり，骨粗鬆症
⑧	ダイサイコトウ 大柴胡湯	胆石症，胆嚢炎，黄疸，肝機能障害，高血圧症，脳溢血，蕁麻疹，胃酸過多症，急性胃腸カタル，悪心，嘔吐，食欲不振，痔疾，糖尿病，ノイローゼ，不眠	中耳炎，副鼻腔炎，気管支喘息 肩こり，化膿性皮膚疾患，神経症
⑨	ショウサイコトウ 小柴胡湯	Ⅰ．諸種の急性熱性病，肺炎，気管支炎，気管支喘息，感冒，リンパ節炎，慢性胃腸障害，産後回復不全 Ⅱ．慢性肝炎における肝機能障害の改善	耳管狭窄，耳管炎，中耳炎，鼻炎，副鼻腔炎，急・慢性扁桃炎，咽頭炎，耳下腺炎 円形脱毛症，蕁麻疹，帯状疱疹，慢性の化膿性皮膚疾患，免疫異常，アレルギー性疾患，易感染児の体質改善，心身症，神経症
⑩	サイコケイシトウ 柴胡桂枝湯	感冒・流感・肺炎・肺結核などの熱性疾患，胃潰瘍・十二指腸潰瘍・胆嚢炎・胆石・肝機能障害・膵臓炎などの心下部緊張痛	中耳炎，鼻炎，副鼻腔炎 神経症，不眠症
⑪	サイコケイシカンキョウトウ 柴胡桂枝乾姜湯	更年期障害，血の道症，神経症，不眠症	かぜ症候群，気管支炎，肺炎
⑫	サイコカリュウコツボレイトウ 柴胡加竜骨牡蛎湯	高血圧症，動脈硬化症，慢性腎臓病，神経衰弱症，神経性心悸亢進症，てんかん，ヒステリー，小児夜啼症，陰萎	咽喉頭異常感症 心筋梗塞後遺症，発作性頻拍，心臓神経症，脳血管障害後遺症，自律神経失調症，神経症，不眠症，うつ状態，円形脱毛症
⑭	ハンゲシャシントウ 半夏瀉心湯	急・慢性胃腸カタル，醗酵性下痢，消化不良，胃下垂，神経性胃炎，胃弱，二日酔，げっぷ，胸焼け，口内炎，神経症	胃食道逆流症，上部消化管機能異常，急・慢性胃炎，胃・十二指腸潰瘍，潰瘍性大腸炎，過敏性腸症候群，心身症
⑮	オウレンゲドクトウ 黄連解毒湯	鼻出血，高血圧，不眠症，ノイローゼ，胃炎，二日酔い，血の道症，めまい，動悸，湿疹・皮膚炎，皮膚瘙痒症	歯肉出血，脳血管障害後遺症，過換気症候群，心臓神経症，神経症，自律神経失調症，アトピー性皮膚炎，尋常性痤瘡
⑯	ハンゲコウボクトウ 半夏厚朴湯	不安神経症，神経性胃炎，つわり，咳，しわがれ声，神経性食道狭窄症，不眠症	咽喉頭異常感症，咽頭炎，喉頭炎，嗄声，気管支炎，気管支喘息 うつ状態，心身症，強迫神経症，心臓神経症，神経性無食欲症
⑰	ゴレイサン 五苓散	浮腫，ネフローゼ，二日酔い，急性胃腸カタル，下痢，悪心，嘔吐，めまい，胃内停水，頭痛，尿毒症，暑気あたり，糖尿病	メニエール病，三叉神経痛，唾液分泌過多 上部消化管機能異常
⑲	ショウセイリュウトウ 小青竜湯	水様の痰，水様鼻汁，鼻閉，くしゃみ，喘鳴，咳嗽，流涙，気管支炎，気管支喘息，鼻炎，アレルギー性鼻炎，アレルギー性結膜炎，感冒	花粉症，血管運動性鼻炎，急・慢性上気道炎，百日咳
㉑	ショウハンゲカブクリョウトウ 小半夏加茯苓湯	妊娠嘔吐（つわり），そのほかの諸病の嘔吐（急性胃腸炎，湿性胸膜炎，水腫性脚気，蓄膿症）	乗り物酔い，慢性副鼻腔炎 上部消化管機能異常，急・慢性胃炎
㉒	ショウフウサン 消風散	分泌物が多く，かゆみの強い慢性の皮膚疾患（湿疹，蕁麻疹，水虫，あせも，皮膚瘙痒症）	外耳炎，外耳道真菌症 アトピー性皮膚炎，尋常性乾癬，尋常性痤瘡，小児ストロフルス

No	方剤名	効能・効果（保険適応疾患・症状）	臨床的に効果が期待できる疾患・症状
㉓	トウキシャクヤクサン 当帰芍薬散	貧血，倦怠感，更年期障害（頭重，頭痛，めまい，肩こり等），月経不順，月経困難，不妊症，動悸，慢性腎炎，妊娠中の諸病（浮腫，習慣性流産，痔，腹痛），脚気，半身不随，心臓弁膜症	耳鳴，神経性嗅覚障害 脳血管障害，脳血管性認知症，アルツハイマー型認知症，低血圧症，冷え性，腰痛症，自律神経失調症，心身症
㉔	カミショウヨウサン 加味逍遙散	冷え症，虚弱体質，月経不順，月経困難，更年期障害，血の道症	慢性甲状腺機能障害（低下症・亢進症） 神経症，不眠症，自律神経失調症
㉕	ケイシブクリョウガン 桂枝茯苓丸	子宮ならびにその付属器の炎症，子宮内膜炎，月経不順，月経困難，帯下，更年期障害（頭痛，めまい，のぼせ，肩こり等），冷え症，腹膜炎，打撲症，痔疾，睾丸炎	高血圧症，低血圧症，下肢静脈瘤，皮下出血，腰痛症，筋肉痛
㉖	ケイシカリュウコツボレイトウ 桂枝加竜骨牡蛎湯	小児夜尿症，神経衰弱，性的神経衰弱，遺精，陰萎	不眠症，神経症，心身症，うつ状態
㉗	マオウトウ 麻黄湯	感冒，インフルエンザ（初期のもの），関節リウマチ，喘息，乳児の鼻閉塞，哺乳困難	急・慢性鼻炎，アレルギー性鼻炎，副鼻腔炎，咽頭炎，喉頭炎，気管支炎
㉘	エッピカジュツトウ 越婢加朮湯	腎炎，ネフローゼ，脚気，関節リウマチ，夜尿症，湿疹	気管支炎，気管支喘息 花粉症
㉙	バクモンドウトウ 麦門冬湯	痰の切れにくい咳，気管支炎，気管支喘息	咽頭炎，喉頭炎，咽喉頭異常感症，口腔・咽喉乾燥症 かぜ症候群，上気道炎，気管支拡張症
㉚	シンブトウ 真武湯	胃腸疾患，胃腸虚弱症，慢性腸炎，消化不良，胃アトニー症，胃下垂症，ネフローゼ，腹膜炎，脳出血，脊髄疾患による運動ならびに知覚麻痺，神経衰弱，高血圧症，心臓弁膜症，心不全で心悸亢進，半身不随，リウマチ，老人性瘙痒症	慢性甲状腺機能低下症，脳血管障害後遺症，低血圧症，自律神経失調症，心身症，冷え性，めまい
㉛	ゴシュユトウ 呉茱萸湯	習慣性片頭痛，習慣性頭痛，嘔吐，脚気衝心	頸肩腕症候群，肩こり
㉞	ビャッコカニンジントウ 白虎加人参湯	のどの渇きとほてりのあるもの	口腔・咽喉乾燥症，かぜ症候群，湿疹
㉟	シギャクサン 四逆散	胆嚢炎，胆石症，胃炎，胃酸過多，胃潰瘍，鼻カタル，気管支炎，神経質，ヒステリー	中耳炎，慢性鼻炎，副鼻腔炎 神経症
㊲	ハンゲビャクジュツテンマトウ 半夏白朮天麻湯	胃腸虚弱で下肢が冷え，めまい，頭痛などがあるもの	頸肩腕症候群，自律神経失調症
㊳	トウキシギャクカゴシュユショウキョウトウ 当帰四逆加呉茱萸生姜湯	しもやけ，頭痛，下腹部痛，腰痛	坐骨神経痛，帯状疱疹後神経痛，冷え性
㊴	リョウケイジュツカントウ 苓桂朮甘湯	神経質，ノイローゼ，めまい，動悸，息切れ，頭痛	メニエール病，良性発作性頭位めまい症 自律神経失調症，神経症，不眠症
㊶	ホチュウエッキトウ 補中益気湯	夏やせ，病後の体力増強，結核症，食欲不振，胃下垂，感冒，痔，脱肛，子宮下垂，陰萎，半身不随，多汗症	慢性中耳炎，慢性副鼻腔炎，慢性扁桃炎，慢性気管支炎，肺炎 虚弱体質，疲労倦怠，癌化学療法・放射線療法時の副作用軽減
㊸	リックンシトウ 六君子湯	胃炎，胃アトニー，胃下垂，消化不良，食欲不振，胃痛，嘔吐	胃食道逆流症，上部消化管機能異常 虚弱体質，慢性消耗性疾患・術後の消化管障害
㊺	ケイシトウ 桂枝湯	体力が衰えたときのかぜの初期	感染性胃腸炎，神経痛，自律神経失調症
㊼	チョウトウサン 釣藤散	慢性に続く頭痛で中年以降，または高血圧の傾向のあるもの	めまい，耳鳴，脳血管障害後遺症 不眠症，神経症，うつ状態
㊽	ジュウゼンタイホトウ 十全大補湯	病後の体力低下，疲労倦怠，食欲不振，寝汗，手足の冷え，貧血	乳幼児難治性反復性中耳炎，口内炎 上部消化管機能異常，胃腸虚弱，褥瘡，低血圧症，四肢冷感，癌化学療法・放射線療法時の副作用軽減
㊿	ケイガイレンギョウトウ 荊芥連翹湯	蓄膿症，慢性鼻炎，慢性扁桃炎，にきび	急・慢性中耳炎 掌蹠膿疱症，湿疹

No	方剤名	効能・効果（保険適応疾患・症状）	臨床的に効果が期待できる疾患・症状
(54)	ヨクカンサン **抑肝散**	神経症，不眠症，小児夜泣き，小児疳症	認知症の周辺症状，ヒステリー，てんかん
(55)	マキョウカンセキトウ **麻杏甘石湯**	小児喘息，気管支喘息	かぜ症候群，急・慢性咽頭炎，急・慢性喉頭炎，急・慢性気管支炎
(57)	ウンセイイン **温清飲**	月経不順，月経困難，血の道症，更年期障害，神経症	口内炎 慢性湿疹，皮膚瘙痒症
(58)	セイジョウボウフウトウ **清上防風湯**	にきび	外耳炎，慢性中耳炎，慢性副鼻腔炎 頭部・顔面湿疹
(59)	ヂヅソウイッポウ **治頭瘡一方**	湿疹，くさ，乳幼児の湿疹	外耳炎，耳癤，鼻前庭炎
(62)	ボウフウツウショウサン **防風通聖散**	高血圧の随伴症状（動悸，肩こり，のぼせ），肥満症，むくみ，便秘	耳鳴，滲出性中耳炎，慢性副鼻腔炎 高血圧症，動脈硬化症，虚血性心疾患，糖尿病，痛風，脂質異常症
(66)	ジンソイン **参蘇飲**	感冒，咳	上気道炎，急・慢性気管支炎，気管支喘息
(69)	ブクリョウイン **茯苓飲**	胃炎，胃アトニー，溜飲	胃食道逆流症，上部消化管機能異常
(70)	コウソサン **香蘇散**	胃腸虚弱で神経質の人のかぜの初期	耳管狭窄 うつ状態，神経症，心身症
(73)	サイカントウ **柴陥湯**	咳，咳による胸痛	かぜ症候群，鼻炎，慢性副鼻腔炎，急・慢性気管支炎
(80)	サイコセイカントウ **柴胡清肝湯**	神経症，慢性扁桃炎，湿疹	アデノイド増殖，咽頭炎，喉頭炎，慢性鼻炎，慢性副鼻腔炎 アトピー性皮膚炎，易感染児の体質改善
(85)	シンピトウ **神秘湯**	小児喘息，気管支喘息，気管支炎	かぜ症候群
(86)	トウキインシ **当帰飲子**	慢性湿疹（分泌物の少ないもの），かゆみ	皮膚瘙痒症，アトピー性皮膚炎
(90)	セイハイトウ **清肺湯**	痰の多く出る咳	かぜ症候群，慢性副鼻腔炎，咽頭炎，喉頭炎，上気道炎，急・慢性気管支炎
(91)	チクジョウンタントウ **竹茹温胆湯**	インフルエンザ，かぜ，肺炎などの回復期に熱が長びいたり，また平熱になっても，気分がさっぱりせず，咳や痰が多くて安眠ができないもの	上気道炎，気管支炎 神経症
(92)	ジインシホウトウ **滋陰至宝湯**	虚弱なものの慢性の咳・痰	かぜ症候群，上気道炎，急・慢性気管支炎
(93)	ジインコウカトウ **滋陰降火湯**	のどにうるおいがなく痰の出なくて咳こむもの	かぜ症候群，咽頭炎，喉頭炎，上気道炎，口腔・咽喉乾燥症，急・慢性気管支炎
(95)	ゴコトウ **五虎湯**	咳，気管支喘息	かぜ症候群，急・慢性咽頭炎，急・慢性喉頭炎，急・慢性気管支炎
(96)	サイボクトウ **柴朴湯**	小児喘息，気管支喘息，気管支炎，咳，不安神経症	かぜ症候群，咽喉頭異常感症 慢性胃炎，神経性胃炎
(98)	オウギケンチュウトウ **黄耆建中湯**	虚弱体質，病後の衰弱，寝汗	慢性中耳炎，慢性副鼻腔炎，慢性扁桃炎 小児夜啼症，夜尿症
(101)	ショウマカッコントウ **升麻葛根湯**	感冒の初期，皮膚炎	急・慢性咽頭炎，急・慢性扁桃炎
(103)	サンソウニントウ **酸棗仁湯**	心身が疲れ弱って眠れないもの	自律神経失調症，神経症
(104)	シンイセイハイトウ **辛夷清肺湯**	鼻づまり，慢性鼻炎，蓄膿症	急・慢性副鼻腔炎，嗅覚減退，副鼻腔気管支炎
(107)	ゴシャジンキガン **牛車腎気丸**	下肢痛，腰痛，しびれ，老人のかすみ目，かゆみ，排尿困難，頻尿，むくみ	耳鳴 慢性腎炎，糖尿病，脂質異常症

No	方剤名	効能・効果（保険適応疾患・症状）	臨床的に効果が期待できる疾患・症状
⑧	ニンジンヨウエイトウ 人参養栄湯	病後の体力低下，疲労倦怠，食欲不振，寝汗，手足の冷え，貧血	慢性気管支炎，気管支喘息，虚弱体質，不定愁訴症候群，癌化学療法・放射線療法時の副作用軽減
⑨	ショウサイコトウカキキョウセッコウ 小柴胡湯加桔梗石膏	扁桃炎，扁桃周囲炎	外耳炎，鼻炎，副鼻腔炎，咽頭炎，喉頭炎，唾液腺炎 かぜ症候群，気管支炎
⑬	サンオウシャシントウ 三黄瀉心湯	高血圧の随伴症状（のぼせ，肩こり，耳鳴，頭重，不眠，不安），鼻血，痔出血，便秘，更年期障害，血の道症	口内炎 脳血管障害後遺症，自律神経失調症
⑭	サイレイトウ 柴苓湯	水瀉性下痢，急性胃腸炎，暑気あたり，むくみ	滲出性中耳炎，めまい 腎盂腎炎，急・慢性腎炎，ネフローゼ症候群，慢性胃腸炎，急・慢性肝炎，潰瘍性大腸炎，膠原病
⑯	ブクリョウインゴウハンゲコウボクトウ 茯苓飲合半夏厚朴湯	不安神経症，神経性胃炎，つわり，溜飲，胃炎	咽喉頭異常感症，嗄声，胃食道逆流症 急・慢性胃炎，神経性無食欲症
⑲	リョウカンキョウミシンゲニントウ 苓甘姜味辛夏仁湯	気管支炎，気管支喘息，心臓衰弱，腎臓病	急・慢性鼻炎，アレルギー性鼻炎，急・慢性副鼻腔炎
⑫	ハイノウサンキュウトウ 排膿散及湯	患部が発赤，腫脹して疼痛を伴った化膿症，癤，癰，面疔，その他癤腫症	慢性中耳炎，急・慢性鼻炎，急・慢性副鼻腔炎
⑭	センキュウチャチョウサン 川芎茶調散	かぜ，血の道症，頭痛	片頭痛，筋緊張性頭痛
⑰	マオウブシサイシントウ 麻黄附子細辛湯	感冒，気管支炎	アレルギー性鼻炎，急・慢性鼻炎，急・慢性副鼻腔炎，インフルエンザ，気管支喘息
⑰	カミキヒトウ 加味帰脾湯	貧血，不眠症，精神不安，神経症	耳管開放症 特発性血小板減少性紫斑病，うつ状態
⑱	キキョウトウ 桔梗湯	扁桃炎，扁桃周囲炎	鼻炎，咽頭炎，喉頭炎，上気道炎

- 漢方薬が病名ではなく証（使用目標）に随った投与を原則とする薬剤であるとされているものの，突合審査が開始され，効能書きにない病名をつけると査定される可能性が増している．ここには，耳鼻咽喉科領域での使用頻度が高い方剤を選出し，効能・効果（保険適応疾患・症状）と臨床的に効果が期待できる疾患・症状を一覧表示した．
- 臨床的に効果が期待できる疾患・症状に関しては，全国的に統一された見解はなく，各都道府県の支払基金や厚生局に問い合わせたうえでの対応が必要である．
- 薬事法により承認されている漢方エキス製剤の用法は食前または食間投与である．
- ㉑小半夏加茯苓湯の効能・効果「そのほかの諸病の嘔吐（急性胃腸炎，湿性胸膜炎，水腫性脚気，蓄膿症）」は，「一般用漢方処方の手引き」の記載内容から，「そのほかの諸病の嘔吐（急性胃腸炎，水腫性脚気），湿性胸膜炎，蓄膿症」とするのが妥当と思われる．
- 平成26年4月に改訂された「医療用漢方製剤の効能又は効果」に基づいて一覧を作成した．

（長谷川弥人ほか編．漢方製剤 活用の手引き―証の把握と処方鑑別のために―．臨床情報センター；1998／浦部晶夫ほか編．今日の治療薬2013．南江堂；2013／医薬情報研究所．レセプト事務のための薬効・薬価リスト．第24版．社会保険研究所；2012／厚生省薬務局監修，日薬連漢方専門委員会編．一般用漢方処方の手引き．第4版．じほう；2005）

（山際幹和）

● 耳鼻咽喉科汎用漢方薬の主な生薬一覧（五十音順）

生薬名	解説	効能	注意事項
オウゴン 黄芩	シソ科のコガネバナの周皮を除いた根	消炎，解熱，利尿，アレルギー，解毒作用，肝機能の活性化などに効果がある．	間質性肺炎，肝機能障害の副作用あり．
カッコン 葛根	マメ科のクズの周皮を除いた根	発汗，解熱，鎮痙，筋弛緩の作用がある．	
カンゾウ 甘草	マメ科カンゾウ属植物の根や根茎	鎮痛や抗炎症作用，抗アレルギー作用がある．	長期投与などにより低カリウム血症，偽アルドステロン症の副作用あり．
キョウニン 杏仁	バラ科のホンアンズ，アンズの種子	鎮咳，去痰，緩下を目的とし，喘息や咳，呼吸困難などに用いる．	
ケイヒ 桂皮	クスノキ科トンキンニッケイやその他同属植物の樹皮	発汗，解熱，鎮痛，整腸などに効果がある．	アレルギーの報告あり．
サイコ 柴胡	セリ科のミシマサイコの根	解熱，鎮痛，消炎作用がある．	
サンシシ 山梔子	アカネ科のクチナシの果実	消炎，止血，解熱，鎮痛薬として配合される．	
ジオウ 地黄	ゴマノハグサ科ジオウ属植物の根茎	血中の熱を除去したり，血を補う作用がある．	消化器症状の副作用あり．アレルギーの報告あり．
シャクヤク 芍薬	ボタン科シャクヤクの根	筋肉の痙攣を緩和させる作用や血管の働きを順調にする作用がある．	
セッコウ 石膏	天然の含水硫酸カルシウム	解熱作用，消炎作用，止渇作用がある．	
ダイオウ 大黄	タデ科のダイオウ属植物の根および根茎	胸腹部の膨満，腹痛，便秘，小便の出が悪いものを治す．黄疸，血液の停滞による症状，できものを治す．	
タイソウ 大棗	クロウメモドキ科のナツメの果実	鎮静，滋養，強壮．体を温め，緊張を緩和させる作用がある．	
チンピ 陳皮	熟したウンシュウミカンの果皮	健胃，駆風，去痰，鎮咳作用がある．	
ニンジン 人参	ウコギ科のオタネニンジンの根	血圧降下や呼吸促進，インスリン作用の増強，赤血球数・ヘモグロビン増加などの作用がある．	アレルギーの報告あり．
バクモンドウ 麦門冬	ユリ科のジャノヒゲの根の膨大部	粘滑性消炎，滋養，鎮咳，去痰などの作用がある．	
ハンゲ 半夏	サトイモ科のカラスビシャクの塊茎	鎮嘔，鎮吐，鎮咳，去痰などの作用がある．	
ブクリョウ 茯苓	サルノコシカケ科のマツホド菌の菌核	利尿作用，健脾，滋養，鎮静，血糖降下などに効果がある．	
ブシ 附子	キンポウゲ科シナトリカブトの子根	利尿，強心，鎮痛，鎮静などに効果がある．	動悸，のぼせ，舌や口周囲のしびれ，悪心・嘔吐，呼吸困難などの副作用あり．
マオウ 麻黄	マオウ科のシナマオウなどの地上茎	発汗，解熱，鎮咳，利尿薬として熱性病や喘息の治療に用いる．	循環器症状を中心とした副作用あり．エフェドリンと類似の作用があるので，高血圧や循環器疾患のある患者への使用には要注意．

（Kampo view〈http://www.kampo-view.com/〉，タケダの生薬・漢方薬事典〈http://takeda-kenko.jp/kenkolife/encyclopedia/〉などを参考に作成）
本書では生薬はカタカナ表記とした．

●漢方薬索引

あ
安中散（アンチュウサン） 204,221

い
胃風湯（イフウトウ） 206
胃苓湯（イレイトウ） 105
茵蔯蒿湯（インチンコウトウ） 104

う
温清飲（ウンセイイン） 30,93,178,191,223

え
越婢加朮湯（エッピカジュツトウ）
30,35,66,111,182,190,201,210,222

お
黄耆建中湯（オウギケンチュウトウ） 69,183,213,223
黄芩湯（オウゴントウ） 206
黄連解毒湯（オウレンゲドクトウ） 30,60,67,93,104,
175,178,182,197,208,212,221
黄連湯（オウレントウ） 93,104,178
温経湯（オンケイトウ） 104

か
葛根加朮附湯（カッコンカジュツブトウ） 207
葛根湯（カッコントウ） 29,31,35,59,120,133,181,201,
207,210,221
葛根湯加川芎辛夷（カッコントウカセンキュウシンイ）
35,67,82,88,142,150,181,201,221
加味帰脾湯（カミキヒトウ）
43,49,54,88,190,209,211,224
加味逍遙散（カミショウヨウサン） 43,54,59,94,111,
199,206,209,212,214,219,222
甘草瀉心湯（カンゾウシャシントウ） 93,206
甘草湯（カンゾウトウ） 120,123

き
桔梗石膏（キキョウセッコウ） 121
桔梗湯（キキョウトウ） 120,123,224
帰脾湯（キヒトウ） 211
芎帰膠艾湯（キュウキキョウガイトウ） 4

く
駆風解毒湯（クフウゲドクトウ） 124

け
荊芥連翹湯（ケイガイレンギョウトウ）
30,35,69,82,122,183,201,222
桂姜棗草黄辛附湯（ケイキョウソウソウオウシンブトウ）
120,123
桂姜棗草黄辛附湯加芍薬（ケイキョウソウソウオウシンブトウカシャクヤク） 124
桂枝加黄耆湯（ケイシカオウギトウ） 69
桂枝加葛根湯（ケイシカカッコントウ） 120,123
桂枝加芍薬大黄湯（ケイシカシャクヤクダイオウトウ）
206
桂枝加芍薬湯（ケイシカシャクヤクトウ） 205,212
桂枝加朮附湯（ケイシカジュツブトウ） 95,209
桂枝加竜骨牡蛎湯（ケイシカリュウコツボレイトウ） 222
桂枝湯（ケイシトウ） 120,222
桂枝二越婢一湯（ケイシニエッピイットウ） 120,123
桂枝二越婢一湯加朮（ケイシニエッピイットウカジュツ）
124
桂枝二麻黄一湯（ケイシニマオウイットウ） 120,124
桂枝人参湯（ケイシニンジントウ） 59,121,206
桂枝茯苓丸（ケイシブクリョウガン） 30,60,95,173,197,
199,203,208,212,214,219,222
啓脾湯（ケイヒトウ） 4,206
桂麻各半湯（ケイマカクハントウ） 120,123

こ
香蘇散（コウソサン） 120,209,223
五虎湯（ゴコトウ） 68,183,201,223
五積散（ゴシャクサン） 59
牛車腎気丸（ゴシャジンキガン） 4,43,95,105,173,
189,191,199,208,213,223
呉茱萸湯（ゴシュユトウ） 59,207,222
虎龍湯（コリュウトウ） 183
五苓散（ゴレイサン） 35,43,59,94,111,182,191,206,
209,212,214,221

さ
柴陥湯（サイカントウ） 223
柴胡加竜骨牡蛎湯（サイコカリュウコツボレイトウ）
43,60,114,175,197,212,221
柴胡桂枝乾姜湯（サイコケイシカンキョウトウ）
69,93,111,122,128,174,197,212,221
柴胡桂枝湯（サイコケイシトウ）
69,104,122,128,175,181,221

227

漢方薬索引

柴胡清肝湯（サイコセイカントウ）
　　　　　　　　　　　35,83,122,186,209,223
柴朴湯（サイボクトウ）　94,133,149,200,202,204,223
柴苓湯（サイレイトウ）　　　35,39,42,209,213,224
三黄瀉心湯（サンオウシャシントウ）93,175,182,197,224
酸棗仁湯（サンソウニントウ）　　　　190,211,223
三物黄芩湯（サンモツオウゴントウ）　　　　　59

し

滋陰降火湯（ジインコウカトウ）　4,94,111,202,223
滋陰至宝湯（ジインシホウトウ）　　4,105,111,223
四逆散（シギャクサン）　　　69,128,175,209,222
四逆湯（シギャクトウ）　　　　　　　　　121
四君子湯（シクンシトウ）　　　　　4,193,202,213
七物降下湯（シチモツコウカトウ）　　4,191,198,213
四物湯（シモツトウ）　　　　　　4,93,190,209,213
炙甘草湯（シャカンゾウトウ）　　　　　　　104
芍薬甘草湯（シャクヤクカンゾウトウ）4,93,174,208,212
十全大補湯（ジュウゼンタイホトウ）　4,31,35,94,105,
　　　　　　111,128,133,173,186,193,202,210,212,222
十味敗毒湯（ジュウミハイドクトウ）　　30,35,40,221
潤腸湯（ジュンチョウトウ）　　　　　　　105,205
小建中湯（ショウケンチュウトウ）　　　　175,205,213
小柴胡湯（ショウサイコトウ）　16,94,104,111,122,127,
　　　　　　　　　　　　175,178,200,203,221
小柴胡湯加桔梗石膏（ショウサイコトウカキキョウセッコウ）
　　　　　　　　　　　　　　　　　122,186,223
小承気湯（ショウジョウキトウ）　　　　　　205
小青竜湯（ショウセイリュウトウ）
　　　　　　　　　　　35,66,133,145,182,200,221
小半夏加茯苓湯（ショウハンゲカブクリョウトウ）　221
消風散（ショウフウサン）　　　　　　　　29,31,221
升麻葛根湯（ショウマカッコントウ）　　　　120,223
辛夷清肺湯（シンイセイハイトウ）
　　　　　　　　　　　35,67,82,88,183,201,223
参蘇飲（ジンソイン）　　　　　　　　　　121,223
神秘湯（シンピトウ）　　　　　　　　　　67,201,223
真武湯（シンブトウ）
　　　　　　　　53,94,123,191,198,205,208,212,222

せ

清上防風湯（セイジョウボウフウトウ）　　　121,223
清暑益気湯（セイショエッキトウ）　　　　　104,111
清肺湯（セイハイトウ）　　　　　　　　　166,202,223
川芎茶調散（センキュウチャチョウサン）　　59,207,224

そ

疎経活血湯（ソケイカッケツトウ）　　　　　190,208

た

大黄甘草湯（ダイオウカンゾウトウ）　　　　　205

大建中湯（ダイケンチュウトウ）　　　　　　205,212
大柴胡湯（ダイサイコトウ）　43,104,122,128,175,
　　　　　　　　　　　　　203,206,212,221
大承気湯（ダイジョウキトウ）　　　　　　　205
大青竜湯（ダイセイリュウトウ）　　　　　　　72

ち

竹筎温胆湯（チクジョウウンタントウ）　105,201,212,223
治頭瘡一方（ヂズソウイッポウ）　　　　　　223
中建中湯（チュウケンチュウトウ）　　　　　205
調胃承気湯（チョウイジョウキトウ）　　　　121,205
釣藤散（チョウトウサン）　43,59,190,197,207,210,222

つ

通導散（ツウドウサン）　　　　　　　　95,206,209

と

桃核承気湯（トウカクジョウキトウ）　59,95,173,197,
　　　　　　　　　　　　203,206,208,214,219
当帰飲子（トウキインシ）　　　　　　4,30,190,223
当帰建中湯（トウキケンチュウトウ）　　　　213
当帰四逆加呉茱萸生姜湯（トウキシギャクカゴシュユショ
　　ウキョウトウ）　　　59,69,121,197,199,208,222
当帰芍薬散（トウキシャクヤクサン）43,54,60,69,88,95,
　　　　　　　　　　　173,175,199,208,214,219,222
当帰湯（トウキトウ）　　　　　　　　　　210

に

二朮湯（ニジュツトウ）　　　　　　　　　207
女神散（ニョシンサン）　　　　　　　　　212,214
人参湯（ニンジントウ）　　　　　　　94,104,205,212
人参養栄湯（ニンジンヨウエイトウ）　4,94,105,128,134,
　　　　　　　　　　　173,193,199,202,204,209,213,223

は

排膿散及湯（ハイノウサンキュウトウ）
　　　　　　　　　　　　　29,31,35,40,121,224
麦門冬湯（バクモンドウトウ）　4,67,93,111,121,133,
　　　　　　　　　　144,150,174,182,190,200,202,209,222
八味丸（ハチミガン）　　　　　　　　　　202
八味地黄丸（ハチミジオウガン）　4,43,95,105,111,175,
　　　　　　　　　　　　189,199,202,208,210,212,221
半夏苦酒湯（ハンゲクシュトウ）　　　　　　123
半夏厚朴湯（ハンゲコウボクトウ）　43,94,111,121,149,
　　　　　　　　　　164,191,197,202,204,214,221
半夏散（ハンゲサン）　　　　　　　　　　123
半夏散及湯（ハンゲサンキュウトウ）　　　　124
半夏瀉心湯（ハンゲシャシントウ）　67,93,104,144,150,
　　　　　　　　　　　　178,204,206,212,221
半夏白朮天麻湯（ハンゲビャクジュツテンマトウ）
　　　　　　　　　　　53,59,191,198,207,212,222

ひ

白虎加人参湯（ビャッコカニンジントウ）
　　　　　　　　　67,93,105,111,174,212,222

ふ

茯苓飲（ブクリョウイン）　　　　　　　　223
茯苓飲合半夏厚朴湯（ブクリョウインゴウハンゲコウボクトウ）　　　　　　　　　　　　204,224
茯苓四逆湯（ブクリョウシギャクトウ）　　206
附子瀉心湯（ブシシャシントウ）　　　　　175
附子理中湯（ブシリチュウトウ）　　　　　206

へ

平胃散（ヘイイサン）　　　　　　　　105,189

ほ

防已黄耆湯（ボウイオウギトウ）　　111,203
防風通聖散（ボウフウツウショウサン）　202,205,223
補中益気湯（ホチュウエッキトウ）　4,21,31,49,50,69,
　　　　　　　102,122,128,133,173,190,198,
　　　　　　　200,202,204,207,209,213,222

ま

麻黄湯（マオウトウ）　67,120,133,138,182,190,201,222
麻黄附子細辛湯（マオウブシサイシントウ）　66,120,
　　　　　　　123,133,146,150,190,201,209,224
麻杏甘石湯（マキョウカンセキトウ）　133,200,201,223
麻杏薏甘湯（マキョウヨクカントウ）　　　210

麻子仁丸（マシニンガン）　　　　　105,205

み

味麦益気湯（ミバクエッキトウ）　　　　　104

も

木防已湯（モクボウイトウ）　　　　　　　201

よ

薏苡仁湯（ヨクイニントウ）　　　　　　　208
抑肝散（ヨクカンサン）
　　　　43,54,60,201,204,207,211,213,222
抑肝散加陳皮半夏（ヨクカンサンカチンピハンゲ）
　　　　　　　　　　　201,204,208,211

り

六君子湯（リックンシトウ）　4,67,94,104,136,144,150,
　　　　　　　155,167,191,193,202,204,212,222
立効散（リッコウサン）　　　　　　　96,209
竜胆瀉肝湯（リュウタンシャカントウ）　104,111,209
苓甘姜味辛夏仁湯（リョウカンキョウミシンゲニントウ）
　　　　　　　　　　　　67,191,224
苓姜朮甘湯（リョウキョウジュツカントウ）　208
苓桂朮甘湯（リョウケイジュツカントウ）　43,53,59,
　　　　　　　182,191,193,198,212,222

ろ

六味丸（ロクミガン）　4,94,111,189,202,208,213
六味地黄丸（ロクミジオウガン）　　　　　105

●事項索引

和文索引

あ

アイピーディ®	145
亜鉛サプリメント	171
亜鉛補充療法	102
味が薄く感じる場合	102
アジスロマイシン	80, 142
アズノール®	93
アスピリン	131
アスベリン®	144
アズレンスルホン酸	93
アセトアミノフェン配合剤	131
アダリムマブ	93
アデホス®	43, 53
アトピー咳嗽	142
アトロベント®	144
アマンタジン	134, 163
アミトリプチリン	93
アモキシシリン	36, 80, 119
アラミスト®	71, 79
アルカロイド	23
アルドステロン症	16
アレグラ®	70, 143
アレルギー性鼻炎	64, 86, 181, 190, 200
アレロック®	71, 143, 151
アロエ	18
アンピシリン	36
アンブロキソール	110, 145

い

異嗅症	91
胃酸分泌抑制療法	144
胃食道逆流（症）	148, 154
イソソルビド	53
イソバイド®	44, 53
イソプロピルアンチピリン	131
胃腸が弱い場合	104
胃腸障害	183
イナビル	134
イブプロフェン	131
イプラトロピウム	144
胃瘻造設患者	164
咽喉頭異常感	148, 164
咽喉頭酸逆流症	154
咽喉頭部の疼痛	186
咽喉不利	137
咽頭炎	117
陰の病態	7
インフリキシマブ	93
インフルエンザ	134, 138
陰陽論	7
陰・虚・寒証	13

う

うつ傾向	44
うっ血性心不全	16

え

エキス製剤の服用法	12
エソメプラゾール	144, 156
エチゾラム	44
エナラプリル	164
壊病	128
エフェドリン	17, 24
エポザック®	93
エリザス®	79
エリスロマイシン	145, 202
嚥下障害	191
嚥下造影検査	162
嚥下内視鏡検査	162

お

オウギ（黄耆）	186
オウゴン（黄芩）	16, 18, 84, 93, 97, 179, 225
往来寒熱	123
オウレン（黄連）	93, 179
瘀血	13, 173
オセルタミビル	134
オノン®	73
オメプラゾール	144
オメプラゾン®	144
オラペネム®	80
オロパタジン	71, 143, 151
音響耳管法	46
オンジ（遠志）	88

か

外耳湿疹	28, 29
外耳道炎	28
外傷性嗅覚障害	87
咳嗽	141, 198
化学放射線同時併用療法	178
化学療法による末梢神経障害	174
カシュウ（何首烏）	190
ガスモチン®	164
かぜ症候群	130
肩こり	207
カッコン（葛根）	225
花粉症	64, 182
カルボシステイン	35, 49, 88, 110, 142, 145
加齢に伴う口腔咽頭乾燥症	112
加齢によるめまい	54
ガレノキサシン	80
感音難聴	41
がん化学療法による味覚異常	106
肝気鬱結	104
肝機能障害	16
カンキョウ（乾姜）	178, 191
間質性肺炎	16, 84, 127, 203
寒証	60
癌証	172
乾性咳嗽	142, 182
感染後咳嗽	144
カンゾウ（甘草）	4, 16, 17, 32, 42, 84, 179, 225
寒熱	9
肝の異常	60
癌の緩和	170
感冒	182
感冒後嗅覚障害	87
漢方の歴史	6
漢方問診票	14
漢方薬のベクトル論的位置づけ	218
漢方薬の保険適応疾患一覧	221

き

気	7, 59
偽アルドステロン症	16
気陰両虚	94
気鬱	13
気管支喘息	181, 200
気逆	13
気虚	13, 164
気虚スコア	192

事項索引

気血水	9, 207
気血双補剤	3, 4
気血両虚	94
キプレス®	73
逆流性食道炎	204
嗅覚異常	86
急性咽頭炎	124
急性音響性難聴	41
急性外耳道炎	28
急性感音難聴急性期	42
急性中耳炎	33
急性びまん性外耳道炎	29
急性副鼻腔炎	80, 183
吸入抗コリン薬	144
吸入ステロイド	143, 200
嗅裂炎	91
キュバール®	143
キョウニン（杏仁）	136, 225
鏡面舌	105
虚実	9
虚実の簡易チャート	219
虚証	13
起立性低血圧	198
金匱要略	7, 117, 174
緊張型頭痛	58, 62

く

駆瘀血剤	173
口が苦い場合	104
口が粘る場合	105
首こり	207
クラビット®	80
クラブラン酸/アモキシシリン	36
クラリシッド®	81, 89
クラリス®	89, 142, 152
クラリスロマイシン	89, 142, 152, 202
クラリチン®	70
グリチルリチン	17
クロナゼパム	93

け

経管栄養中の肺炎予防	165
ケイシ（桂枝）	190
傾聴	107
ケイヒ（桂皮）	212, 225
血	7
厥陰病	127
血管運動性鼻炎	190
血虚	13, 105
血虚スコア	192
血の異常	59

ケナログ®口腔用軟膏	93
下痢	205
絹水®スプレー	171

こ

コウイ（膠飴）	75, 186
抗癌剤による手足のしびれ	171
抗癌薬治療	178
抗菌薬軟膏	29
口腔咽頭乾燥	109
口腔衛生	168
口腔内の乾燥感	104
高血圧	197
膠原病	109
好酸球性副鼻腔炎	183
溝状舌	94
甲状腺機能低下	171
抗真菌薬軟膏	29
黄帝内経	6, 188
黄帝内経素問	104, 204
喉頭アレルギー	142, 150
口内炎	92, 205
更年期障害	54, 213
更年期障害に伴う耳鳴症	44
更年期症状	198
抗ヒスタミン軟膏	29
後鼻漏	83, 141, 150
コウボク（厚朴）	165
抗ロイコトリエン薬	65
5-FU	178
誤嚥	159
誤嚥性肺炎	162, 202
呼吸障害	199
五行分類	7
鼓膜換気チューブ留置術	38
コルヒチン	93

さ

サイコ（柴胡）	16, 18, 39, 127, 225
ザイザル®	71, 143
サイシン（細辛）	191
ザナミビル	134
サブスタンスP	174
サラジェン®	94, 110, 171
サリグレン®	93, 110
サリベート®	94, 171
三叉神経痛	208
サンシシ（山梔子）	18, 84, 225
サンソウニン（酸棗仁）	88
三大駆瘀血剤	173
三大補剤	173

し

滋陰	104
シェーグレン症候群	109
ジェニナック®	80
ジオウ（地黄）	32, 225
資化菌	21
自覚的耳鳴	42
耳管開放症	46
耳管鼓室気流動態法	46
シスプラチン	174, 178
ジスロマック®	80, 142
耳癤	28
シソヨウ（紫蘇葉）	165
耳閉塞感	41
耳鳴	41, 189
ジメトチアジン	58
シャクヤク（芍薬）	18, 225
重症薬疹	97
重篤な副作用	16
ジュクジオウ（熟地黄）	190
循環障害	196
証	8, 127, 218
少陰病	123
上顎洞穿刺	79
消化障害	204
傷寒雑病論	7
傷寒論	7, 117
上気道炎	183
ショウキョウ（生姜）	165
小児耳鼻咽喉科疾患	180
小児滲出性中耳炎	35, 38
小児の用量	181
証の簡易チャート	218
生薬	12
生薬一覧	225
少陽病	123, 127, 135
食事上の注意	118
食欲不振	171
白髪	190
シロスタゾール	163
心因性めまい	54
ジンギ（参耆）剤	202
腎虚	173, 188
シングレア®	73
神経障害	207
真珠腫性中耳炎	35
滲出性中耳炎	34
心身一如	74
心臓神経症	197
神農本草経	6

事項索引

す

水	7, 59
水滞	13, 182
水滞スコア	193
水毒	13, 39, 182
睡眠時無呼吸症候群	202
睡眠障害	44, 190
水様性鼻汁	182, 190
頭痛	57, 181, 207
スティーブンス-ジョンソン症候群	97
ステロイド軟膏	29

せ

生食点鼻療法	49
精神の障害	211
咳喘息	142
セツキシマブ	178
セッコウ（石膏）	32, 123, 225
舌所見	181
切診	10
舌診所見	14
舌痛症	92
舌扁桃炎	125
セビメリン	93, 110
セフェム	80
セフカペンピボキシル	80
セフジトレンピボキシル	36, 80
セフテラムピボキシル	80
セフトリアキソン	36, 80, 119
セフメノキシム	79
セレスタミン®	65
遷延性咳嗽	141
遷延性中耳炎	33
センキュウ（川芎）	32
先急後緩	13
全身倦怠感	171
センナ	18, 205
センノシド	21, 205
先表後裏	13

そ

総合感冒薬	131
ソウジュツ（蒼朮）	88
ソウハクヒ（桑白皮）	183
ゾルピデム	44

た

体位保持	168
ダイオウ（大黄）	18, 21, 225
体格・体質分類	132
大逆上気	136
帯状疱疹後神経痛	209
タイソウ（大棗）	225
第2世代抗ヒスタミン薬	65, 72
太陽病	119, 127
唾液分泌機能検査	100
唾液分泌障害	171
他覚的耳鳴	42
托毒	186
脱毛	190
タミフル®	138
タリオン®	71

ち

チペピジン	144
チモ（知母）	83
中間証	10
中耳炎	33
中耳真珠腫	35
中枢性めまい	53
チョウトウコウ（釣藤鈎）	208
腸内細菌叢の調整	186
チラーヂン®S	171
鎮咳薬	183
沈微細	123
チンピ（陳皮）	225

つ

通年性アレルギー性鼻炎	182
通年性喉頭アレルギー	142

て

低カリウム血症	16
低血圧	198
ディレグラ®	73, 75
デキサメタゾン	93
デキサメタゾンベシル酸エステル	79
デキサルチン®口腔用軟膏	93
デキストロメトルファン	144
デパス®	43
テビペネムピボキシル	36, 80
伝音難聴	41
電気味覚検査	100

と

湯液の調整法	12
トウキ（当帰）	32
トシル酸スプラタスト	145
トスフロキサシン	36
ドセタキセル	106, 178
突発性難聴	41
トミロン®	80
トラニラスト	213
トリアムシノロンアセトニド	93
トリプタノール®	93
トリプタン製剤	59
トロンボキサン A_2 受容体拮抗薬	65

な

内リンパ水腫	42, 53
ナゾネックス®点鼻液	72
難治性咽頭潰瘍	93
難治性口内炎	92
難聴	41, 189

に

ニキビ	183
ニンジン（人参）	18, 88, 225
認知症	208

ね

ネキシウム®	144
ネブライザー	79
粘液溶解薬	150
年中鼻炎	183
粘膜炎	170
粘膜潰瘍	170

の

ノイチーム®	79, 150
脳血管障害	208
脳梗塞後の慢性誤嚥	167
乗り物酔い	182

は

肺気虚	186
バイナス®	73
パキシル®	43, 93
バクモンドウ（麦門冬）	83, 225
パクリタキセル	106, 174
パセトシン®	80
発汗療法の要点	181
発熱	181
鼻すすり	48
バラシクロビル	93
パリエット®	144, 151
バルトレックス®	93
バルプロ酸	58
パルミコート®	143
パロキセチン	44, 93
パロチン®	110
煩渇引飲	110

ハンゲ（半夏）	123,165,225	婦人科系疾患に関連しためまい	54	補腎剤	4,173,189
反復性中耳炎	34	プソイドエフェドリン	75	ホスホマイシン	124
反復唾液飲みテスト	160	普通感冒	130	ボスミン®	79

ひ

脾胃論	204	不通則痛	207	ボタンピ（牡丹皮）	212
冷え症	198	ブデソニド	143	ポラプレジンク	93,102,171
鼻炎	186	不眠（症）	171,211	ホルモン補充療法	214
脾虚	213	不眠症の耳鳴	44	本草綱目	190
非好酸球性副鼻腔炎	89	プラマー-ヴィンソン症候群	149		
鼻出血	182	プランルカスト	73	### ま	
ヒスタミン H_1 受容体拮抗薬	65,143	ブルゼニド®	205	マイスリー®	43
非喘息性好酸球性気道炎症	142	フルタイド®	143	マオウ（麻黄）	4,16,17,24,32,69,
ビタミン B_{12}	42,53,93	フルチカゾンフランカルボン酸エステル	71,79		75,84,135,190,225
ビフィズス菌	21	プレガバリン	93	マクロライド	88,183
ビフィーナ	21	プレドニゾロン	44,65	マクロライド系抗菌薬	142,150
皮膚疾患	183	プレドニン®	44	慢性咳嗽	141
鼻噴霧用ステロイド薬	65	プロスタグランジン D_2	65	慢性中耳炎	35
肥満	202	プロスタグランジン E_1	42	慢性びまん性外耳道炎	29
びまん性汎細気管支炎	202	プロテカジン®	93	慢性副鼻腔炎	81,87,150,183
ヒュミラ®	93	プロトンポンプ阻害薬	144,150,154,204	慢性閉塞性肺疾患	145
表証	13,60	プロマック®	93,102,171		
病態の空間認識	218	フロモックス®	80	### み	
表裏	9	聞診	10	ミオパチー	16
鼻漏	187			味覚障害	99,171
ピロカルピン	94,110,171	### へ		水っぽい痰	182
ビワヨウ（枇杷葉）	83	閉塞性動脈硬化症	197	水飲みテスト	161
ビンクリスチン	106,174	ベストロン®耳鼻科用	79	ミドドリン	198
頻尿	171	ベタヒスチン	53	脈診所見	15
		ベタメタゾンリン酸エステルナトリウム	89		
### ふ		ベーチェット病	93	### む	
不安	171	ベポタスチン	71	ムコスタ®	170
風寒湿	208	ペラミビル	134	ムコソルバン®	145
風邪	131	ペリルアルデヒド	24	ムコダイン®	48,79,89,142,152
フェキソフェナジン	70,143	片頭痛	58		
腹診所見	15	片頭痛の生活指導	62	### め	
副腎皮質ステロイド点鼻	88	扁桃炎	117,186	メイアクトMS®	80
副腎皮質ステロイド軟膏	93	扁桃周囲炎	125	メイラックス®	150
腹痛	181	便秘	197,202,205	メコバラミン	44
副鼻腔炎	78,186			メジコン®	144
副鼻腔気管支炎	183	### ほ		メチコバール®	44,53,93
副鼻腔気管支症候群	141	補陰剤	4	メトリジン®	198
副鼻腔自然口開大処置	79	放射線治療による唾液分泌障害	174	メニエール病	53
腹部膨満感	205	放射線皮膚炎	171,175	メニレット®	53
服薬アドヒアランス	186	放射線療法	178	めまい	52,191,197,207
服薬指導の手引	184	望診	10	メリスロン®	53
ブクリョウ（茯苓）	88,165,225	補気剤	3,4	瞑眩	15,193
不顕性誤嚥	163	補血剤	3,4	メンデルゾーン症候群	163
ブシ（附子）	4,45,71,95,97,123,190,225	保護者への説明文書	138		
		補剤	3,173,213	### も	
ブシ末	174,208			モサプリド	164
				モメタゾンフランカルボン酸エステル水和物	72

事項索引

問診	10
モンテルカスト	73

や

夜間頻尿	189
薬性提要	186

ゆ

有害事象	4
ユリ	83

よ

腰痛	207
陽の病態	7
陽・実・熱証	13
抑うつ	171

ら

ラフチジン	93
ラベプラゾール	144, 151
ラマトロバン	73

り

リザベン®	213
裏証	13
リゾチーム（塩酸塩）	79, 150
リボトリール®	93
硫酸亜鉛	102
流早産	16
療治経験筆記	104
両側性真珠腫	48
リリカ®	93
リン酸コデイン	144, 145
リンデロン®-VG	31
リンデロン®点鼻液	89

れ

レバミピド	170
レボセチリジン	71, 143
レボチロキシン	171
レボフロキサシン	80, 119
レミケード®	93

ろ

ロイコトリエン受容体拮抗薬	65
老化への対応	188
老人性難聴	189
老人性皮膚瘙痒症	191
六淫	131
六病位	9, 10, 127
濾紙ディスク検査	100
ロセフィン®	80
ロフラゼプ酸エチル	150
ロメリジン	58
ロラタジン	70

欧文索引

A

A 型ボツリヌス毒素	58
ABPC	36
ACE 阻害薬	198
AMPC	36
ATP 製剤	48

B

Bezold 粉末	48

C

CDTR-PI	36
COPD	145, 202
CTRX	36
CVA/AMPC	36

D

diffuse panbronchiolitis（DPB）	202

E

electrogustometry（EGM）	100

G

gastroesophageal reflux disease（GERD）	143, 148, 154

H

H_2 受容体拮抗薬	150, 204

I

itch scratch circle	29

L

L-カルボシステイン	79, 89, 152

N

narrative based medicine（NBM）	107

P

post-nasal drip syndrome（PNDS）	141
prebiotics	186
proton pump inhibitor（PPI）	154, 204

R

Reye 症候群	131

S

sinobronchial syndrome（SBS）	141

T

TBPM-PI	36
TFLX	36
Th2 サイトカイン阻害薬	65
tubotympanoaerodynamic graphy（TTAG）	46

U

upper airway cough syndrome	141

γ

γ-アミノ酪酸	58

中山書店の出版物に関する情報は，小社サポートページを
御覧ください．
http://www.nakayamashoten.co.jp/bookss/define/
support/support.html

耳鼻咽喉科　早わかり
（じびいんこうか）　（はや）
漢方薬処方ガイド
（かんぽうやくしょほう）

2015年2月5日　初版第1刷発行©〔検印省略〕

編　集………市村恵一
　　　　　　（いちむらけいいち）

発行者………平田　直

発行所………株式会社　中山書店
　　　　　　〒113-8666　東京都文京区白山1-25-14
　　　　　　TEL 03-3813-1100（代表）　振替 00130-5-196565
　　　　　　http://www.nakayamashoten.co.jp/

装　丁………株式会社　プレゼンツ

印刷・製本……株式会社　真興社

ISBN 978-4-521-73999-1
Published by Nakayama Shoten Co., Ltd.　　　　　　Printed in Japan
落丁・乱丁の場合はお取り替えいたします

・本書の複製権・上映権・譲渡権・公衆送信権（送信可能化権を含む）は株式
　会社中山書店が保有します．

・JCOPY〈（社）出版者著作権管理機構　委託出版物〉
本書の無断複写は著作権法上での例外を除き禁じられています．複写される
場合は，そのつど事前に，（社）出版者著作権管理機構（電話 03-3513-6969,
FAX 03-3513-6979, e-mail：info@jcopy.or.jp）の許諾を得てください．

本書をスキャン・デジタルデータ化するなどの複製を無許諾で行う行為は，
著作権法上での限られた例外（「私的使用のための複製」など）を除き著作
権法違反となります．なお，大学・病院・企業などにおいて，内部的に業務上
使用する目的で上記の行為を行うことは，私的使用には該当せず違法です．
また私的使用のためであっても，代行業者等の第三者に依頼して使用する本
人以外の者が上記の行為を行うことは違法です．

耳鼻咽喉科外来診療の実践的ポイントを平易に解説

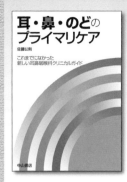

耳・鼻・のどのプライマリケア

これまでになかった新しい耳鼻咽喉科クリニカルガイド

ISBN978-4-521-73899-4
B5判／4色刷／336頁
定価（本体8,500円＋税）

著著●**佐藤公則**（佐藤クリニック耳鼻咽喉科・頭頸部外科）

国内外で八面六臂の活躍をつづける大分の開業医が耳鼻咽喉科・頭頸部外科外来診療の基本と勘所をやさしく解説．多岐にわたる耳鼻咽喉科外来の中でもよく遭遇する症状・疾患について鑑別法・対処法のポイントや薬物治療のコツ，インフォームドコンセントの注意点など，著者の豊富な臨床経験およびガイドラインを踏まえて紹介．平易・簡潔な文章，明解な臨床写真で耳鼻咽喉科外来ガイドとして最適．

困難症例に学ぶ耳鼻咽喉科診療の実際

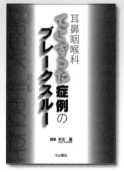

耳鼻咽喉科 てこずった症例のブレークスルー

ISBN978-4-521-73898-7
B5判／4色刷／272頁
定価（本体10,000円＋税）

編集●**本庄 巖**（京都大学名誉教授）

困難例にいかに対処し，それを克服するか．耳鼻咽喉科医師は，手術室だけでなく外来でも予想しない危険や困難な事態に直面する．意欲的に医療を行おうとすれば困難例に遭遇する頻度は高くなるが，それを恐れていてはより良い医療は望めない．まれな疾患の鑑別診断にいたる道筋，深い洞察と綿密な配慮に基づく果敢な治療への取り組みなど，ベテラン医師80名の自験例に基づく困難例のブレークスルー集．

中山書店 〒113-8666 東京都文京区白山1-25-14 TEL 03-3813-1100 FAX 03-3816-1015
http://www.nakayamashoten.co.jp/

嚥下医学

日本嚥下医学会 学会誌

年間定期購読申込受付中!

● 編集委員
- 藤島一郎(浜松市リハビリテーション病院病院長, 日本嚥下医学会理事長)
- 梅崎俊郎(九州大学医学研究院 耳鼻咽喉科准教授)
- 加藤孝邦(東京慈恵会医科大学 耳鼻咽喉科教授)
- 山脇正永(京都府立医科大学大学院 医学研究科 総合医療・医学教育学教授)
- 谷口 洋(東京慈恵会医科大学附属柏病院 神経内科講師)
- 二藤隆春(東京大学医学部附属病院 耳鼻咽喉科・聴覚音声外科講師)

● 編集アドバイザー
- 柴本 勇(国際医療福祉大学 言語聴覚学科准教授)

● 編集顧問
- 小宮山荘太郎(九州大学医学部名誉教授, 初代日本嚥下医学会理事長)

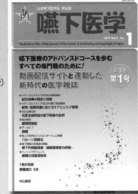

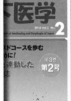

読者対象

医師(耳鼻咽喉科, 神経内科, 呼吸器科, リハビリテーション科, 脳神経外科など), 看護師, 言語聴覚士, 理学療法士など

【contents】
- ◆ メディカルスタッフのための疾患講座
- ◆ メディカルスタッフのための嚥下実技講座
- ◆ 私の治療方針
- ◆ 私の術式
- ◆ アーカイブ
- ◆ 知っておきたい嚥下訓練・リハビリテーション訓練
- ◆ 嚥下機能・訓練の評価法の検証
- ◆ 嚥下医学ベーシックサイエンス
- ◆ 1枚の写真
- ◆ 原著論文

嚥下医療のアドバンスドコースを歩むすべての専門職のために!
動画配信サイトと連動した新時代の医学雑誌

2015年(Vol.4) 年間定期購読料
▶ 定価(本体 5,600円+税)

B5判, 並製, 刊行月(3月, 9月)
本誌定価(本体2,800円+税)
※送料サービスです. ※お支払は前金制です.

中山書店 〒113-8666 東京都文京区白山1-25-14 TEL 03-3813-1100 FAX 03-3816-1015
http://www.nakayamashoten.co.jp/

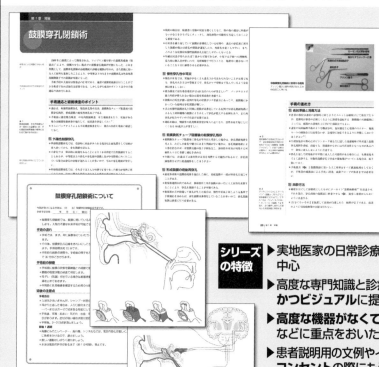